儿童肿瘤精准放射治疗
Radiation Therapy for Pediatric Tumors

名誉主编　于金明　吴永忠

主　　编　王　颖　何　侠　蒋马伟

副 主 编　谢　悦　李淑杰　王　刚　王　珊　岳金波

科学出版社

北　京

内 容 简 介

本书主要介绍常见儿童肿瘤精准放射治疗相关知识。第一篇主要是儿童生长发育、儿童肿瘤流行病学和儿童肿瘤放射治疗相关物理学、生物学、技术学的基础知识，并介绍了儿童肿瘤放射治疗的体位、镇静麻醉和护理知识。第二篇至第九篇分部位介绍了儿童高发肿瘤诊治相关知识，重点阐述儿童肿瘤放射治疗相关内容，并推荐放射治疗危及器官剂量限值。本书内容涉及儿童肿瘤放射治疗的各个方面，特别是加入了儿童放射治疗的热点和难点——镇静及远期不良反应。全书内容丰富，实用性强，可供儿童肿瘤放射治疗医师阅读参考。

图书在版编目（CIP）数据

儿童肿瘤精准放射治疗 / 王颖，何侠，蒋马伟主编 . --北京：科学出版社，2024. 11. ISBN 978-7-03-080052-7

Ⅰ. R730.55

中国国家版本馆CIP数据核字第2024JG5015号

责任编辑：王灵芳 / 责任校对：张　娟
责任印制：师艳茹 / 封面设计：北京图阅盛世文化传媒有限公司

科学出版社 出版
北京东黄城根北街16号
邮政编码：100717
http://www.sciencep.com
三河市春园印刷有限公司印刷
科学出版社发行　各地新华书店经销
*
2024年11月第　一　版　　开本：787×1092　1/16
2024年11月第一次印刷　　印张：20
字数：475 000
定价：188.00元
（如有印装质量问题，我社负责调换）

编者名单

名誉主编 于金明 吴永忠

主　编 王颖 何侠 蒋马伟

副主编 谢悦 李淑杰 王刚 王珊 岳金波

编　者 （按姓氏汉语拼音排序）

　　　　杜　敏　重庆医科大学附属儿童医院

　　　　杜佳翼　重庆大学附属肿瘤医院

　　　　何　侠　江苏省肿瘤医院

　　　　黄　锣　重庆大学附属肿瘤医院

　　　　贾海威　北京右安门医院

　　　　蒋马伟　上海交通大学医学院附属新华医院

　　　　雷倩倩　重庆大学附属肿瘤医院

　　　　李　丛　重庆大学附属肿瘤医院

　　　　李　芳　重庆大学附属肿瘤医院

　　　　李淑杰　重庆大学附属肿瘤医院

　　　　李晓宇　重庆大学附属肿瘤医院

　　　　林　星　重庆大学附属肿瘤医院

　　　　隆艳艳　重庆大学附属肿瘤医院

　　　　卢明悦　重庆大学附属肿瘤医院

　　　　罗　弋　重庆医科大学附属第一医院

　　　　石雪娇　上海交通大学医学院附属新华医院

　　　　宋延波　重庆医科大学附属第一医院

苏　筠　上海交通大学医学院附属新华医院

孙肖阳　上海交通大学医学院附属新华医院

唐　敏　重庆市人民医院

汪春雨　重庆大学附属肿瘤医院

王　刚　郑州市第三人民医院（郑州市肿瘤医院）

王　珊　重庆医科大学附属儿童医院

王　颖　重庆大学附属肿瘤医院

王雨晴　重庆大学附属肿瘤医院

王智利　重庆大学附属肿瘤医院

吴府容　重庆大学附属肿瘤医院

肖春波　重庆大学附属肿瘤医院

谢　林　重庆大学附属肿瘤医院

谢　悦　重庆大学附属肿瘤医院

徐　颖　重庆医科大学附属儿童医院

杨　含　重庆大学附属肿瘤医院

杨丽娜　重庆大学附属肿瘤医院

岳金波　山东省肿瘤医院

张蕴蕴　重庆大学附属肿瘤医院

赵艳芳　云南昆明市延安医院

周　芊　重庆大学附属肿瘤医院

秘　书　陈　晓　重庆大学附属肿瘤医院

韦煦然　重庆医科大学

名誉主编

于金明　主任医师，博士研究生导师。中国工程院院士，山东省肿瘤医院院长，山东第一医科大学(山东省医学科学院)名誉校(院)长。率先开展肿瘤的立体定向放疗、适形放疗、调强放疗、影像引导的放疗、生物学靶区、分子影像学和基因增敏等多项代表肿瘤放疗先进水平的研究工作，其研究成果被国内外多个肿瘤临床治疗指南和规范引用。兼任中国临床肿瘤学会候任理事长，中国抗癌协会副理事长，山东省抗癌协会理事长，山东省医学会肿瘤学分会主任委员，山东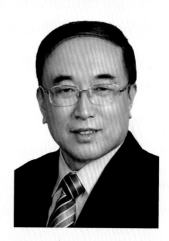省院士专家联合会会长，山东省高层次人才发展促进会会长。主持和参与国家"863""十一五""十二五"和国家自然科学基金等项目20余项。先后获得国家和省部级科技奖12项，其中以首位完成人获得国家科技进步奖二等奖2项、省级科技进步奖一等奖3项。在国内外公开学术杂志上发表论文600余篇，其中Cancer、J Nucl Med、Int J Radint Onc Biol phys等SCI收录期刊200余篇，出版专著20余部。

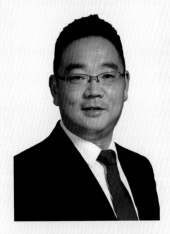

吴永忠　主任医师，博士研究生导师。重庆大学附属肿瘤医院党委书记。国家卫健委突出贡献中青年专家，中国科协第六批首席科学传播专家，重庆市人民政府重庆英才·名家名师，重庆市首席医学专家，重庆市首席专家工作室领衔专家，重庆市有突出贡献中青年专家。学科方向为肿瘤的精准放疗，放疗与肿瘤免疫治疗的联合机制，尤其在肺癌的放射免疫治疗方向有较深入的研究。兼任中国抗癌协会理事长，中国抗癌协会肿瘤放射治疗专业委员会主任委员，中国抗癌协会医院管理分会副主任委员，中国抗癌协会肿瘤病案专业委员会副主任委员，中国医师协会放射肿瘤治疗医师分会副会长，国家卫健委人才交流服务中心肿瘤精准放疗专项技能培训项目专家委员会副主任委员（靶区勾画方向），中华医学会放射肿瘤治疗学分会常务委员，重庆市医药生物技术协会理事长，重庆市医学会放射肿瘤治疗学分会主任委员，重庆市医师协会放射肿瘤治疗医师分会会长。负责国家自然科学基金及国家卫生健康委等多项课题，作为项目负责人参与多项国际多中心临床研究。在国内外权威杂志发表论文100余篇。作为主编、副主编编写《肿瘤学》《肿瘤放射治疗学》《实用临床肿瘤学》等多部专著。

王　颖　主任医师，博士研究生导师。重庆大学附属肿瘤医院业务副院长。第三批重庆市学术技术带头人，重庆市人民政府重庆英才·创新创业领军人才，法国巴黎国立卫生研究所访问学者。学科方向为肿瘤的精准放疗，放疗与肿瘤微环境，尤其在头颈部肿瘤的放射治疗方向有较深入的研究。兼任中华医学会放射肿瘤治疗学分会委员，中国抗癌协会鼻咽癌整合康复专业委员会副主任委员，中国抗癌协会放疗专业委员会常务委员，中国抗癌协会鼻咽癌专业委员会常务委员，中国医

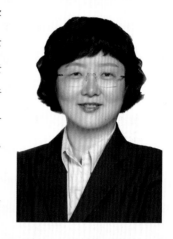

师协会放疗医师分会委员，重庆市医学会肿瘤学分会主任委员，重庆抗癌协会副理事长，重庆抗癌协会鼻咽癌专业委员会主任委员，重庆市职业病诊断鉴定委员会鉴定专家。负责国家自然科学基金及国家卫生健康委等多项课题，作为项目负责人参与多项国际多中心临床研究。作为主编/副主编编写《肿瘤学》《肿瘤放射治疗学》《实用临床肿瘤学》。在国内外权威杂志发表论文100余篇。

何　侠　主任医师，博士研究生导师。江苏省肿瘤医院副院长，南京医科大学放射医学系主任，江苏省放射治疗质量控制中心主任。精通各种肿瘤，特别是头颈部、腹部肿瘤的放疗技术，尤其对鼻咽癌的精确放疗、化疗及预后有深入研究。兼任国家卫健委人才交流服务中心肿瘤精准放疗专项技能培训项目专家委员会主任委员，国家卫健委儿童血液病恶性肿瘤专家委员会副主任委员、儿童血液病恶性肿瘤专家委员会放疗专业委员会主任委员，中国抗癌协会常务委员、放射医学专业委

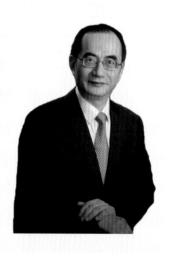

员会主任委员、鼻咽癌专业委员会副主任委员。主持国家自然科学基金面上项目3项，主持江苏省自然科学基金、中国抗癌协会培育基金、江苏省级重点科研项目等多项课题。主编、主译《肿瘤放射治疗学》《亨迪放射治疗物理学》《实用肿瘤调强放射治疗》《肿瘤放射治疗危及器官勾画》等多部放射肿瘤学著作。发表肿瘤学专业学术论文70余篇，其中以第一作者及通讯作者发表SCI收录期刊论文40余篇。

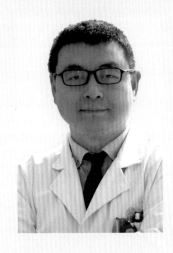

蒋马伟 主任医师，硕士研究生导师。上海交通大学医学院附属新华医院放疗科主任、肿瘤科副主任（主持工作）。长期从事肿瘤放疗的临床、教学和研究，尤其擅长儿童肿瘤的放化疗及综合治疗。兼任国家卫健委儿童恶性肿瘤（实体肿瘤）放疗专家，中国抗癌协会儿童肿瘤专业委员会放疗学组组长，中华医学会放射肿瘤治疗学分会儿童肿瘤放疗学组副组长，中国抗癌协会儿童肿瘤专业委员会全国常委，中国研究型医院学会儿童肿瘤专业委员会常委，国家儿童医学中心血液肿瘤专科联盟委员，中法放射肿瘤治疗协会理事会理事，上海医师协会肿瘤放疗科医师分会副会长，上海抗癌协会放疗分会副主任委员，上海医学会肿瘤放疗分会委员。主持和参与国家自然科学基金及国家卫生健康委等多项课题，作为项目负责人参与多项多中心临床研究。作为主编、主译出版多部著作。在国内外权威杂志发表论文40余篇。

序

　　肿瘤是机体在各种致瘤因子作用下正常细胞生长失去了控制而发生的疾病，是基因和表观遗传学的改变导致的疾病，所以任何年龄段均可发生肿瘤，儿童肿瘤也不少见，已成为导致儿童死亡的第二大原因。儿童是国家的未来，是家庭的希望，儿童肿瘤严重危及儿童的健康，给社会和家庭带来巨大的负担，救治肿瘤患儿意义重大。

　　儿童肿瘤在病理类型、发展规律、治疗方法及预后等方面与成人肿瘤有很大差别，通过规范的诊疗，很多儿童患者得以长期生存，生存率超过成人。放射治疗是儿童肿瘤治疗的重要方法之一，大部分儿童肿瘤治疗过程中需要放射治疗的参与。儿童肿瘤对射线非常敏感，放射治疗在取得较好肿瘤控制的同时，也对儿童生长发育带来一些影响，有的甚至持续终身。如何更好地提高生存率，减少不良反应，是从事儿童肿瘤放射治疗的医师必须面对的难题。

　　由于儿童肿瘤治疗的特殊性，规范诊疗极其重要。目前，国内专门从事儿童肿瘤放射治疗的人员较少，仅在少部分儿童中心有儿童肿瘤放射治疗科，儿童肿瘤放射治疗相关的专业书籍匮乏。《儿童肿瘤精准放射治疗》一书从儿童具体情况入手，展现诊疗过程，融入临床思维，总结诊疗经验，深入浅出，融会贯通，为我们提供了难得的学习资料。

　　王颖教授团队长期从事儿童肿瘤精准放射治疗的临床工作，在儿童肿瘤放射治疗方面有很深的造诣。希望本书的出版能为儿童肿瘤的规范化诊疗起到积极的推动作用，为提高我国儿童肿瘤生存率、改善生活质量作出贡献。

2024年6月

前　言

生活中，儿童常被认为是成人的缩小版，但儿童肿瘤是个例外，因为儿童的高发瘤种、治疗方案、治疗耐受程度及治疗效果等方面都与成人有很大的不同，所以不能照搬成人肿瘤的治疗方法来治疗儿童肿瘤。作为放射肿瘤学医师，我们很幸运，能有机会帮助儿童肿瘤患者，尽可能治愈他们，提高他们的生活质量。

随着放射治疗技术的进步，国内外很多经典的放射肿瘤学的书籍都在不断更新，但涉及儿童肿瘤精准放射治疗的内容较少。近年来，大规模儿童肿瘤相关循证医学结果的公布，改变了部分儿童肿瘤放射治疗的理念。基于此，重庆大学附属肿瘤医院儿童肿瘤放射治疗团队有了撰写本书的想法，本人牵头组织团队撰稿，经过几轮讨论和修改，最终成书。特别感谢重庆医科大学附属儿童医院徐颖教授团队、北京右安门医院贾海威教授团队在书稿撰写过程中给予的帮助和建议。

在救治儿童肿瘤患者过程中，孩子们教会了我们勇敢、无畏、天真、乐观和坚韧，也增加了我们儿童肿瘤的诊治经验，我们永远感激他们。希望这本《儿童肿瘤精准放射治疗》能够为我们的儿童肿瘤放射治疗医师提供一些帮助。本书献给患有儿童肿瘤的家庭和从事儿童肿瘤防治工作的同仁。

王　颖

2024 年 6 月

目　录

第一篇

儿童肿瘤放射治疗基础

一、儿童期发育特点

从受孕开始，生命就形成了，生长和发育贯穿于精卵结合到青春期的成熟过程，每个儿童都要经历生长和发育的过程。生长和发育，不论是总的速度还是各器官、系统的发育顺序，都遵循一定的规律。认识儿童期的规律性有助于儿科医师对儿童生长和发育状况的正确评价与指导。

（一）生长和发育的概念

生长指随年龄的增长，身体各器官和系统的长大，主要表现为形态的变化。

发育是细胞、组织、器官功能上的分化与成熟，是质的变化。

（二）儿童生长和发育的特点与规律

1. 生长和发育的连续性　在儿童期，生长发育不断进行，生长速度呈阶段式，非匀速性生长。出生后第一年，体重和身高的增加最为迅速，为出生后的第一个生长高峰，第二年后生长速度逐渐减慢至青春期，后生长速度又加快，出现第二个生长高峰。

2. 各器官系统发育的不平衡性（图1-1）各系统发育早晚、快慢不同，发育顺序遵循一定的规律。神经系统发育较早，脑在出生后2年内发育最快，2.5～3岁时脑重已达成人脑重的75%，神经细胞分化已基本完成，4岁完成髓鞘化，6～7岁时脑的重量已接近成人水平。淋巴系统在儿童期生长迅速，青春期前达高峰，以后逐渐下降至成人水平。生殖系统发育最晚，青春发育期以前，一直处

于静止状态，青春发育期开始加速发展，短短几年左右发育成熟。心、肝、肾、肌肉的增长与体格生长平行。

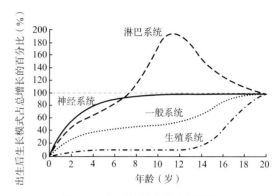

图1-1　各系统器官发育不平衡

3. 生长和发育的个体差异　生长和发育有一定的规律，还受遗传因素和环境的影响，儿童生长和发育存在个体差异。同性别、同年龄的儿童，每个孩子的生长水平、生长速度、体型特点都不完全相同，同卵双生子之间也会有差别。每个儿童生长的"轨迹"不完全相同，所谓正常值并非绝对，需要结合个体差异综合判断。体格上的个体差异随年龄增长也越来越显著，在青春期差异更大。因此，连续性观察可以全面了解每个儿童的生长状况。

4. 生长和发育的一般规律　生长和发育遵循由上到下、由近及远、由粗到细、由低级到高级、由简单到复杂的规律。如出生后运动发育的规律：先抬头、后抬胸，再会坐、立、行（从上到下）；从臂到手，从腿到足的活动（由近到远）；从全掌抓握到手

指拾取（由粗到细）；先画直线后画圈、图形（由简单到复杂）；先会看、听、感觉事物，认识事物，发展到有记忆、思维、分析、判断（由低级到高级）。

（1）体重规律：体重是评价儿童生长最为重要的指标之一，出生后生长曲线是宫内生长曲线的延续，反映儿童的营养状况，男婴出生体重约为（3.3±0.4）kg，女婴约为（3.2±0.4）kg。出生后体重可用公式简单估算。<6月龄：出生体重+月龄×0.7（kg）；7～12月：6月龄体重+（月龄–6）×0.25（kg）；1岁：为出生体重的3倍；2岁至青春前期：体重=年龄×2+8（kg）。

（2）身高规律：身高是头、脊柱与下肢长度的总和，主要反映的是长期营养状况，受遗传、种族和环境的影响较为明显，出生后第一年增长最快。身高的简单估算：出生时为50cm，1岁时为75cm，2岁时为85～87cm，3岁时95cm，3～12岁：身高=年龄×7+75（cm）。

（3）头围规律：头围是自眉弓上缘经枕骨结节绕头一周的长度，是反映颅骨生长和脑发育的一个重要指标，2岁以内最有价值，连续追踪测量比一次测量更为重要。出生时为33～34cm，1岁时46cm，2岁时48cm，15岁时54～58cm，基本同成人。头围过小常提示脑发育不良，过大或增长过快需考虑有无脑肿瘤、脑积水、佝偻病后遗症等可能。

（三）影响儿童生长和发育的因素

1. 遗传因素　后代通过遗传获得其父母的基因信息，这些信息对生长发育具有极其重要的作用，决定了儿童生长发育的特征、潜力及趋向，如身材、高矮、体型、性成熟的早晚等。而遗传性疾病，如代谢缺陷病、染色体畸变可直接严重影响儿童整个生长发育过程，因此遗传因素是影响生长发育的主

要因素之一。

2. 环境因素

（1）营养因素：营养是生长和发育的物质基础，细胞发育过程中需要的营养物质基本都是从外界获得。如果宫内或出生后早期以及青春期营养不良，不仅影响体格生长，同时也可影响神经和智力发育。日常要适量补充富含碳水化合物、蛋白质、维生素等营养物质的食物，做到营养均衡，以免因为营养缺乏造成生长发育不良。

（2）疾病因素：任何引起生理功能紊乱的急、慢性疾病均可直接影响生长发育。

（3）母亲情况：胎儿在宫内的发育受孕母生活环境、营养、情绪、疾病等各种因素的影响。如果母亲妊娠期吸烟、酗酒、感染、药物、放射线等可导致胎儿畸形或先天性疾病。

（4）家庭和社会环境：家庭是儿童生活的重要环境，直接影响儿童的生长和发育。家长的教育程度、良好的生活习惯、科学护理、良好教养、体育锻炼、完善的医疗保障，都决定了儿童的健康状况，影响儿童的生活方式。适当的情感刺激、和睦的家庭气氛、父母亲稳定的婚姻关系也有利于儿童生长和发育。良好的生态环境，充足的阳光、新鲜的空气、清洁的水源、植被丰富等自然环境亦有益儿童健康成长。社会不利因素如战争、地震、核辐射等会影响儿童的生长发育。

总之，遗传潜力的发挥主要取决于环境条件，即儿童体格生长水平是"遗传—环境"共同作用的结果，遗传决定生长发育的可能性，环境决定生长发育的现实性。

（四）儿童发育异常

1. 运动发育迟缓　发育迟缓的儿童，俯卧抬头、坐、爬、站、走等动作的起始年龄都比正常同龄儿童要晚。虽然运动发育的顺

序大体相似，但是运动发育的速度却有很大的个体差异。同一个动作，有的孩子很早就掌握，有的比较晚才会。因此，临床上以发育预警征的表现来初步判断婴幼儿动作发育的状况是否正常。

2. 语言发育迟缓 指由各种原因引起的儿童口头表达能力或语言理解能力明显落后于同龄儿童的正常发育水平。通常情况下，在5～6个月时，孩子的语言能力开始迅速发育，会用声音来表达自己的情绪，比如高兴时会发出"啊～啊"等有音调的声音。7～8个月时，孩子开始模仿大人说话。当妈妈和孩子交谈时，孩子也会跟着说出"啊"来进行回应。1岁时孩子基本上会说2～3个字。1岁半时，会说几个有意义的词。2岁时，可以说出（模仿）简单句子。如果家长发现孩子2岁还不会说话或者只会说简单的词语，或3～5岁仅仅掌握不到10个词，说话令人费解，词汇少、说话很幼稚，比如用象声词"汪汪"代替狗，用"喵喵"代替猫等，说话断断续续，发音含糊不清，这个时候就需要及时带孩子去医院进行检查。颅脑损伤、智力落后、听力障碍、情绪困扰、发声器官的运动功能障碍等疾病常会导致孩子语言发育迟缓。

3. 精神发育迟缓 主要表现在认知能力、社会适应能力、学习能力和生活自理能力低下，其言语、注意力、记忆、理解、洞察、抽象思维、想象等心理活动能力都明显落后于同龄儿童。导致精神发育迟缓的病因有很多，85%的重度患者可以找出生物学病因，如染色体异常、先天性疾病、代谢与内分泌异常、感染、中毒、外伤等生物学因素。

（五）儿童各年龄分期及注意事项

1. 胎儿期 从受精卵形成至胎儿出生为止，共40周。应重视孕妇和胎儿保健，防止流产、死胎和早产的发生。

2. 新生儿期 从出生后脐带结扎至出生后满28天。新生儿期生理调节和适应能力弱，发病率和死亡率高，尤其是出生后第一周最高，应特别强调护理，坚持母乳喂养。

3. 婴儿期 从出生至满1周岁前。此期是小儿生长和发育最快的时期，对营养素和能量需求量较大，经胎盘及母乳喂养所获得的被动免疫力也会逐渐消失，消化吸收功能不够完善，容易发生消化紊乱和营养不良，5～6个月后易患感染性疾病，提倡母乳喂养、合理营养指导，并定期进行计划免疫。

4. 幼儿期 从1周岁至满3周岁前。智力发育较快，如语言、动作、思维等方面有显著发展，开始希望独立完成每一件事，受到阻碍可产生羞愧和疑虑，会根据被赞扬或被惩罚认识自己的道德行为。对识别危险能力不足，应防止意外伤害和中毒。饮食由乳汁逐渐过渡到成人饮食，前囟闭合、乳牙出齐，学会控制大小便。

5. 学龄前期 从3周岁至6～7岁入小学前。智能发育更趋完善，求知欲和模仿性强，如受到压抑易产生内疚感，道德取向为个人或实用，可塑性强，是培养各种良好习惯及道德品质的好时机。

6. 学龄期 从小学（6～7岁）起至青春期之前。除生殖系统外其他各器官系统的发育已接近成人水平，智力发育更为成熟，由于求知能力强，理解、分析、综合能力逐步完善，是接受科学文化教育的重要时期。自我认同感和道德观也在逐渐形成和建立。因此，要注意心理发育，预防近视和龋齿。

7. 青春期 女孩从11～12岁至17～18岁；男孩从13～14岁至18～20岁。生长发育旺盛，身高、体重明显增加，第二性征逐渐明显，生殖系统日渐成熟，女孩出现月经，男孩出现遗精。由于神经内分泌调节不够稳定，常引起心理、行为、精神方面的不稳定，对自己的认识与认同在本时期更为明显和重要，应根据其心理、精神上的特点加强教育和引导，树立正确的人生观和道德观，保证青少年的身心健康。

（肖春波）

二、儿童期肿瘤发病情况

全世界每年有40多万儿童和青少年被诊断患有肿瘤，虽然目前高收入国家的儿童肿瘤存活率超过80%，但中低收入国家中儿童肿瘤的5年存活率仍不到30%，即使治疗成功，肿瘤的复发仍然为幸存者带来巨大的身体和心理影响，尤其骨肿瘤和神经系统肿瘤患者。尽管血液系统恶性肿瘤是儿童最常见的肿瘤，但近年来实体肿瘤的发病率也在上升，在流行病学、遗传学和临床方面的独特性也给治疗带来了独特的挑战，在临床诊治中往往缺乏有效的治疗方法或是临床指南，得到的关注远远不够。

近年来中国儿童肿瘤的发病率呈上升趋势，平均每1万个儿童中，就会有1.5名肿瘤儿童。平均每年有3万～4万名儿童被确诊患恶性肿瘤，且发病率正以5%的速度上升。患者年龄多在6岁以下，以3～5岁者居

多，男孩患癌率明显高于女孩。14岁以下儿童死亡原因中，恶性肿瘤（癌）仅次于意外伤害，居第二位。

2023年4月国家儿童肿瘤监测中心发布首期《国家儿童肿瘤监测年报（2022）》，2019—2020年，中国儿童肿瘤新发患者共计79 490例，儿童肿瘤平均发病率约125.72/100万，各个年龄段发病率由高到低依次为185.86/100万（<1岁组），156.76/100万（1～4岁组），136.59/100万（15～19岁组），118.55/100万（10～14岁组），79.24/100万（5～9岁组）。出院人次疾病构成（图1-2）除15～19岁组外，各年龄段男孩的发病率均高于女孩。根据新发肿瘤患者流行特征分析，全国新发肿瘤男性患者排名前三位的癌种分别为白血病、中枢神经系统肿瘤和淋巴瘤，而女性患者排名前四位的癌种分别为白血病、中枢神经系统肿瘤及恶性上皮肿瘤和黑色素瘤。

截至2023年3月31日，国家儿童肿瘤监测中心已在全国31个省（自治区、直辖市）及新疆生产建设兵团建立了841家儿童肿瘤监测点，共监测到约360万张儿童肿瘤及血液病病例报告卡，实际监测到儿童肿瘤及血液病患者约130万名。

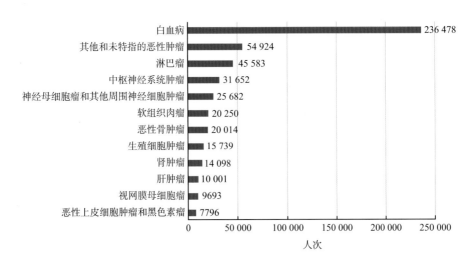

图1-2　2019—2020年全国检测机构儿童肿瘤出院人次疾病构成

美国每年约有 15 000 名儿童及青少年被诊断为癌症。尽管在过去的 40 年间儿童癌症的死亡率已经下降,但癌症仍然是美国 1~19 岁儿童及青少年首要的疾病相关死因。美国儿童癌症生存者的数量在增加,2018 年估计有 483 039 名。儿童癌症发病率的改变可能提示对患者和生存者的临床治疗或研究需求发生了转变。

男性的白血病、中枢神经系统肿瘤和淋巴瘤等发病率显著高于女性。从男性、女性发病率比来看,伯基特淋巴瘤最高,生殖腺癌和甲状腺癌最低。白血病和中枢神经肿瘤在 0~4 岁儿童发病率最高,淋巴瘤则在青少年中发病率最高。视网膜母细胞瘤和神经母细胞瘤等主要见于 0~4 岁儿童,而甲状腺癌和恶性黑色素瘤等主要见于 10~14 岁儿童及青少年。关于变化趋势,淋巴瘤在男性中上升,而白血病在女性中有上升。神经母细胞瘤和骨肿瘤仅在白种人儿童和白种人青少年有所增加,而生殖细胞肿瘤有所下降;视网膜母细胞仅在黑种人儿童及黑种人青少年有所下降,在 5~19 岁人群的白血病有所上升,小于 1 岁及 10~19 岁人群的淋巴瘤有所上升,0~4 岁及 5~9 岁人群的中枢神经系统肿瘤下降。10~14 岁组的骨肿瘤则有所上升。

儿童癌症的发病率增加可能有多方面原因。首先,最近 20 年癌症报告有所改变。其次,发病率的改变也可能继发于癌症危险因素的改变:妊娠前和妊娠期(如吸烟、辅助生殖技术),出生时(如产妇年龄增加、低出生体重)或儿童和青少年期(如感染、居住区的化学物质、辐射暴露、防晒霜使用)。最后,一些危险因素的减少(如美国成年人吸烟率下降)可能降低某些癌症的风险,而一些危险因素的增加(如产妇年龄增加)可能增加某些癌症的风险。

总之,儿童癌症发病数和发病率的改变与癌症治疗、临床试验招募,以及长期照护容量相关(如照护者、医院空间等)。发病数增加、死亡率下降及生存增加,意味着美国的儿童癌症生存者增加。而他们通常面临长期的并发症,包括心脏疾病、不孕不育及继发癌症;很多需要持续随访至儿童、青少年及成人期。持续的监测,有助于指导潜在的干预措施,用于改进治疗和生存者护理;有助于指导共享儿童癌症数据的国家措施,如临床和分子数据,这些有助于促进研究、制订提高临床试验招募的干预措施。因此,考虑到潜在的生命损失或节省的终身收入来看,儿童癌症医疗的成功对公共卫生有重大影响。

三、儿童期肿瘤治疗现状

1. 儿童肿瘤的主要特点

(1)儿童恶性肿瘤大多来源于胚胎中胚层,以肉瘤居多,成年人则多为上皮来源,多为癌。

(2)儿童特别是低龄儿童往往不能表达疾病引起的不适感觉,使肿瘤的早期发现困难,所以确诊时多为中晚期。

(3)肉瘤的恶性程度高、病情进展迅速,但所幸的是它们对于治疗(包括药物治疗、放射治疗)比较敏感、有效。

(4)因为儿童肿瘤生长快对治疗敏感,治疗效果好于成人。儿童癌症总体治愈率可达 60% 以上,而成人癌症的治愈率尚不足 50%。

(5)在治疗肿瘤的同时还应该注意儿童生长和发育的特点,尽量保证患者各器官的正常功能。

2. 早期发现癌症治疗效果的关键是早期诊断、早期治疗。体表的肿块容易发现,但是隐蔽于胸腔、腹腔、盆腔和颅内的肿瘤则不易发现。认识一些早期疾病线索非常重要,家长应对儿童出现的以下症状保持高度警惕。

（1）长期不明原因的发热，特别是经抗病毒或抗生素治疗无效的发热。

（2）非营养不良或寄生虫所致的逐渐加重的贫血，面色苍白。

（3）不明原因的出血，包括牙龈出血、皮肤出血点或瘀斑。

（4）较长期的持续性或间歇性的疼痛（头痛、腹痛、关节痛等）。

（5）某些神经症状，如头痛、呕吐、走路不稳、面神经麻痹、抽搐等。

（6）视力障碍（斜视、眼球外突等）。

（7）肝、脾大。

（8）血常规检查白细胞过高或过低或伴有红细胞、血小板减少等。

3. 儿童肿瘤的治疗与成人肿瘤治疗方法基本一致，包括手术治疗、化学治疗（简称"化疗"）、放射治疗（简称"放疗"）、靶向治疗、免疫治疗等综合治疗措施，同时也要注重多学科联合诊疗，但儿童与成人生长发育情况完全不同，各治疗手段运用又存在很大的不同之处。一般成人的转移性肿瘤已经失去了手术机会，但儿童肿瘤如儿童神经母细胞瘤伴有骨髓、骨骼多发转移，经过诱导期化疗后转移部位的肿瘤可以达到完全缓解，原发病灶也会明显缩小，从而使原发肿瘤部位获得手术治疗机会，手术后加入局部放疗会使生存期明显提高。目前地区之间医疗卫生水平存在差异，针对儿童肿瘤治疗的人员、技术、设备地域分布不均，具有全部治疗手段的儿童肿瘤中心严重不足。

我国政府高度重视儿童恶性肿瘤防治工作，国家卫健委积极推动儿童医疗卫生服务领域改革与创新，持续推进儿童恶性肿瘤优质医疗资源布局，规划建设16个国家儿童区域医疗中心，增加儿童肿瘤新药的研发支持，加大儿童恶性肿瘤的医疗保障力度，持续提升儿童恶性肿瘤的医疗服务水平，从而实现儿童肿瘤治疗的长期目标，使儿童肿瘤诊治朝着更专业、更全面的方向发展。

（王　颖）

一、X射线

（一）X射线的基本特性

X射线是电磁辐射谱中的一部分。就其本质而言，X射线与可见光、红外线、紫外线、γ射线完全相同，都是电磁波，它具有光的一切特性，具有波粒二象性。X射线的波动性主要表现在以一定的波长和频率在空间传播，它是一种横波，其传播速度在真空中与光速相同，可以用波长、频率等物理量来描述，并有反射、干涉、衍射等现象。但是X射线与物质相互作用时，则充分表现出它的粒子特征，可以用能量、质量和动量等物理量来描述。

X射线除具有电磁波的共同属性外，还具有以下几方面的基本特性。

1. 穿透作用　由于X射线波长短，具有较高的能量，物质对其吸收较弱，因此它有很强的贯穿本领。

2. 荧光作用　当X射线照射某种物质时，能够发出荧光，具有这种光特性的物质称为荧光物质。

3. 电离作用　X射线虽然不带电，但是具有足够能量的X线光子可以撞击出物质原子中的电子，使电子脱离原子而产生第一次电离。获得足够能量脱离原子的电子，又与其他原子作用，产生二次电离。

4. 热作用　X射线被物质吸收后，绝大部分最终都将变为热能，使物体升温。

5. 化学和生物效应　X射线能使胶片乳剂感光，能使很多物质发生光化学反应。

X射线在生物体内也能产生电离及激发作用，也就是使生物体产生生物效应。

（二）X射线与物质的相互作用

当X射线或γ射线穿过介质时，光子和介质发生相互作用，把能量传递给介质。在能量传递的初始，伴随着吸收介质原子的电子弹射，这些高速电子沿途通过产生电离或原子激发而传递能量。如果吸收介质是身体组织，在细胞里可能会沉积足够的能量，从而破坏细胞的再生能力；然后，绝大部分的能量转换成热量，没有产生生物效应。

吸收材料主要通过5种相互作用方式引起光子束衰减，其中相干散射发生概率很小，仅在低能量（＜10keV）光子和高原子序数的物质中是重要的。而光核反应只在光子具有很高能量（＞10MeV）时，光子与原子核间的这种核反应才显得重要。因此X射线与物质相互作用的主要过程有光电效应、康普顿效应和电子对效应。各种方式由各自的衰减系数表示，各衰减系数因各自的特有方式，随着光子能量和吸收物质原子序数而不同，这些方式的质量衰减系数之和称为总质量衰减系数。

$$\mu/\rho = \mu_\tau/\rho + \mu_c/\rho + \mu_p/\rho + \mu_{coh}/\rho \qquad \text{公式1}$$

μ_τ/ρ、μ_c/ρ、μ_p/ρ 和 μ_{coh}/ρ 分别为光电效应、康普顿效应、电子对效应、相干散射的质量衰减系数。

1. 光电效应　光电效应是光子与原子发生作用把轨道电子从原子弹射出去的现象（图2-1），在这过程中，原子首先吸收光子的全部能量（$h\nu$），然后传递给其轨道电子。被弹射电子（成为光电子）的动能$E_e=h\nu-B_i$，B_i为原子第i层电子的结合能。这种互相作用的形式可发生在K、L、M和N壳层电子。

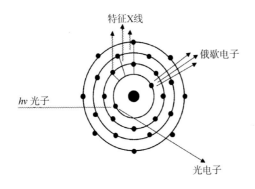

图2-1　光电效应示意图

电子被弹射出原子，壳层中出现一个空穴，原子处于激发状态。外壳层轨道电子填补该空穴并发射特征X线，也可能发射俄歇电子。俄歇电子是特征X线在原子内被吸收而产生的单能电子。因为软组织的K壳层结合能大约只有0.5keV，所以生物吸收体产生的特征光子能量很低，可认为在局部被吸收。高能光子和高原子序数材料产生较高能量的特征光子，与光电子的射程相比，可长距离沉积能量。

2. **康普顿效应**　康普顿效应过程中，光子与原子的轨道电子作用就像这轨道电子是"自由"电子，"自由"指轨道电子结合能与撞击光子能量相比很小。电子接收部分光子能量并以θ（图2-2）的角度发射出去，而剩下部分能量的光子以φ的角度散射开。

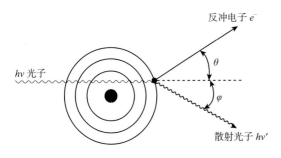

图2-2　康普顿效应示意图

康普顿效应可按照光子和电子的碰撞来分析，根据能量和动量守恒定律，可推理出以下关系式。

$$h\nu' = h\nu \frac{1}{1+\alpha(1-\cos\varphi)} \qquad 公式2$$

$$E = h\nu - h\nu' = h\nu \frac{\alpha(1-\cos\varphi)}{1+\alpha(1-\cos\varphi)} \qquad 公式3$$

$$\mathrm{ctg}\,\theta = (1+\alpha)\mathrm{tg}(\varphi/2) \qquad 公式4$$

$h\nu$、$h\nu'$和E分别为入射光子、散射光子和电子的能量，而$\alpha=h\nu/mc^2$，mc^2是电子的静止能量（0.511MeV）。

3. **电子对效应**　如果光子能量大于1.02MeV，光子可通过电子对产生机制与物质互相作用。在这过程中（图2-3），光子与原子核电磁场发生强烈作用，丢失全部能量而产生由一个负电子（e^-）和一个正电子（e^+）组成的电子对。因为一个电子的静止能量等于0.51MeV，所以产生电子对所需的最小能量是1.02MeV。因此电子对产生的阈能是1.02MeV，超出阈能的光子能量分配给粒子的动能，电子-正电子对可能得到的总动能等于（$h\nu$–1.02）MeV。相对于入射光子，电子对粒子趋向前的方向发射。

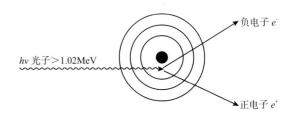

图2-3　电子对效应示意图

4. **相干散射**　相干散射也称为经典散射或瑞利散射，如图2-4所示，这个过程可想象为电磁辐射的波象性。这种相互作用包括电磁波从电子附近经过并使其振荡，振荡电子再辐射与入射电磁波相同频率的能量。这些散射光子与入射线有相同的波长，因此没有能量转变为电子动能，也没有能量被介质吸收，唯一的不同是光子以一小角度散射开。高原子系数物质和低能光子很可能发生相干散射。在放射治疗中，这种效应只在学术上具有重要性。

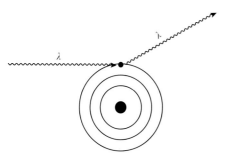

图2-4　相干散射示意图

5. 光核反应　所谓光核反应就是光子与原子核作用而发生的核反应。这是一个光子从原子核内击出数量不等的中子、质子和γ光子的过程。对不同物质只有当光子能量大于该物质发生核反应的阈能时，该反应才会发生。其发生率不足主要效应的5%。因此，光子与物质作用过程中，光核反应并不重要。但应注意到，某些核素在进行光核反应时，不仅产生中子，而且反应的产物是放射性核素。

二、临床应用

（一）计划设计

计划设计的整个过程中对临床工作人员提出了非常高的要求，尤其是医学物理师在其中发挥着重要的作用，他们根据临床医师对具体患者靶区及周围正常组织的剂量要求，按射野布置原理进行治疗计划的设计。医学物理师应结合科室放疗设备配置情况，通过治疗计划系统（treatment planning system，TPS）选择技术、能量、射野、剂量率等，尽量获得最优的剂量分布。总的来说，计划设计定义为确定一个治疗方案的量

化的过程，主要包括影像学资料的获取、治疗计划的制订及计划的评估。

1. 影像获取　模拟定位是肿瘤放疗中的关键一步。目前TPS中解剖结构主要取自以CT为基础的模拟定位系统。与传统X线模拟机相比，CT实现了三维成像，提供了丰富的解剖信息和电子密度信息，是目前三维放疗技术实现的基础。然而，CT图像软组织分辨率低，不利于对前列腺、头颈部、盆腔、脊髓和其他软组织区域肿瘤的显示。对这些器官的肿瘤定位常需要融合MRI或PET等影像，来帮助医师精准勾画出肿瘤及周围淋巴结的范围，以及周围重要的组织和器官。治疗部位的解剖结构不仅是计划设计的基础，也是计划评估的依据。

2. 治疗技术

（1）三维适形放射治疗（3 dimensional conformal radiation therapy，3D-CRT）：通过铅挡块或多叶光栅（multi-leaf collimator，MLC）将规则射野变为不规则，使各照射野的形状在射野方向观（beam's eye views，BEV）方向与靶区一致，从而使三维高剂量分布与靶区三维形状一致，靶区外剂量跌落相较于以往的治疗技术也更加明显，在提高靶区剂量的同时减少周围正常组织的受照剂量与体积。因此，3D-CRT能很大程度上提高肿瘤局部控制率，延长患者的生存期，显著改善患者的生活质量。然而剂量均匀度是限制3D-CRT应用的主要障碍，对于形状复杂病种的剂量收敛有限，靶区优势不明显，对正常组织和器官的保护作用有限。

（2）调强放射治疗（intensity modulated radiotherapy，IMRT）：是现代放射治疗一个里程碑式的技术，相比3D-CRT在剂量学和危及器官保护方面更具优势，广泛应用于全身各部位肿瘤的放射治疗。目前，IMRT技术主要是基于MLC实现对照射束流强度的调制，形成照射野内的非均匀剂

量分布。IMRT技术可以在提高肿瘤靶区照射剂量的同时更好地保护周围正常组织和危及器官，更大限度地提高肿瘤控制概率（tumor control probability，TCP），降低正常组织并发症概率（normal tissue complication probability，NTCP）。由于IMRT实施技术复杂，对临床工作人员提出了更高的要求，尤其是医学物理师应在IMRT中发挥重要作用，保证IMRT准确和安全实施。随着技术发展，IMRT衍生出不同的剂量调制方式（表2-1）。

表2-1 各强度调制方式对比

调制方式	出束时机架状态	机架速度	出束时MLC状态	剂量率	束流强度
静态调强	静止	恒定	静止	可变/恒定	可调制
动态调强	静止	恒定	运动	可变/恒定	可调制
容积旋转调强	运动	可变	运动	可变/恒定	可调制

1）静态调强：是由逆向调强TPS根据临床剂量需求优化得到一系列利用MLC形成的子野序列，在束流输送时直线加速器机架处于某个角度，按照一定顺序完成每个子野的出束与切换，每个子野剂量强度均匀，但受限于静态调强的执行效率，目前多数已被更加先进的调强技术所取代。

2）动态调强：主要特点是在束流投照过程中，MLC叶片处于持续运动状态。其主要是通过MLC叶片的相对运动和剂量率之间的匹配来实现照射区域内剂量调制。在患者治疗过程中，各对MLC叶片做相对变速运动的同时，加速器持续以变化或固定的剂量率出束，实现MLC叶片运动与剂量率的匹配，最终形成临床所要求的剂量强度分布。动态调强的最大特点是在MLC叶片的单向移动的过程中，不断形成不同形状的子野连续扫过靶区。

3）容积旋转调强（volume modulated radiotherapy，VMAT）：容积旋转调强的照射方式为束流照射过程中加速器机架按照一定角度间隔的控制点连续旋转，在每个控制点MLC按照一定规律连续运动，通过机架多弧或者单弧的旋转，实现投照范围内剂量的调制。相较于IMRT，VMAT技术有更好的适形度、均一性以及剂量跌落梯度，能够更好地保护正常组织和危及器官，并且很大程度上提高了治疗效率。

（3）螺旋断层放射治疗（TOMO）：螺旋断层放射治疗打破了诸多传统C形臂加速器的限制，使直线加速器与CT结合，在恶性肿瘤的个体化放射治疗中更具优势。TOMO将放射治疗系统和影像系统安装在滑环机架上，通过固定/连续旋转机架和床的移动以螺旋断层的方式进行照射。采用64对气动二元光栅实现束流调制，其剂量调制能力远超以往常规医用直线加速器，对于大范围和形状不规则的肿瘤有着更加显著的剂量学优势。

（4）立体定向放射治疗（stereotactic radiotherapy，SRT）：具有分次少、定位准和剂量高等特点，且剂量适形度高，剂量梯度变化大。因此，SRT在提高肿瘤局部剂量、降低周围正常组织及危及器官损伤方面有着显著优势，但潜在的治疗错误风险可能对患者造成严重的损伤。SRT改变了常规放疗的分割模式，使得更多的早期实质器官肿瘤获得根治性放疗的可能。SRT可大大缩短患者放射治疗疗程，单次大剂量或大分割模式更符合放射生物学特性，激活人体免疫细胞等。

（5）图像引导放射治疗（image guided radiation therapy，IGRT）：是指在患者治疗前、治疗中或治疗后，利用成像设备提供的图像信息，获取患者位置信息，从而修正患者位置或器官运动造成的误差，实现精准放射治疗。IGRT包括解剖影像引导技术（EPID：电子射野影像系统，CBCT：锥形束计算机断层摄影，MVCT：兆伏级计算机断层扫描，超声，MRI等）和功能影像引导技术（PET/CT、乏氧显像、EGFR显像、灌注显像等）。解剖影像引导技术发展日趋成熟，而功能影像引导技术目前发展如火如荼，是未来发展的热点和方向。

（6）粒子放射治疗：质子和重离子放射治疗同属粒子放射治疗，相较于X射线、γ射线、电子线具备显著的物理特性，其布拉格效应能够实现肿瘤高剂量照射的同时最大限度减少对正常组织和危及器官的伤害。质子和重离子束均为高能传能线密度射线，对氧的依赖性小，因此对于常规放射治疗无效的肿瘤也具有更好的临床疗效。但是质子、重离子放射治疗的具体机制还需要进一步研究，在将来，质子放射治疗可能会成为肿瘤放射治疗的一种主流方式。

3. 计划评估　设计好的治疗计划，应该经临床主管医师根据患者临床情况和上级医学物理师依据临床剂量学要求审核确认。放射治疗计划可以从放射物理和放射生物两个方面评估。物理学指标有平面剂量分布显示、剂量-体积直方图（dose and volume histogram，DVH）、适形指数（conformal index，CI）和均匀性指数（homogeneity index，HI）等；生物学指标有TCP、NTCP、等效均匀剂量（equivalent uniform dose，EUD）等。物理学指标是目前医师和医学物理师用于评价计划的主要指标。到目前为止，生物

学指标在临床上的应用相对较少。

（二）剂量验证

放射治疗技术趋于精准治疗的同时，也使得临床计划的剂量验证变得更加重要和复杂。在二维放疗时代，并不强调剂量验证，只需要做好日常的质量保证和质量控制即可，而在三维IMRT时代特别强调剂量验证的主要原因有两个方面：①TPS算出来的剂量分布是否准确。②加速器是否能够精准实现TPS计算出的剂量分布。目前，回答上述两个问题的剂量验证方法主要有三类：独立的算法验证、基于模体的剂量验证和在体剂量验证。

1. 独立的算法验证　对于二维或3D-CRT射线传输模型与计算方式相对简单，使用手工核对的方法也可以进行剂量验证。随着IMRT和VMAT技术的推广，计划的复杂性随着调制程度不同而显著增加。因此，需要对TPS的鲁棒性进行验证，以确认TPS的小野模型能否准确反映实际传输剂量。目前世界上很多研究中心在尝试独立算法软件核对机器跳数（MU）的方法，且可对TPS的剂量算法提供二次验证。在2021年10月发布的AAPM的报告TG 219中，建议对每个IMRT/VMAT计划实施二次剂量验算或MU检查。

2. 基于模体的剂量验证　IMRT前验证一般是将患者的治疗计划移植到模体上做模拟放射治疗，模体可以是均匀的，也可以是不均匀的，以均匀模体居多。再把采集到的数据与TPS计算数据相比较，从而判断治疗计划准确性。其主要方法有：①使用电离室、热释光剂量计等设备的中心点的绝对剂量测量。②使用胶片、二维电离室矩阵等设备的二维平面剂量测量。③使用各类三维验证设备的三维体积剂量分布检验。

3. 在体剂量验证　在体剂量验证是能探测患者在治疗过程中接受剂量情况的方法，它可以反映数据传输、机械故障、患者体内

解剖结构变化导致的剂量差异，对于保障放疗期间患者的剂量安全是非常必要的。目前有多种方法可以实现在体剂量验证，其中应用较多的有：基于体表或腔内实施探测器监测、基于日志文件的剂量监测、基于机头出射线的剂量监测、基于患者出射线的剂量监测等，实际临床使用中多是配合电子射野影像装置（electronic portal image device，EPID）来实现监测目的。

（杨　含）

第三章

临床放射生物学

一、临床放射生物学在肿瘤放射治疗中的作用

临床放射生物学是一门研究肿瘤放射治疗生物学理论的实验科学。随着放射线应用于肿瘤治疗，临床放射生物学逐渐形成了一系列从离体到整体不同层次的、独特的实验观察检测技术、指标和分析方法，用于反映肿瘤放射治疗中肿瘤和正常组织的剂量-效应关系，在此基础上通过转化研究使实验室的研究成果成功地应用于临床。目前临床放射治疗方案设计中的诸多生物学原理来自临床放射生物学实验。百余年来的放射治疗实践表明，放射治疗学家只有在掌握放射生物实验原理的基础上才能正确理解放射线治疗肿瘤的生物学机制并有效合理地应用于临床实践。

肿瘤放射治疗医师基于肿瘤和正常组织放射反应的基本原理设计放射治疗方案。肿瘤控制概率（TCP）和正常组织并发症概率（NTCP）均取决于照射剂量。根据肿瘤和正常组织放射反应的生物学基本原理，结合物理照射模式的特点设计和改进临床治疗方案是提高肿瘤放射治疗水平的关键。临床放射生物学的学科方向是研究和探讨人类肿瘤及正常组织在放射治疗中的生物学问题，根据临床放射生物学理论阐述放射治疗的生物学原理，探讨影响肿瘤及正常组织对放射线反应的生物学因素，寻找减少放射治疗副作用的办法和措施，最终目标是从应用基础研究角度为临床放射治疗医师设计和改进治疗方案提供思路和试验依据，进而达到提高肿瘤放射治疗效果、减少正常组织损伤、延长患者生命和改善生活质量的目的。因此，临床放射生物学是肿瘤放射治疗的有机组成部分，是放射治疗学家了解放射线治疗肿瘤的生物学机制和从事有关研究的专业基础。临床放射生物学以其在临床放射治疗中所起的作用，证实了前人提出的肿瘤放射治疗学的必不可少的三大基本支柱（肿瘤学、放射物理学和临床放射生物学）的正确性，也确立了临床放射生物学在放射肿瘤学中的作用和地位。事实证明，放射治疗疗效的提高和改进需要临床放射生物学，而临床放射生物学离开了放射治疗就没有生命力和研究的源泉。

放射生物学的实验和理论研究在3个不同的层面上促进了肿瘤放射治疗的发展。在概念层面，放射生物学为放射治疗提供了最基本的概念，阐述了肿瘤和正常组织对放射反应的机制和过程，有助于解释我们所观察到的现象，如乏氧、再氧合、肿瘤细胞再增殖或DNA损伤修复机制等。在治疗策略层面，放射生物学有助于研发特殊的放射治疗新技术，例如乏氧细胞放射增敏剂、靶向药物、高LET射线放疗、加速放疗和超分割放疗等。在个体化放射治疗层面，为临床放射治疗方案的选择提供指导，例如，在分割次数或剂量率的转换上、在同步或序贯放化疗的选择上提供了理论依据，从而帮助放射治疗医师利用这些重要的原理和方法为患者制订最佳放射治疗方案（个体化放疗）。

二、传统分次放疗的放射生物学基础

正常组织对辐射的反应差异很大，小到仅引起轻微的不适，大到危及生命。出现辐射反应的时间也因组织不同和接受的辐射剂量不同而有很大的差异。一般来说，造血系统和上皮组织等早反应组织在辐射暴露后几周内就会出现放射性损伤，而结缔组织等晚反应组织的放射性损伤在辐射暴露后很长时间才表现出来。肿瘤对辐射的反应主要表现为肿瘤的消退，然后是再增生（或复发），但也可能在患者的正常寿命内没有再增生（我们称之为治愈，或者更准确地说，局部控制）。

在过去几十年，临床放射生物学家和肿瘤放射治疗学家已经认识到了早反应组织、晚反应组织和肿瘤的等效总剂量与分次剂量之间的关系，这为基于分次剂量、分割次数、肿瘤类型、肿瘤部位进行放疗方案生物优化提供了所需的基本信息。多年的实验和临床研究证明，分次放射治疗是有效的基本放射治疗方法。为了达到最佳治疗效果，制订放射治疗方案时需将照射时间、剂量和分割次数进行优化组合，这就要求肿瘤放射治疗医师必须掌握分次放疗的放射生物学基础之"4Rs"理论。"4Rs"指细胞放射损伤修复（repair）、周期内细胞再分布（redistribution）、乏氧细胞再氧合（reoxygenation）和再群体化（repopulation）。

（一）细胞放射损伤修复

细胞放射损伤修复主要包括亚致死损伤修复和潜在致死损伤修复两种形式。正常组织有较强的修复能力，而肿瘤组织因其细胞基因突变或基因组不稳定性以及遗传物质分裂不对称性，参与损伤修复的组分功能不完善等因素使其修复能力下降。

亚致死损伤修复指假如将某一给定单次照射剂量分成间隔一定时间的两次照射时所观察到的存活细胞数量增加的现象。亚致死损伤修复受许多因素影响，主要有：①放射线的质，低 LET 射线照射后细胞存在亚致死损伤和亚致死损伤修复；重离子等高 LET 射线照射后细胞没有亚致死损伤和亚致死损伤修复。②细胞的氧合状态，处于慢性乏氧环境的细胞比氧合状态好的细胞对亚致死损伤修复能力差。③细胞群的增殖状态，未增殖的细胞几乎没有亚致死损伤修复功能。细胞亚致死性损伤修复速率一般为30分钟至数小时，因此，在临床非常规分割照射过程中，两次照射的间隔时间应大于6小时，以利于亚致死损伤完全修复。

潜在致死损伤修复指照射以后改变细胞的环境条件，因潜在致死损伤修复而影响既定剂量照射后细胞存活的现象。一般情况下，潜在致死损伤修复主要发生在非增殖细胞。通常情况下，由于在这种损伤是潜在致死的，因此很可能会引起细胞死亡，但如果照射后环境改变则会导致细胞存活增加，这被认为是潜在致死损伤修复的结果。如果照射后把细胞放在平衡盐溶液而不是完全培养基中培养几个小时，那么潜在致死损伤会被修复。既往研究表明，放射敏感的肿瘤潜在致死损伤修复不充分，而放射耐受的肿瘤具有较为充分的潜在致死损伤修复机制。潜在致死损伤修复受许多因素影响，主要有：①放射线的质，高 LET 射线照射没有潜在致死损伤修复；②细胞密度接触，细胞经过照射后，将细胞保持在密度抑制状态6～12 小时后，可见细胞存活率增加；③潜在致死损伤修复也与细胞所处的周期时相有关，G2期、M期和G1期细胞都没有潜在致死损伤修复，但S期细胞有潜在致死损伤修复；④细胞的氧合状态也是影响潜在致死损伤修复的重要因素。

（二）细胞周期时相的再分布

细胞周期中处于不同时相的细胞放射敏感性不同，敏感性从高到低依次为 M 期、G2 期、G1 期和 S 期，其中 M 期最敏感，G2 期敏感性与 M 期的敏感性相似，S 期细胞通常具有较明显的放射耐受性。

分次照射时，一方面，处于放射敏感时相的细胞失去再增殖能力，而不敏感时相的细胞逐渐进入敏感时相；另一方面，随着肿瘤体积不断缩小，生长分数增大，更多放射不敏感的 G0 期细胞进入细胞周期进程中，提高了肿瘤对下一次照射的敏感性。需要注意的是，如果处于放射抗拒时相的细胞向放射敏感时相移动的再分布，将有助于提高放射线对肿瘤细胞的杀伤效果；但如果未能进行有效的细胞周期内时相的再分布，则可能成为放射耐受的机制之一。

分次照射后，增殖快的细胞群（早期反应组织和大部分恶性肿瘤）发生细胞周期时相的再分布，产生"自我增敏"现象，从而增加这些细胞的损伤；而对于增殖很慢或不增殖的晚期反应组织，一般不存在放射治疗后细胞周期时相的再分布。

（三）乏氧细胞的再氧合

研究发现肿瘤乏氧在实体瘤中很常见，实体肿瘤中乏氧细胞的产生主要是由于在其生长过程中血液供应障碍所致。肿瘤新生血管发育不良，结构紊乱，血管收缩功能受损或缺失等因素均可导致局部血流紊乱、肿瘤细胞缺氧。

早期研究发现，细胞在低氧状态下达到相同细胞存活率水平所需的放射剂量要高于正常氧含量环境，辐射的这种生物学效应修饰称为氧效应。其评价指标是氧增强比（oxygen enhancement ratio，OER），OER 的定义为缺氧条件下与空气情况下达到相同生物效应所需的照射剂量之比。

既往已有许多实验证明，肿瘤内乏氧细胞的存在使肿瘤对放射治疗的抗拒性增加。在宫颈癌、鼻咽癌的临床治疗实践中发现，低血红蛋白血症患者对放射敏感性较差，其局部控制率和远期生存率方面均显著低于血红蛋白正常者。

乏氧细胞对放射具有抗拒性，但随着多次照射后邻近微血管中氧合好的敏感细胞被杀灭，氧到乏氧细胞的弥散距离缩短，血管与肿瘤细胞的相对比例增加，同时肿瘤内压力减小，肿瘤微血管血流量增加，原来的乏氧细胞转变成氧合好的细胞，这种现象称为再氧合。目前乏氧细胞再氧合的发生机制还不完全清楚，而且也无法直接检测到人体肿瘤的再氧合，但分次放射治疗所达到的肿瘤局部控制的临床疗效间接地支持乏氧细胞再氧合现象。

肿瘤乏氧细胞再氧合后对放射敏感性增加，而正常组织氧合较好，不存在再氧合增敏效应，分次放射治疗的再氧合进一步扩大了肿瘤组织和正常组织辐射效应的差别。因此，乏氧细胞的再氧合对于临床应用分次放射治疗具有重要意义。

（四）再群体化

损伤之后，组织的干细胞在机体调节机制的作用下，增殖、分化、恢复组织原来形态的过程称作再群体化。

放射治疗期间存活的克隆源细胞的再群体化是造成早反应组织、晚反应组织以及肿瘤之间效应差别的重要因素之一。在常规分次放射治疗期间，大部分早反应组织和肿瘤均存在一定程度的加速再群体化，而晚反应组织一般不发生再群体化。再群体化有利于正常组织修复损伤，但对肿瘤控制不利，尤其是在疗程后期肿瘤细胞进入加速再群体化阶段，此时出现放射治疗中断或暂停，将显著降低放射治疗的生物学效应。若因各种原因导致放射治疗中断，需增加肿瘤放射治疗总剂量或考虑后程加速超分割的放射治疗方案以弥补肿瘤细胞再群体化带来的不利因素。

总之，放射生物学的"4Rs"概念是影响分次放射治疗生物学的四个关键因素。总的来说，分次放射治疗有利于保护正常组织，因为足够长的间隔时间和总治疗时间可使正常组织完成亚致死损伤修复和再群体化；分次放射治疗还能加重肿瘤损伤，因为肿瘤在分次放射治疗期间会完成再氧合和细胞周期的再分布，从而对放射线更加敏感。值得注意的是，延长放射治疗时间虽然可确保肿瘤的再氧合和正常组织的亚致死性损伤修复，但过度延长也会进一步放大肿瘤细胞的再群体化带来的不利影响。因此，在设计或变更放射治疗计划时，必须协调好分割剂量、照射间隔时间及总治疗时间等因素。

三、单次大剂量低分割放疗的放射生物学基础

立体定向放射外科（stereotactic radiation surgery，SRS）的概念最早由瑞典神经外科医师 L. Leksell 在 20 世纪 50 年代提出。SRS 最初是为了治疗颅内良性疾病，其中，动静脉畸形闭塞症（AVM）是首个单次 SRS 的临床成功病例。在 SRS 成功治疗 AVM 之后，这一革命性技术随之被应用于脑肿瘤和转移瘤的治疗。随着图像引导、治疗计划系统和照射技术的发展，SRS 的理念开始应用于颅外肿瘤，这种技术被称为体部立体定向放射治疗（stereotactic body radiation therapy，SBRT）。应用 SRS 治疗颅内病变和 SBRT 颅外肿瘤时，通常采用 1～5 次高剂量精确照射。

大量的临床试验已经证明 SRS 和 SBRT 对控制各种肿瘤非常有效。然而，SRS 和 SBRT 的放射生物学机制尚未完全明确。在辐照过程中，DNA 双链断裂引起有丝分裂细胞死亡，最终导致肿瘤细胞直接死亡是传统分次放射治疗的放射生物学基础。最新的研究表明，除了 DNA 双链断裂导致的肿瘤细胞直接死亡外，肿瘤血管损伤和抗肿瘤免疫增强导致的肿瘤细胞间接死亡也是 SRS 和 SBRT 高效杀灭肿瘤的原因。

单次大剂量低分割放疗引起肿瘤血管损伤导致肿瘤细胞间接死亡。肿瘤血管壁由单层形状不规则的内皮细胞组成，内皮细胞之间连接疏松且被肿瘤细胞充填。这种缺陷的肿瘤内皮层由不完整的基底膜支撑，并与紊乱的周围细胞松散地联系在一起。此外，未成熟的肿瘤血管不规则扩张、收缩和分支。因此，肿瘤血管相当脆弱、很容易受电离辐射影响。多项权威研究表明，单次照射剂量超过 10Gy 时，会造成严重的肿瘤血管损伤，导致肿瘤内皮细胞死亡。此外，肿瘤血管通透性在照射后数小时内显著增加，导致液体和大分子外溢，间质液体压力增加，压迫脆弱的肿瘤血管，阻碍肿瘤血流，从而促进血管阻塞。一个内皮细胞段包含约 3000 个肿瘤细胞，当毛细血管的一小部分被堵塞，其营养供应完全丧失时，就会发生次生肿瘤细胞的雪崩性死亡。研究发现，与肿瘤血管相反，正常组织的血管更能抵抗辐射损伤，研究者从人乳腺癌中提取的内皮细胞明显比相邻正常乳腺组织中的内皮细胞更具有放射敏感性，由此证实血管结构的差异很可能是肿瘤和正常组织中血管的辐射敏感性存在显著差异的原因。

抗肿瘤免疫增强导致肿瘤细胞间接死亡。传统分次放疗通过杀死对辐射敏感的免疫淋巴细胞，从而抑制抗肿瘤免疫。与之相反，高剂量低分割照射已被证明可促进抗肿瘤免疫。SRS 和 SBRT 后大量死亡的肿瘤细胞可作为一种原位肿瘤疫苗发挥抗肿瘤免疫效应。研究表明，肿瘤的高剂量低分割照射增加了免疫调节分子的表达，如组织相容性复合体、黏附分子、热休克蛋白和炎症细胞

因子（肿瘤坏死因子、白细胞介素-1、免疫调节细胞因子，以及肿瘤细胞表面的死亡受体等），可在放疗后数周至数月形成较强的抗肿瘤免疫，从而介导肿瘤细胞间接死亡。

四、质子、碳离子放疗的物理学和放射生物学基础

（一）质子、碳离子放疗的物理学基础

罗伯特·威尔逊（Robert Wilson）在1946年开创性地描述了物质中质子的深度剂量谱在其路径末端显著增加，即"布拉格峰"（Bragg peak）。与传统的光子治疗相比，质子、碳离子路径末端的布拉格峰可以最大程度提高肿瘤对正常组织的剂量比。此外，质子、碳离子入射剂量低，沉积在布拉格峰之外的剂量少，使得靶区周围正常组织的受照射剂量显著减少，可以极大地保护肿瘤周围正常组织器官。由于布拉格峰非常窄，为了覆盖整个肿瘤宽度，需要叠加不同能量的多个布拉格峰的总和来形成"展开布拉格峰"（SOBP）。

（二）质子、碳离子的放射生物学基础

不同类型射线的相同剂量产生的生物效应不同，而不同射线生物效应的比较，通常用相对生物效应（relative biologic effectiveness，RBE）来表示。经典的"相对生物效应"的定义是：以250kV X射线为标准，产生相同生物效应所需的X射线与被测试射线的剂量之比。一般认为质子放疗的RBE比常规高能光子放疗的RBE高约10%，因此，在临床上质子放疗的吸收剂量通常采用统一的RBE值1.1。这个RBE值是基于传统分次放疗的平均值，实际上，在不同的组织和不同的分割方案中，这个值有较大的差异，存在潜在的不确定性。因此，在质子放疗计划设计和临床应用中应充分考虑这些不确定性。在展开布拉格峰（SOBP）的平坦区域，碳离子的RBE通常为1.5～2.0，在布拉格峰的远端边缘附近增加到3.0左右。

（三）质子的潜在临床适应证

与光子相比，质子可以提供更好的剂量分布，在保证计划靶区（PTV）的剂量覆盖条件下，可以显著降低危及器官（OAR）的受照射剂量，从而降低正常组织器官的放射性毒性，提高肿瘤患者放射治疗后的生存质量。眼部黑色素瘤，儿童实体瘤（如颅底脊索瘤和软骨肉瘤、视神经脑膜瘤和腹膜后肉瘤等），根据所需的高剂量和接近视神经、脑干、脑实质和肾脏等放射敏感的正常组织，采用质子治疗优势更加明显。

（四）碳离子的潜在临床适应证

碳离子射线束不仅由于布拉格峰而具有更好的剂量分布特性，而且有更高的RBE。在日本和德国，已使用碳离子治疗了几乎所有类型的肿瘤，临床结果显示碳离子的疗效优于传统的光子放疗，而且毒性相对较低。

（五）质子、碳离子放疗的前景与挑战

与光子相比，质子、碳离子的物理学优势和生物学优势使其成为一种极具前景的放射治疗方式，可以进一步增加局部肿瘤控制和（或）降低放射治疗毒性。然而，关于质子、碳离子放疗临床益处的随机对照研究仍在进行中，基于证据的质子、碳离子放疗尚需继续等待。如何解决质子、碳离子射程和RBE的不确定性是另外一个重大挑战。此外，质子、碳离子设备昂贵，投资费用高，患者经济负担重也是不容忽视的因素。

五、临床儿童正常组织效应

2021年以来，《国际放射肿瘤学·生物学·物理学》杂志陆续发布了临床儿童正常组织效应（pediatric normal tissue effects in the clinic，PENTEC）的部分报道，用于评估癌症儿童接受放射治疗时正常组织辐射剂量-体积效应。这份报告是临床正常组织效应定量分析（QUANTEC）的延续，也是临床低分割放疗效应（HyTec）的姐妹篇。

QUANTEC确定了成人正常组织的辐射剂量限制，但这些辐射剂量限制并不适合儿童癌症患者。这是因为儿童的组织发育速度和时间顺序不同，其他因素会影响正常组织的放射生物学效应，包括增殖腔室发育程度（根据成熟阶段而变化）和发育阶段（如脑成熟、心脏肥厚、骨骼生长突增、性腺进化或退化）。放射治疗后正常组织损伤因年龄而异，以往关于儿童的辐射毒性的假设往往来自对成人的研究。随着儿童癌症治疗结果的改善，研究发现儿童癌症患者在放射治疗中受到的伤害往往比成人大得多。

PENTEC是一个由150多名医师（放射学和儿科肿瘤学家、专科医师）、医学物理学家、数学建模师和流行病学家组成的志愿研究合作组织，对现有研究的数据进行定量分析、综合。PENTEC的目的在于：①建立基于证据的定量剂量/体积/结果数据，为放射治疗计划提供信息，进而改善儿童癌症患者放射治疗后的结果。②定量评估治疗相关毒性的危险因素。③描述与儿童癌症患者放射治疗相关的具体物理和剂量学问题。④为今后的研究提出剂量/体积/结果报告标准。⑤确定未来的研究重点。

PENTEC与QUANTEC一样，包括3种类型的报道：①介绍性系列报道，讨论放射毒性起源的生物发育基础，数学建模和流行病学因素，以及儿童放射治疗计划和实施的特定医学物理学问题。②18个具体器官工作组的报道，每份报道都探讨了靶器官的定义、评估了器官特异性毒性、分析了毒性危险因素、总结了特定毒性的剂量/体积/结局数据和相关的循证剂量限制。③改善这一动态领域未来设想的系列报道，强调了现有系统数据在质量和范围方面的不足，并提出了加强数据收集、报告和分析的建议。

六、放射生物学对放射治疗未来发展的重要性

肿瘤放射治疗学较其他肿瘤治疗手段更依赖于设备和技术的发展。近几十年来，新的精确照射技术和新的影像手段的进步使放射肿瘤学得到了巨大的发展。其中，最主要的进步是将调强放射治疗技术与功能磁共振成像和正电子发射断层扫描等新的成像手段相结合，由此产生了新的概念，如"生物靶区""剂量雕刻"等。随着这些新技术的发展，放射生物学也取得了新的进步，包括对肿瘤生物学总体以及特定放射效应学方面的新的理解。这些生物学的基础和临床前研究工作，必将改善肿瘤放疗效果，进一步提高肿瘤控制率、降低肿瘤死亡率。

在过去的20年中，我们已经看到"经典放射生物学"正在发生转变。"经典放射生物学"常集中在分次照射、LQ模型以及对"亚致死"和"潜在致死性"损伤的修复。虽然分次照射仍然是放疗中最重要的核心内容，LQ模型的发展以及对再群体化重要性的探索也一直是理解分次照射的核心，但是，新的、较好的临床分割方案以及预测正常组织和肿瘤对非标准治疗方案的反应正是"经典放射生物学"发生转变的范畴。

总之，肿瘤放射治疗学是介于物理、生物和医学之间的交叉学科，随着功能和分子影像学的发展以及高精度照射技术的产生，肿瘤放射治疗学进入了一个全新的时代。这就要求当今的放射肿瘤学家和临床物理师需要对放射生物学及分子放射肿瘤学的新进展有一个全面、扎实的了解。

（宋延波）

第四章 放射治疗技术

一、二维放射治疗技术

（一）概述

常规二维放射治疗（2-dimensional radio-therapy，2D-RT）是指所有照射野的中心轴均分布在同一平面内，又称共面照射。二维放射治疗是最基本的肿瘤放疗技术手段，其技术要求相对较低，放疗靶区分布和剂量的准确性有一定不足，目前临床已较少应用。二维放射治疗通常包括固定源皮距照射技术和等中心照射技术。

（二）固定源皮距照射技术

固定源皮距（source skin distance，SSD）照射技术，是指示从放射源位置到患者皮肤的距离等于源轴距的照射技术。源轴距是指放射源随机架的旋转半径。对于一台加速器，其源轴距即为一固定数值，通常现代加速器的源轴距为100cm，故固定源皮距照射也常以100cm作为照射的剂量学参考指标。该放疗技术要求在患者摆位时，需将肿瘤位置置于放射源（S）与射线在体表皮肤的入射点（A）的连线延长线上，机架以皮肤射线入射点为中心进行旋转。固定源皮距照射技术通常采用机架角为0°的垂直照射，成角照射相对应用较少。在摆位时需在每个照射野方向上移动患者，以保证源皮距的准确性。

（三）等中心照射技术

等中心（source axis distance，SAD）照射技术是将肿瘤或放疗靶区的中心置于加速器机架的旋转中心，当机架旋转时，射线束从不同射野角度穿射皮肤后均可汇集于体内病灶靶区处。等中心照射技术可用于颅内肿瘤、食管癌和肺癌等多种实体瘤的放疗，一般采用多野成角照射，可有效避开重要器官，减少放射线对正常器官的损伤。

二、三维放射治疗技术

（一）概述

理想的放疗技术要求肿瘤及需要照射的区域给予足够高的致死剂量，而照射范围以外的区域则需要尽可能降低受照剂量，即要求治疗区域的剂量分布与靶区范围尽可能一致。这就要求必须对放射线从三维方向上进行剂量分布和剂量强度的调整控制。目前临床常用的三维放射治疗技术包括三维适形放射治疗（3-dimensional conformal radiation therapy，3D-CRT）、调强放射治疗（intensity modulated radiation therapy，IMRT）和立体定向放射治疗（stereotactic body radiation therapy，SBRT）等。

（二）三维适形放射治疗技术

1. 三维适形放射治疗基本概念 三维适形放射治疗（3D-CRT）指在三维空间分布的射野方向上，照射野形状与靶区投影的形状一致，较2D-RT技术可有效提高照射靶区的剂量，同时降低靶区周围正常组织器官的受量。3D-CRT的剂量分布特点包括：高剂量区剂量分布范围与靶区外形相似；靶区内剂量分布较均匀；靶区外剂量迅速降低。

2. 三维适形放射治疗流程　3D-CRT技术是通过CT扫描获取患者肿瘤及重要器官的影像学资料，建立放疗靶区和相关组织器官的三维空间关系。在三维治疗计划系统（3-dimensional treatment planning system，3D-TPS）勾画放疗靶区并给予处方剂量后，再通过3D-TPS进行计划设计，生成可控制加速器多叶光栅（multi leaf collimator，MLC）的步进电机的控制文件，从而在多野方向调整MLC的开合，形成符合靶区投影形状的各种照射野。

（1）CT扫描前准备：为保证患者治疗时体位的准确性和可重复性，在CT定位扫描时需固定患者，让患者采取舒适、易重复的体位进行CT定位扫描。临床一般采取仰卧体位。头颈部肿瘤患者可采取双臂自然下垂，置于体侧的姿势。胸部肿瘤患者定位时，为避免上肢对左右方向照射野射线的阻挡，可采用双臂上举的姿势。部分腹盆腔肿瘤患者可考虑采用俯卧位方式以减少射线对肠道的照射。头颈部的体位固定常采用热塑膜面罩，体部常用体架结合热塑体膜方式。

（2）CT定位扫描：在定位CT机的左右两侧墙壁及正上方天花板上分别安置激光灯，三个激光灯射束交汇，可在患者肿瘤中心附近及左右两侧生成三个交汇点，以此为三维计划模拟的基准坐标，贴放直径约1mm的铅点作为CT扫描参考标记物。头部CT扫描层厚一般为1～3mm，体部为3～5mm，扫描范围需包含所有影像上可见的肿瘤，以及需要预防性照射的区域。为提高病变组织的显影效果，可进行增强CT扫描。

（3）计划设计与评估：肿瘤放疗医师在定位扫描获得的CT图像上逐层勾画肿瘤靶区和需要保护的组织器官，并对照射靶区制

定处方剂量。物理师根据处方要求，选择合适的射线种类、射线能量、照射野分布以及射束权重，经TPS计算体内剂量分布，并对计划进行评估修正。

（4）计划验证：计划完成后需在CT模拟机上进行射野模拟和核对。将患者按定位标记进行体位摆位，移动治疗床和激光灯到新的治疗坐标，铅点标记新的坐标后行CT扫描，与定位CT对比确定误差范围。也可在加速器上进行位置验证。在加速器上将患者按定位体位固定后，将激光灯对准治疗坐标，拍摄验证片后与定位CT对比确定误差范围。一般头颈部患者误差大于3mm，或体部肿瘤患者误差大于5mm，则需重新摆位验证。

（5）计划实施：计划验证完成后，治疗技师将患者按定位体位固定在加速器治疗床上，将激光灯交点与治疗坐标点对准重合，并将治疗计划传输到加速器上，在加速器控制电脑上调取治疗计划，控制加速器出束治疗。

（三）调强放射治疗技术

1. 调强放射治疗基本概念　调强放射治疗（IMRT）是利用TPS优化算法，通过调整照射方向、照射野形状以及射束强度等参数等，实现放疗靶区和正常组织器官均符合计划设定的吸收剂量目标的放疗技术。相较于3D-CRT，IMRT有更理想的靶区适形度和剂量梯度，可在满足靶区剂量的同时进一步降低正常组织器官受量。IMRT还能实现射野内诸点剂量率根据需求进行调整，从而以非均匀剂量率的射野对靶区进行照射，进一步提高肿瘤靶区放疗剂量，并可进行同步推量照射。

2. 调强放射治疗的实施方式　基于不同放疗设备，IMRT有不同的实施方式，主要包括固定机架角IMRT和弧形旋转IMRT。固

定机架角IMRT常见的实现形式有二维补偿器、静态MLC调强和动态MLC调强。弧形旋转IMRT主要有扇形束旋转IMRT和锥形束旋转IMRT两种模式。

（1）二维补偿器：补偿器一般由高密度材料制成，用以补偿人体不规则曲面或组织的不均匀性，从而实现在某一治疗深度平面相对较为均匀的剂量分布。补偿器通常设置在射束通路上偏射线源一侧，通过控制程序可调整补偿器的二维厚度排列，从而调整单个射野的剂量衰减程度以满足剂量需求。多个射野和相应补偿器组合进行多方向照射可实现IMRT。

（2）静态MLC调强：利用MLC将放射野分为多个子野，并对每个子野赋予不同的剂量权重。治疗时加速器通过每个子野依次出束照射。每当一个子野照射完毕，则停止出束，MLC叶片重新走位形成下一个子野，直到所有子野照射完毕。所有子野的束流强度相加形成计划要求的总体剂量强度分布。静态MLC调强的剂量调节过程是一个若干子野依序调节的过程，又称"步进打靶"调强技术。

（3）动态MLC调强：通过MLC叶片的相对运动实现对照射强度的调节。在动态MLC调强过程中，加速器一直处于出束状态。治疗过程中，每对MLC叶片同向运动，通过调节每对叶片间的相对距离和停留时间来调节输出剂量强度。动态MLC调强的整个剂量调节过程是动态连续的，故又称"滑窗技术"（Sliding-window）调强技术，相较于静态MLC调强而言治疗耗时更短，射线利用率更高。

（4）扇形束旋转IMRT：利用特殊设计的MLC叶片形成扇面形状的射束，围绕患者纵轴进行旋转照射。治疗过程中通过治疗床的推进实现每个治疗面的推进。按治疗床推进的形式不同，可分为步进式和螺旋式。

步进式IMRT是每完成一次旋转照射，治疗床步进一段距离后又进行下一次旋转照射。这种技术的MLC叶片宽度有限，每次旋转照射只能治疗有限的范围，且每个治疗层面之间的剂量衔接对治疗床的步进精度要求较高。螺旋式IMRT则是在治疗床恒定速度前进的同时，机架也进行旋转，实现螺旋式切片调强放射治疗（TOMO）。螺旋式IMRT模式是治疗床和机架同时运动，射线束可连续出束治疗，因此治疗时间较步进式更短，且避免了层间剂量衔接不均的问题。

（5）锥形束旋转IMRT：是利用加速器的锥形束进行旋转照射治疗的一种IMRT模式。在治疗过程中，机架围绕患者做等中心旋转，其间MLC每隔5°～10°改变射野大小及形状。旋转数由最复杂的强度分布的分级数决定。此技术采用整野治疗，不必将照射野分为多个窄束射野，不存在相邻窄野的衔接问题，放射效率也更高。

（四）立体定向放射治疗技术

1. 立体定向放射治疗基本概念　立体定向放射治疗（SBRT）最早是由瑞典的Leksell教授提出，其基本理念是将高能射线在空间定向聚焦，汇聚于肿瘤组织，达到杀伤肿瘤的目的。此项技术最初主要应用于颅内肿瘤，因放疗剂量在靶区以外区域可快速降低，在靶区边缘形成陡峭的剂量跌落界面，达到类似手术刀切割肿瘤的效果，故称为立体定向放射外科（stereotactic radiosurgery，SRS）。目前SBRT的设备主要是利用γ射线照射的γ刀装置和直线加速器照射的X射线立体定向放疗系统。

2. 立体定向放射治疗的基本方式

（1）基于γ射线的SBRT基本方式：辐射单元由放射源以半圆形或螺旋排列在壳体上，选择不同规格的准直器，放射源经准直后聚焦于治疗焦点。治疗时患者戴有定位框架，进入盔形准直器系统。治疗床移床到位后，盔形准直器与初级准直器重合，即可出束治疗。

（2）基于X射线的SBRT基本方式：X射线SBRT是在直线加速器基础上，附加圆锥筒限光装置，可在等中心处形成所需面积的照射野。射波刀系统则采用实时影像引导技术，能在治疗过程中实时监测患者体内病灶位移情况，对照射野进行调整修正以保证放疗精准性。

三、全身放射治疗技术

（一）概述

全身放射治疗（total body irradiation，TBI），即通过采用X（γ）射线进行人体全身放射治疗的一种放疗技术。全身放疗主要用于慢性淋巴细胞白血病、慢性粒细胞性白血病以及非霍奇金淋巴瘤等血液系统疾病骨髓造血干细胞移植前预处理。通过全身放疗，可最大限度地杀灭体内的肿瘤细胞，进而廓清骨髓，为干细胞移植提供空间，并能降低移植后的免疫排斥反应。目前，全身治疗主要采用大剂量、低剂量率、单次或分次照射的模式。根据照射野不同，可分为全身照射或半身照射。

（二）传统TBI技术要求

1. 照射距离及照射野面积　因为全身放疗的照射野远大于常规放疗的照射野，且标准源皮距照射技术往往不能提供足够大的照射野范围，所以全身放疗一般需要延长照射距离，从而获得足够大的照射范围。一般照射距离为300～400cm，同时要求机架角旋转90°，机头角旋转45°，使照射野对角线平行于患者的纵轴水平。中国医学科学院肿瘤医院采用VARIAN CL-600加速器，以100cm

为标准源皮距，在最大照射野40cm×40cm的情况下，延长照射距离至330cm后，旋转机架角90°，可获得132cm×132cm的照射野范围，对角线长度185cm，可满足绝大多数情况下的全身放疗技术要求。

2. 照射体位　照射体位需根据放疗设备和治疗室空间大小决定。若最大照射野对角线为100～120cm，患者可行坐姿体位，采用左侧位或右侧位，两野平行对穿照射的方式进行放疗。若照射野对角线长度足够，可让患者采用仰卧位或侧卧位的体位进行放疗。也可适当屈曲下肢以适应部分加速器照射野范围。

3. 照射剂量　一般采用4～8cGy/min的较低剂量率照射，且可增加散射屏来提高表浅剂量。照射时可覆盖组织补偿材料以提高入射剂量。TBI单次照射剂量一般为8～10Gy，也可每日2～3次超分割照射或隔日分次照射。放疗时可在胸部前后挡铅以减少肺部照射剂量。一般以患者脐部作为照射的剂量归一点。体中点剂量是由体表入射剂量和出射剂量的平均值修正后得到。常用公式为：$Dm = (DA + Dp) \times Fc/2$。

Dm为体中点剂量，DA为入射剂量，Dp为出射剂量，Fc为修正因数。

（三）基于IMRT的TBI技术

基于IMRT的技术发展，目前VMAT也逐步应用于TBI治疗。相较于传统TBI技术，VMAT有更优的靶区覆盖和更好的危及器官保护，且患者治疗体位的舒适度更高。因为基于IMRT的TBI技术有很好的剂量分布优势，所以还可对需要骨髓造血干细胞移植的患者进行全骨髓照射（total marrow irradiation，TMI）。相较于传统TBI技术，TMI治疗的靶区剂量高剂量集中，分布均匀，对正常组织保护效果更佳。但IMRT技术照射最大野为40cm，需要分多个中心进行照射，需要注意分野中存在的冷点和热点问题。

（四）基于TOMO的TBI技术

基于TOMO的TBI技术具有可用于长靶区、复杂靶区的优点，越来越多的放疗中心引进TOMO放疗设备，也为TBI治疗提供了更好的保障。TOMO治疗机的治疗极限长度为140cm，对于身高超过120cm的患者扫描分两段进行，降低了接野部位冷点和热点的风险。TOMO放疗设备可在TBI技术实施的同时对需要行肺、肾、脑保护的患者进行保护，降低肺、肾、脑的不良反应。

（林　星　罗　弋）

第五章　儿童肿瘤放射治疗体位固定

治疗体位及体位固定是放射治疗计划设计与执行过程中极其关键的一个环节，也是精准放疗得以实施的基石。然而前期经过许多痛苦经历（例如外科手术、化疗、腰椎穿刺术、骨髓穿刺活检术以及多次的静脉穿刺术等）的儿童肿瘤患者往往对放疗充满恐惧，难以配合进行放疗体位固定。对于儿童肿瘤患者而言，放疗体位固定可能是整个治疗过程中挑战最大、最难以实施的环节。如何取得患者的配合，顺利完成精准的放疗体位固定对医师、患者都是极大的挑战。

一、放疗体位固定前的准备

在进行放疗体位固定前，放疗医师应先与儿童肿瘤患者家长进行放疗流程的沟通，告知患者家长患者放疗前需要提前准备的工作（例如头颈部肿瘤需要剪短发、备圆领或低领薄衣等）、患者将采用何种放疗体位、将采用哪种体位固定装置等。为取得患者配合，可以采取各种措施消除患者的恐惧心理。医师可以陪同患者和家长参观放射治疗中心及相关设施，以取得患者及其家长的信任并使患者及其家长配合完成患者生理、心理及相关物品的准备。此外，还可让家长带着患者去观摩正在进行放疗的患者，并建立病友之间的沟通，通过亲身感受来打消患者及家长的顾虑及恐惧心理。提倡放疗中心将放疗流程以轻松、简洁的方式制作成玩偶的彩色图片或者视频，采用例如"小勇士历险记""制作蜘蛛侠面具""攻打

小怪兽"等有趣的形式来呈现，使患者能更好地配合治疗。

二、放疗体位及固定辅助装置的要求

为保证儿童肿瘤患者的体位重复性以及舒适性，需要对不同部位的肿瘤采取不同的体位固定方式以及相应的固定辅助装置。理想的体位固定及辅助装置应符合以下要求：

1. 制作、使用简易迅速。
2. 每次治疗时体位重复性好。
3. 符合治疗计划对患者体位的要求。
4. 装置对射线没有阻挡或散射作用。
5. 患者必须感到舒适和安全，没有坠床的风险。
6. 如果患者处于麻醉状态，装置不能妨碍对患者的监护。
7. 装置固定准确性高、耐用性好，受温度、体型变化等影响小。

三、儿童肿瘤体位固定技术

目前用于制作体位固定辅助装置的常用技术和方法有热塑膜成型技术、真空袋成形技术、液体混合发泡成型技术、3D打印技术等。

（一）热塑膜成型技术

热塑膜是由特殊合成的高分子低温热塑性材料制成，使用时患者首先需躺在人体固定架上，技师需协助患者采取舒适且易于重

复的体位，根据治疗计划选择适配的热塑膜。然后将热塑膜放入65～70℃恒温水箱或烤箱加热3～5分钟，待其变软后取出。将变软的热塑膜稍作牵拉后覆盖在人体上，同时固定在人体固定架上塑形。等待10～15分钟，热塑膜充分硬化成形后无伸展性，形成与患者体表轮廓一致的外形。

热塑膜可适配人体固定架用于放疗过程中固定头部、颈肩部、头颈肩部、胸腹部、盆腔及四肢（图5-1）。但胸腹部、盆腔及四肢固定时热塑膜与体表轮廓可能存在缝隙，可能影响体位固定的精确性，特别是对肥胖患者。随着真空袋技术、液体混合发泡胶成型技术以及3D打印技术等的应用，热塑膜技术与上述技术相结合可提高固定的精确性。

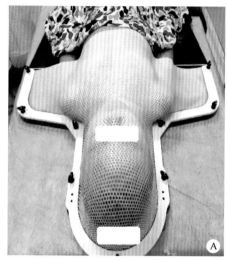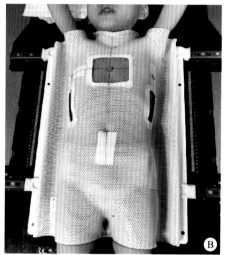

图5-1　热塑膜体位固定

A.头颈肩热塑膜；B.体部热塑膜

然而，软化后的热塑膜温度较高，部分年幼患者无法耐受，加之部分年幼患者对热塑膜存在恐惧心理，影响了其在部分年幼患者中的使用。

（二）真空袋成形技术

真空袋是由装入塑料或橡胶袋中的塑料微粒球组成，定位时患者躺在真空袋上，体位确定后，由气泵连接真空袋上的气阀抽真空，真空袋内的塑料微球彼此挤压成形，真空袋变得坚硬，关闭气阀即得到形状固定的真空袋。

对于儿童肿瘤患者而言，真空袋具有易操作、塑形时间短、塑形过程不散热、舒适度高等特点。使用真空袋进行固定时，患者无对密闭固定装置的恐惧感。真空袋的这些优点使患者接受度高，体位固定完成度好，可用于儿童胸部、腹盆部及四肢肿瘤放疗体位固定（图5-2）。

虽然成型后的真空袋形状一般可以保持2个月左右，但随着治疗周期的延长，真空袋存在漏气的风险，漏气的真空袋容易变形，很难再起到固定的作用。因此在每次放疗前技师需注意真空袋的软硬程度，若出现漏气应及时抽气并在治疗前进行图像引导。若摆位误差在可接受的范围内则可继续使用该真空袋进行放疗，若明显漏气难以配准，则需尽快重新制作新的真空袋及放疗计划。

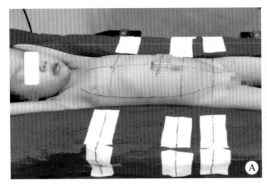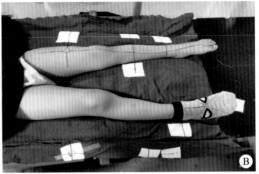

图5-2　真空垫体位固定

A.真空袋腹部固定；B.真空袋左下肢固定

（三）液体混合发泡胶成型技术

液体混合发泡胶成型技术也是近年来常用的放疗固定技术。使用时先将两种液态混合后摇匀，在混合后10秒内将混合液平铺倒在透气防水袋内，然后将需固定的人体部位置于透气防水袋之上，患者处于要求的治疗体位后，技师用手移动透气防水袋，使混合液充分接触包裹人体，尽可能减少透气防水袋与人体之间的间隙，直至混合液完全发泡膨胀并冷却固定成型。

与标准化数字头枕联合头颈肩热塑膜相比，采用发泡胶联合头颈肩热塑膜可适应患者个体化的头颅形状、颈椎的弯曲程度及长短等以自动塑型，恰当填充头颈部与发泡胶的间隙，且对各种体位有高度的吻合固定，

使患者有更高的摆位精度及更好的舒适度，目前已广泛运用于头颈部肿瘤、颅内肿瘤等放疗体位固定。

全中枢放疗是髓母细胞瘤等具有脑脊液播散倾向的中枢神经系统肿瘤的重要治疗手段，由于其照射靶区范围大、每次治疗时间长，对靶区误差的一致性及体位舒适度有更高的要求。除了真空袋联合热塑膜或一体板联合热塑膜等固定方式外，目前有研究采用发泡胶联合头颈肩热塑膜进行全中枢放疗的体位固定方式。结果显示发泡胶联合头颈肩热塑膜能有效提高固定精度，且固定精度不因治疗时间推进而下降，相较于真空袋在患者治疗过程中可能会出现漏气等原因造成移位改变，发泡胶联合头颈肩热塑膜塑形稳定性更优（图5-3）。

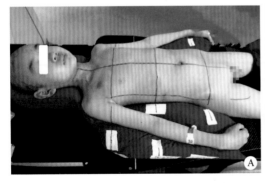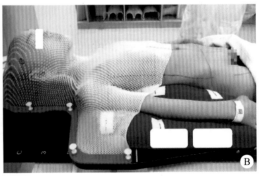

图5-3　发泡胶联合头颈肩热塑膜用于全中枢放疗体位固定

然而，由于发泡胶在塑形过程中液体混合时化学作用产生较高的热量和体积的急剧增大，部分年幼患者无法耐受，若操作不当甚至会出现烫伤的情况，可能会限制其在部分年幼患者中的应用。

（四）3D打印技术

3D打印技术是运用特殊蜡材或塑料等可粘合材料，以逐层打印的形式生产3D实体模型的增量制造技术。由于3D打印的高精度、个体化等优点，目前在精准放射治疗领域中的作用日益凸显。

对于年幼的头颈部肿瘤患者而言，热塑膜软化时温度相对较高，且部分患者对半封闭的头颈热塑膜存在严重的恐惧心理，使其无法耐受，可考虑制作3D打印开放式的头颈部固定装置。

目前在日常工作中，绝大部分放疗中心采用的都是标准头枕，而年幼患者的头颅难以与之匹配，导致患者头枕部与头枕之间贴合度差，增加患者头枕部不适，从而影响体位的重复性。而3D打印的放疗头枕与患者头颅相吻合，联合热塑膜的固定方式能有效减小患者头部腹背及3D矢量方向的位移误差，增加放疗固定、摆位的精准性，同时提高年幼患者的舒适度（图5-4A）。

此外，3D打印制作的组织补偿膜具有组织等效性，可模拟给定照射下皮肤组织的吸收和散射特性，贴合性好，更适合人体不规则的皮肤（如头部、面部等），可更好地确保放疗剂量的准确性。3D打印的组织补偿膜具有良好的相容性与韧性，直接与人体接触时不产生不良反应，也可防止重复使用时被撕裂。

头颈部肿瘤患者在放疗过程中会出现不同程度的放射性口腔黏膜炎，显著降低患者的生活质量，甚至造成计划外的治疗中断或方案改变，而为头颈部肿瘤患者特制的3D打印口含器不仅能显著降低口腔、口咽正常黏膜的照射剂量，而且具有良好的重复性，可用于配合度好的年长的儿童头颈部肿瘤患者（图5-4B）。

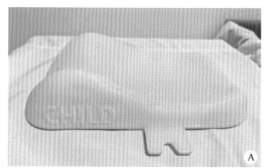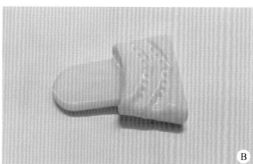

图5-4　3D打印技术的应用

A. 3D打印头枕；B. 3D打印口含器

四、儿童肿瘤常用体位和固定

（一）中枢神经系统肿瘤

1. 颅脑放疗一般采用仰卧位，合适角度的头枕、头膜固定。若标准化数字头枕与患者头颈部贴合度欠佳，可采用头颈发泡胶或3D打印头枕。

2. 全中枢照射根据患者不同情况可采用以下多种方式固定。头颈发泡胶联合头颈肩热塑膜固定（图5-3）；一体架联合头枕、头颈肩热塑膜及体部热塑膜固定；头枕联合头颈肩热塑膜及真空袋固定；头枕联合头颈肩热塑膜固定。同时需在患者体表及固定装置上做标记。

（二）头颈部肿瘤

采用仰卧位，合适角度的头枕、头颈肩热塑膜固定，或采用头颈发泡胶联合头颈肩热塑膜固定以更好地适应儿童患者个体化的头颅形状、颈椎的弯曲程度等。

（三）胸腹部肿瘤

1. 一般采用仰卧位，可采用热塑膜联合或不联合真空袋或发泡胶进行体位固定。

2. 若只采用真空袋或发泡胶进行体位固定时，需在患者身体标记纵线和横线，并在横线相对应的真空袋或发泡胶位置上做横线标记，以控制其头足、左右及旋转的摆位误差（图5-2A）。

（四）四肢肿瘤

1. 一般采用仰卧位，患肢体位应最大程度提高重复性和保证入射角度选择，同时最大程度减少对邻近结构的照射，可单独采用热塑膜、真空袋和发泡胶，或者热塑膜联合真空袋/发泡胶进行体位固定。若为下肢肿瘤（图5-5A），体位固定时尽量双腿分开，必要时抬高一侧肢体。靠近睾丸的下肢肿瘤，可使用铅制材料遮挡睾丸或向健侧提拉睾丸以减少睾丸的照射剂量。若为上臂肿瘤，可患肢叉腰（图5-5B）或患肢上举头偏向健侧。若为手或者足部肿瘤可使用头颈肩热塑模进行固定。

2. 若患者行手术，需做切口标记。

3. 若肿瘤侵犯皮肤或皮下受累，需联合组织补偿。

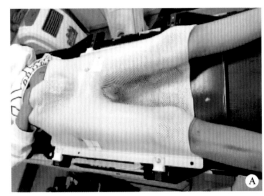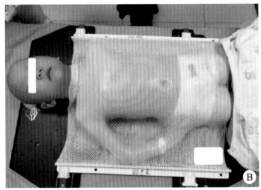

图5-5　四肢肿瘤体位固定

A.左下肢肿瘤热塑膜固定；B.右上臂肿瘤热塑膜固定

（李晓宇）

第六章　儿童肿瘤放射治疗过程中的镇静/麻醉

放射治疗需要精准定位、精准照射，但儿童通常难以保持一定时间的固定体位，可能影响肿瘤的精准治疗。因此，需要在放射治疗的全过程中对不能配合的儿童患者实施镇静，甚至麻醉，以配合肿瘤的精准治疗。模具制作、模拟定位和治疗实施，在这些过程中均需要患儿独自在一个固定的体位下保持静止，时间长达5～30分钟不等，这可能会给患儿带来很大的不适、压力和恐惧，因此需要镇静/麻醉消除患儿焦虑、恐惧的同时，帮助患儿保持固定体位以完成放疗等相关操作。

镇静/麻醉可以减少儿童的恐惧和不安、防止治疗过程中体位的改变，以及确保放射线束的准确性，避免反复尝试或中断治疗。

但是，镇静/麻醉也有一些风险和缺点，如变态反应、呼吸抑制、感染风险增加、治疗时间和费用增加，以及影响儿童的正常作息和社交活动。因此，应仔细评估镇静或麻醉的使用情况，合理选择适宜的镇静深度配合放射治疗。

美国儿科学会根据患儿的意识水平、通气情况、心血管系统受抑制程度的不同，将镇静分为轻度镇静、中度镇静、深度镇静和麻醉，而从轻度镇静至麻醉实际是一个连续的过程，镇静各分级之间并没有明显的界限，中、深度镇静可满足大部分的儿童放射治疗需求（表6-1），因此，达到中、深度镇静水平，是大多数放射治疗最有效安全的目标。

表6-1　美国儿科学会制定的儿童镇静标准

	反应	气道	自主呼吸	循环
轻度镇静	对语言刺激反应正常	无影响	无影响	无影响
中度镇静	对语言或触觉刺激存在有目的的反应	不需要干预	足够	通常能保持
深度镇静	对反复刺激或伤害性刺激有反应	可能需要干预	可能不足	通常能保持
麻醉	对伤害性刺激无反应	通常需要干预	通常不足	可能受抑制

研究结果显示，≤3岁的儿童放疗患者，大部分需要接受镇静/麻醉。随着年龄的增长，这种情况有所下降。年龄≥13岁的儿科患者仍有约10%的镇静/麻醉的需求率，并且不同性别的镇静/麻醉使用率没有统计学差异。部分放疗患儿也可联合非药物干预缓解治疗前的焦虑，如家属陪伴、心理教育干预、平板电脑、游戏、转移注意力、音乐治疗和奖励机制等，都可以帮助儿童在接受放射治疗时减少对镇静/麻醉的需求。综上所述，目前对于接受放疗的儿童使用镇静/麻醉的适应证并没有很好的界定，依据患儿的病情不同，具体包括但不限于以下几个方面：年龄，气道管理，合并术后并发症，认

知障碍，情绪，疼痛，骨骼/肌肉畸形，幽闭恐惧症和对治疗环境的恐惧，以上均可能导致接受放疗的患儿无法保持固定体位，影响放疗的准确性，同时也可能对患儿造成难以忍受的身心不适。

对于儿童放疗镇静/麻醉而言，通常存在额外的挑战。首先，在儿童医院通常未设立放疗中心，而接受放疗的患儿可能相对衰弱，存在较多的合并症，甚至需要从儿科重症监护治疗病房（pediatric intensive care unit，PICU）转诊至放疗中心进行治疗。其次，随着放疗疗程的进展，合并其他疾病的风险随之增加，如呼吸系统疾病、营养状态差等。放疗过程中，俯卧位放疗：头部固定，放疗时可能会引起呕吐，存在误吸风险；头颈部放疗后可引起气道改变，张口困难、喉部结构改变、气道狭窄等，存在困难气道风险。此外，由于患儿接受高能辐射，放疗过程中必须独自一人处于封闭区域5~30分钟，麻醉医师/放疗医师不能近距离观察患儿，对于药物的剂量调整也存在很大困难。对于头颈部肿瘤患儿，放疗时使用的专用面罩限制麻醉时的气道操作，增加了气道管理的难度。同时，由于放疗过程中患儿身旁无陪护人员，因此必须使用稳定工具对患儿身体进行约束，避免放疗过程中的移动和跌倒。

儿童放疗镇静的效果和安全性受到多种因素的影响，如患儿的基础状况、药物的选择和剂量、操作的复杂性和持续时间、医护人员的技能和经验、机构的规范和监督等。因此，需要不断地进行质量评估和改进，以提高儿童放疗镇静的水平和效果。为了减少镇静/麻醉风险并优化镇静程序，镇静实施者必须了解镇静过程中与患者、操作过程及实施者相关的各个方面。

镇静/麻醉前评估是识别易发生不良事件的高危患者的关键步骤。在考虑镇静/麻醉期间患者风险时，必须牢记以下几个关键内容：

1. 儿科检查操作镇静期间的绝大多数不良事件主要是与呼吸相关的。

2. 一般来说，镇静深度越深，发生并发症的风险就越大。

3. 大多数产生预后不良的事件发生于不遵守镇静指南的情况下，例如监护不足或救援能力不足。

4. 镇静药物相关的不良事件通常与剂量错误或不恰当的药物配伍有关，而与药物种类或给药途径无关。

5. 疾病的严重程度和患者个人情况与镇静不良事件有关。ASA分级为Ⅲ级或Ⅳ级的患者不良事件的发生率较高；在开始镇静治疗之前，必须明确并处理影响通气或气道通畅性的特殊情况。

6. 在镇静过程中，年幼患者的风险更大。

儿童放疗镇静/麻醉的实施需要有专业的医护人员和设备，包括麻醉医师、护士、放射治疗医师、放射技师、监测仪器、氧气、吸引器、气管插管等。在放疗镇静的过程中，需要对患儿的心率、血压、血氧饱和度、呼吸频率等进行连续的监测，并及时处理可能出现的不良反应，如呼吸抑制、低血压、恶心呕吐、变态反应等。恶心、呕吐为放疗期间最常见的并发症，可能与化学感受器触发区域对放疗的敏感性相关，通常可以通过使用昂丹司琼等抗恶心药物得到很好的控制。

在实施放疗镇静/麻醉过程中，镇静/麻醉实施者必须了解有哪些后备或救援资源可用。应模拟紧急情况。对进行放疗的婴儿或幼儿而言，轻度镇静几乎都是不能满足要求的，所以这些患者预期应达到中深度镇静的水平，而患儿处在比预期更深的镇静水平的情况并不少见。因此，镇静服务提供者必须掌握从深度镇静或麻醉中解救儿童的技能。必须了解如何快速识别呼吸暂停（阻塞性或中枢性）、有效打开气道、提供正压通气、抽吸气道以及快速提供静脉通道。放疗镇静/麻醉实施的医师和护士需要通过培训，来提升处理紧急事件和心肺复苏的关键能力。

儿童放疗镇静的药物选择和给药途径取决于多种因素，如患儿的年龄、发育水平、合作能力、病情、禁食状态、操作类型、操作时间、操作部位等。常用的药物有水合氯醛、苯巴比妥钠、咪达唑仑、丙泊酚、氯胺酮、右美托咪定等，给药途径有口服、鼻腔喷雾、肌内注射、静脉注射等。每种药物和给药途径都有其优缺点和注意事项，需要根据具体情况进行个体化的选择和调整，通常多采用个体化复合给药方式，以达到患者利益的最大化。

水合氯醛是目前儿童中深度镇静中的常用药物，因此也被广泛用于儿童放疗镇静用药。临床常见的给药方式为口服或灌肠。作为儿童镇静的单次常用剂量为30～50mg/kg，推荐的最高单次剂量为1g。对于小于1个月的早产儿、新生儿，起始剂量应酌情减至20～40mg/kg。其经消化道吸收迅速，15～30分钟产生作用，达峰时间为30分钟至1小时，维持时间为60～120分钟。水合氯醛具有刺激性，胃肠道反应明显，易出现呕吐等相关不良反应，儿童服药依从性相对较差，同时大剂量的水合氯醛（＞75mg/kg）可能造成呼吸抑制和心肌抑制，且其无特效拮抗药。但由于治疗剂量的水合氯醛药效温和，药物不良反应相对较少，其仍然是目前非麻醉专业人员实施儿童中深度镇静的常用药物之一。

苯巴比妥作为中枢性γ-氨基丁酸受体激动剂，是儿童镇静较为常用的药物，常用静脉注射和肌内注射两种给药方式。静脉注射剂量为1～2mg/kg，用药后为3～5分钟

起效，作用维持时间为15～45分钟；肌内注射剂量为2～6mg/kg，用药后10～15分钟起效，作用维持时间60～120分钟。但需要注意的是，其可能引起呼吸抑制和低血压，因此应避免使用于血流动力学不稳定和心力衰竭的患儿。同时卟啉病患儿禁用苯巴比妥。

在一项包含非洲、亚洲、欧洲等多地由麻醉医师参与的放疗镇静/麻醉实施者的调研中发现，95名儿童放疗镇静/麻醉的实施者中有70%（67/95）的实施者更倾向于选择保留自主呼吸的全凭静脉麻醉，丙泊酚是他们选择实施放疗镇静/麻醉的首选药物。而在84名提供了具体镇静/麻醉方案的受访者中，有26%（22/84）的受访者选择了气管内插管或喉罩通气的全凭静脉麻醉。

丙泊酚具有强大的镇静作用，诱导后数秒内起效，在0.5～2.0mg/kg范围诱导，其复苏比所有静脉镇静药物快，且在此剂量范围内苏醒延迟和呕吐的发生率低，其快速起效与快速消除的特点，正好满足儿童放疗镇静需求。丙泊酚最常见的不良反应有呼吸暂停、气道阻塞、分泌物过多、血氧饱和度下降等。它还与低血压有关，尤其是在低血容量患者中，注射痛也很常见。

右美托咪定作为一种镇静催眠药，目前广泛用于小儿镇静。其显著优势为产生平稳的镇静状态，对呼吸抑制的作用甚微，半衰期短。由于其显著的心血管事件（心动过缓、短暂性高血压），导致其作为单一药用于儿童镇静的方案较少，更多的是采用联合用药方案。

综上所述，治疗剂量的水合氯醛或苯巴比妥药效较为温和，不良反应发生率相对较低，对于非麻醉专业的医师进行儿童放疗镇静时，其仍然是目前国内儿童接受放疗镇静的常用，甚至首选药物。但结合国外多个机构调查结果显示，若有专业的麻醉医师

对肿瘤患儿实施放疗镇静/麻醉时，静脉注射咪达唑仑作为基础镇静方案，同时在定位和放置固定装置期间使用少量的丙泊酚（0.5～1.0mg/kg）是儿童放疗镇静/麻醉最常见的方案，适用于短期的放射治疗。丙泊酚的快速消除确保了它的大部分呼吸系统不良反应，如呼吸暂停和气道阻塞可以在放射治疗开始之前消失。

另一个很好的替代方案是以右美托咪定为基础的方案，在定位时使用小剂量丙泊酚，因为右美托咪定对呼吸暂停和气道通畅的影响最小。持续右美托咪定输注对较长的疗程的放射治疗非常有用。对于长时间的放射治疗，我们必须在固定装置放置后和离开放疗室之前，确保患儿的呼吸道通畅，自主呼吸动度及频率良好。保证固定装置在镇静/麻醉状态下不会影响患儿的呼吸。最好固定装置造模的过程也是在麻醉师的镇静下进行的。丙泊酚镇静可最大限度地减少不良反应。放疗治疗后，一旦儿童能够清醒地吞咽，就可以进食和饮水，避免了患儿长期禁食而导致的哭闹。

结合国外不同机构的多名儿童放疗镇静实施者调查结果显示，以丙泊酚使用为基础的保留自主呼吸的全凭静脉麻醉是儿童放疗镇静/麻醉的首选方案。而儿童放疗镇静/麻醉的实施需要麻醉医师做到以下几点：①镇静/麻醉实施前对患儿病情及放疗过程进行全面的评估。②镇静/麻醉实施中有严密的监护，对于长时间的放疗，在保障生命体征平稳的同时，不能忽略维持液体平衡，保持体温，同时衬垫保护受压部位。③对镇静/麻醉过程中的紧急情况应进行演练，掌握各类紧急事件和心肺复苏的关键能力。

因此，儿童放疗镇静/麻醉为放疗医师和麻醉医师均带来了独特的挑战，目前国内儿童放疗过程中常缺乏麻醉医师的参与，麻醉医师在放疗过程中的重要性也常被忽略，与放射治疗基础设施相关的麻醉管理障碍仍然存在，我们只有不断加强多学科之间的沟通与交流，不断弥合儿童放疗中存在的不足，让更多的麻醉医师参与到儿童放疗镇静/麻醉的实施中，才能更好地提高儿童放疗的安全性与有效性！

（杜　敏　徐　颖）

第七章

儿童肿瘤放射治疗的护理

一、概述

儿童肿瘤指发生在儿童期的良性及恶性肿瘤，恶性肿瘤中白血病、中枢神经系统肿瘤、淋巴瘤发病率较高。儿童恶性肿瘤常用治疗手段为手术、化疗及放射治疗（放疗）。放疗是儿童肿瘤治疗的重要手段之一。对放疗高度敏感肿瘤：肾母细胞瘤、淋巴瘤、生殖细胞瘤等；中度敏感肿瘤：视网膜母细胞瘤、神经母细胞瘤、横纹肌肉瘤等；低度敏感肿瘤：骨肉瘤、纤维肉瘤等。护理是放疗过程中必不可少的部分。全周期、高质量、多形式的护理可提高患者放疗的效果，助力患者康复。

二、护理评估

护理评估是护理程序的重要环节，也是护理措施能精准有效开展的前提。护理人员应在患者入院后、放疗前、病情变化等重要节点进行及时的评估与追踪评价。除常规评估外，因医师、家属报告与患者自我报告结局存在一定差异性，护士需重视从患者角度评估其健康结局以更好地指导临床决策和症状管理。放疗常规评估如下。

1. 健康史评估　患者的生长发育情况、认知水平、自理能力、饮食情况、运动情况、排泄情况、睡眠情况、日常活动情况等。

2. 现病史　患者主要症状发生的部位、性质、持续时间、诱因及缓解因素，是否伴随生命体征异常、肢体功能障碍等；实验室及其他检查结果。

3. 既往史　患者治疗史、过敏史、家族史、预防接种史等。

4. 风险评估　患者跌倒坠床风险、导管风险、营养筛查风险、压力性损伤风险、血栓风险等。

5. 其他评估　患者及其主要照顾者相关知识掌握程度、治疗依从性、心理状态等，关注患者家庭-社会支持系统、医疗保障等。

三、主要护理问题

1. 皮肤完整性受损　与放射治疗引起的皮肤损伤有关。

2. 营养失调：低于机体需要量　与摄入减少及肿瘤高消耗有关。

3. 照顾者角色障碍　与预感性悲哀、经济负担沉重、担心患者预后有关。

4. 潜在并发症　骨髓抑制、颅内压增高。

5. 恐惧、焦虑　与环境改变、侵入性操作等有关。

四、护理措施

（一）放射治疗前

1. 向患者及其家属介绍放疗的目的、流程、注意事项等，做好心理疏导和健康教育。

2. 对于头部放疗的患者，必要时患者应剃去头部毛发，避免影响定位准确性。

3. 指导患者进行放疗体位训练，告知患

者听从放疗技术人员的指导，躺在专用固定体位的头模或真空垫上保持静止，以免造成不必要的伤害；对于年龄较小的患者可通过角色体验、模具绘画、木头人等医疗游戏提高其配合度；无法配合的患者，需要遵医嘱进行镇静催眠，必要时请麻醉师协助（详见第六章儿童肿瘤放射治疗过程中的镇静/麻醉）。

4. 提前做好患者静脉通路管理计划，若需要长期使用甘露醇、脂肪乳、化疗药物等高浓度高刺激性药物，应提前为患者建立合适的静脉通路（如输液港、PICC等）。

（二）放射治疗中

1. 皮肤护理

（1）保护标记线：嘱患者及其家属务必保持照射野皮肤的标记线清晰可见，如发现褪色、模糊，应通知医师补画，切勿让患者描绘或家属添补，以免导致放疗部位不准确。

（2）保护照射野皮肤：嘱患者穿宽松、柔软、透气的衣物，减少照射野皮肤的摩擦，禁止用手抓挠；条件允许，充分暴露照射野皮肤；照射野皮肤禁用沐浴露或热水浸浴，可使用温水或pH（pH4～6）接近人体皮肤的不含香精、无刺激的肥皂进行清洗，或选用温水和柔软毛巾轻轻沾洗；禁用刺激性消毒剂，如碘酒、乙醇等；避免热敷、冷敷、按摩、理疗、针灸、穿刺、胶布贴敷等；禁用护肤品及非医嘱类药膏；放疗部位禁止佩戴金属饰品等；外出时做好防护，避免风吹日晒。

2. 营养护理

督促患者在放疗期间增加饮水量，指导患者进食清淡、易消化的高蛋白、高维生素、高热量、低脂肪的营养食物，如肉末、鸡蛋羹、牛奶等。多吃新鲜的水果和蔬菜，如南瓜、菠菜、芹菜、香菇等。保证饮食的均衡，少食多餐，饮食规律；忌辛辣、油炸、腌制、霉变的食物。头

颈放疗患者忌过硬、过热食物。进行动态营养筛查评估，贫血患者可鼓励进食动物肝脏、红豆、大枣、花生衣等；食欲下降者，可通过改善食物外观，减少每次进食量，适当增加患者活动量，腹部按摩等方式促进患者食欲；营养状况欠佳者，可提供高热量食物、口服补充剂，或通过添加高能量补充剂（如蛋白粉等）来提高食物的营养素密度，若患者通过上述方式仍不能获取足够的能量，或无法耐受经口喂养，则可遵医嘱接受肠内营养或肠外营养。护士做好相关宣教与管路护理。严重腹泻者需暂停放疗，有脱水和电解质失衡者应及时补液和补充电解质。

3. 常见症状护理

（1）疼痛护理：对于轻度疼痛，护士可采用积极心理暗示、童趣化游戏和适当的电子设备转移患者注意力；当以上方式无效时，根据患者疼痛程度遵医嘱使用镇痛药物，并加强疼痛评估及药物宣教；对于无法避免的护理穿刺操作，可通过穿刺部位涂抹利多卡因软膏结合注意力转移等方式减轻患者痛苦。

（2）胃肠道反应：加强饮食宣教，嘱患者在放疗前3小时或放疗后2小时进食，必要时，遵医嘱用药对症处理（药物详见第三十一章急性不良反应第二节）。

4. 活动与休息

为患者创造安静、舒适的睡眠环境，培养患者定时上床入睡的习惯，避免睡前过度兴奋，如观看刺激性电视节目、参与刺激性游戏等。住院期间，应根据患者的年龄和兴趣安排合适的活动，如绘画、听音乐、阅读分享、手工课等；根据患者的身体状况、放疗部位及医师建议，进行适当的功能锻炼，促进患者恢复健康。同时，要注意患者的身体状况，避免过度活动导致疲劳或不适。放疗配合欠佳需进行睡眠剥夺的患者，护士需注意合理安排患者的睡

眠与活动，加强对患者家属的宣教，并关注患者情绪变化，防范受伤风险。

5. 人文护理　与患者进行良好的沟通并建立信任关系，及时赞美和奖励患者在治疗中的良好表现；与患者家属和治疗团队保持密切联系，及时提供支持和协助；关注患者心理变化，可根据患者的情况请相关专业人员辅助支持，丰富患者住院生活及缓解情绪困扰，如请社工帮忙组织儿童活动；请专业人士为患者制作假发；请心理咨询师进行心理疏导等；创造"儿童性"的病区环境并提供适当的益智设备、玩具与书籍，确保患者在接受治疗期间感到安全和舒适并能进行一定益智活动。

（三）放射治疗后

参考本章延续性护理。

五、放射治疗并发症的护理

（一）放射性口腔黏膜炎

放射性口腔黏膜炎常发生于放疗第2～3周，与患者放射剂量、口腔卫生、营养状况等密切相关。

1. 临床表现及评估　详见第三十一章急性不良反应第三节。

2. 预防及护理

（1）加强口腔卫生：根据患者年龄及自理能力指导患者及其家属选择合适的口腔清洁工具及刷牙方法，保持口腔清洁卫生。鼓励患者通过吹气球、模拟水滴音、模仿动物等方式进行口腔训练，预防感染。

（2）预防用药：遵医嘱指导患者家属预防性使用细胞因子、黏膜保护剂等药物预防或延缓放射性口腔黏膜炎的发生，加强药物宣教与用药督导。

（3）症状管理：出现疼痛时，可指导患者口含自己喜欢味道的冰块（如牛奶冰块

等），或使用低温氧气雾化，减轻疼痛及控制炎症扩散，余可参考本章"护理措施"。合并感染时，根据药物敏感试验结果，遵医嘱使用合适抗生素治疗。

（4）动态评估患者进食状况及营养状况，若经口进食困难，及时报告医师并给予营养支持。

（二）放射性皮炎

根据皮炎发生的时间可分为急性放射性皮炎和慢性放射性皮炎。急性放射性皮炎可发生在放射线照射后的几天或几个月内，慢性放射性皮炎可在照射后数月至数年出现。由化疗或靶向治疗引起局限于既往放疗部位的急性皮肤炎症反应称为放射回忆反应，其可在放疗完成后数周、数月乃至数年发生。放射性皮炎与患者放疗部位、方式、剂量、基础疾病、营养、联合治疗等密切相关（下文所提放射性皮炎主要指急性放射性皮炎）。

1. 临床表现及评估　详见第三十一章急性不良反应第三节。

2. 预防及护理

（1）督导患者及其家属注意皮肤护理，详见本章"护理措施"。

（2）出现放射性皮炎时，遵医嘱对患者进行皮肤护理，使用药物进行治疗（可参考第三十一章急性不良反应第三节），需要时护士可进行氧疗：氧气需经湿化瓶湿化，以避免干氧刺激创面，加剧局部疼痛；可借助氧疗装置（可参考实用新型专利：ZL201920585206.3）进行氧疗，每次30分钟，每日2次，以促进皮肤修复。

（3）出现Ⅲ级及以上放射性皮炎时，遵医嘱停止放疗，加强皮肤护理，并辅以消炎、镇痛等处理。

（4）加强患者自我形象的健康宣教与心理疏导。

（三）颅内压增高

电离辐射可破坏脑组织的血脑屏障，导致局部血管源性脑水肿，使颅内压增高，甚至发生脑疝进而危及生命。全中枢放射后脑水肿的发生率为80%左右。

1. 临床表现及评估　颅内压增高主要表现为头痛、头晕、恶心、呕吐等症状。患者在放疗后头痛症状再次出现或加重，并呈搏动性，以夜间、清晨尤甚，且在咳嗽、弯腰、低头时加重，常在肿瘤吸收剂量达15～20Gy时发生，即放射治疗后10～14天出现。对于能独立、准确表达自身不适症状的患者可通过与其交流了解颅内压增高症状，及时掌握病情变化。而对于年幼、不能准确表达自身不适的患者则要注意观察其精神状态、有无烦躁不合作、反应迟钝、呕吐、不愿进食或进食量明显减少等异常行为，结合体温、脉搏、血压、神志等生命体征观察综合判断颅内高压表现及程度。

2. 预防及护理

（1）病情观察：患者因年龄等原因自主表达能力较弱，护士需要更加密切观察患者瞳孔、神志状态等，及时向医师反映病情变化以便调整治疗。临床观察发现颅内压增高多出现在接受放疗后2小时左右，护士应加强此阶段的病情观察。

（2）脱水降压：对于出现颅内高压患者遵医嘱予以脱水利尿等药物进行降压治疗。脱水及激素治疗安排于放疗后1小时进行可取得更明显的效果；高渗溶液优先选择深静脉通路如PICC或输液港进行输注，严防药液外渗；甘露醇需快速滴注，维持滴速60～120滴/分，甘油氯化钠则需缓慢静滴维持脱水，滴速不宜超过40滴/分，输注过程中注意观察患者反应。

（3）症状缓解：抬高患者床头15°～30°，勿使颈部扭曲或胸部受压，以利于颈静脉回流，降低颅内压。必要时，遵医嘱给予吸氧缓解症状。

（4）加强患者自我结局报告及其家属症状观察、癫痫预防等相关健康宣教。

六、延续性护理

1. 做好出院宣教工作　加强皮肤宣教，嘱患者继续同放疗期间保护皮肤2～4周；指导患者及其家属注意个人卫生，保持室内环境清洁；保证充足的睡眠及营养、遵医嘱用药。

2. 定期随访　遵医嘱定期安排患者进行复查和随访，包括体格检查、血液检查、放射影像学检查等，以监测疾病的复发、转移和并发症的发生。

3. 药物管理　根据医师的处方，合理使用抗癌、升白细胞等药物，确保药物的正确使用和剂量的精确计量。同时，监测药物的不良反应，出现不良反应时及时处理。

4. 加强患者营养　提供均衡营养的饮食方案，同时，根据儿童的实际情况，进行膳食补充，如补充维生素、矿物质等。

5. 康复训练　根据儿童的具体情况，进行相应的康复训练，包括物理康复、语言康复、社交康复等，帮助他们恢复身体功能、逐步融入社会。

6. 心理支持　给予患者和其家属心理上的支持和帮助，如提供咨询服务、安排同伴支持等，帮助患者更好地回归校园。

7. 家庭赋能　提供家庭护理指导，包括伤口护理、药物管理、导管护理、饮食指导等，使家庭成员能够正确、安全地给予患者康复所需的照顾。

【病例介绍】

患者，女，5岁10个月。脑干弥漫中线胶质瘤，伴H3K27突变型（WHO 4级），因"脑胶质瘤术后10余天拟行放疗"入住

"H28治愈星球"儿童病房，因既往治疗经历对医院环境及医务人员产生抗拒，不愿意配合治疗。护士使用童趣化的护理模式成功帮助患者克服治疗恐惧。入院时，护士对患者及其家属进行入院宣教，为患儿及其家属讲解"H28治愈星球"来历，发放星球闯关游戏积分卡，并讲解使用规则，使患儿及其家属快速适应病房环境，了解"H28治愈星球"游戏规则。放疗前准备工作中，护士使用医疗角色扮演游戏，让患者扮演小医师参与到治疗流程中，了解放疗过程，熟悉放疗环境，观摩其他患者放疗过程；组织患者及其家属进行儿童肿瘤放疗健康教育立体绘本围读会，邀请专业志愿者为患者的放疗模具绘制喜欢的爱莎公主图像，用儿童偶像力量为患者给予勇气加持。放疗期间，护士为患者申请"乌丝带"，量身定制假发，圆患者"漂亮公主"的愿望；医务社工定期开展手工、游园、歌唱家等系列活动，培养患者兴趣爱好，为患者的社会属性赋能。通过以上方法，打破患者对治疗的恐惧，调动其游戏闯关的积极性，全面推进患者的治疗进程，保证放疗顺利完成。出院后，护士定期回访患者及其家属，该患者已成功返回校园生活。

（汪春雨　杜佳翼　李　芳）

第二篇

儿童常见中枢神经系统肿瘤

第八章

髓母细胞瘤

一、概述

髓母细胞瘤（medulloblastoma，MB）是儿童最常见的中枢神经系统胚胎型肿瘤，恶性程度高，占儿童中枢神经系统肿瘤的20%左右，占整个颅后窝肿瘤的40%以上。发病年龄在5~10岁，20%左右发生在2岁以下的婴幼儿，男性发病率稍高于女性。肿瘤细胞可经脑脊液在脑室系统播散，有30%的患者在诊断时已有中枢神经系统转移。

二、病理学表现

2021年WHO第5版中枢神经系统肿瘤分类（CNS 5）髓母细胞瘤的病理类型如下。

（一）组织病理学亚型

1. 经典型　最常见，预后居中，具有细胞密度高和增殖指数高的特点。细胞呈小圆形或椭圆形，核深染，胞质少。低倍镜下表现为神经母细胞型菊形团。

2. 促纤维增生/结节型　预后较好，镜下表现为缺乏网状蛋白的苍白岛，呈现结节状，并伴有肿瘤细胞广泛异型增生。

3. 广泛结节型　预后较好，与促纤维增生结节型相比，具有更大的结节，称为小叶，且结节内充满中性粒细胞样组织。

4. 大细胞型/间变型　预后差，以镜下可见显著的细胞核多形型、不典型有丝分裂现象和核型富含凋亡小体为特点。

（二）分子病理学亚型

随着分子检测技术的进步，大量基于分子层面与预后相关的研究，提出了7分型法、8分型法、12分型法的MB分子分型，但尚未指导临床实践。目前按照CNS 5将髓母细胞瘤分为WNT活化型、SHH活化型以及非WNT/非SHH型。

1. WNT活化型　最少见的分子类型，仅占散发髓母细胞瘤的10%。无性别差异。主要见于儿童和成人，婴幼儿少见。相关基因突变：*CTNNB1*、*DDX3X*和*SMARCA4*。由于WNT通路异常激活，导致β连环蛋白积累，从而导致肿瘤的发生。组织病理多为经典型，偶见大细胞/间变型。该分子分型在确诊时仅有不足10%的患者发生播散。此型预后较好，5年生存率在儿童和成人分别为95%和100%。*TP53*突变与此分子分型预后无相关性。

2. SHH活化型　约占所有分子类型的30%。无性别差异。在年龄分布中呈现两极分化的特点，更常见于小于3岁或者大于16岁的患者。组织病理主要为促纤维增生型/结节型。根据*TP53*状态分为*TP53*野生型和*TP53*突变型，两者临床特征和预后有明显不同。25%的SHH活化型有*TP53*突变，组织病理类型常为大细胞间变型，预后差。SHH活化型由体细胞或者胚系SHH通路、*SUFU*和*PTCH1*突变导致。根据以上突变情况，有学者将SHH活化型分为α、β、γ和δ亚型。SHH活化型较WNT型容易发生播散，预后较WNT型差，与患者的年龄和组织学分型相关。*TP53*突变、*MYCN*扩增与较差的预后相关。

3. 非 WNT/非 SHH 型　这一类型较常见且复杂，约占所有分子类型的 60%。在 2016 年 WHO 中枢神经系统肿瘤病理分子分型中此类型归为临时分子分型：Group 3 和 Group 4。本型涉及的相关基因：*MYC* 扩增、*GFI1* 激活、*SMARCA4* 变异、*KBTBD4* 变异和染色体的改变等。根据以上不同基因改变和染色体状态，将此型分为 Ⅰ～Ⅷ亚型。不同基因改变和染色体状态与预后明显相关，如 *MYC* 扩增与 Group 3 较差预后相关，11 号染色体全缺失与 Group 4 较好预后相关，因此，髓母细胞瘤诊断需要完善分子病理学检测，以更好地评估预后。

三、临床表现

MB 临床表现主要为局部症状，为局部肿瘤压迫阻塞脑脊液循环引起的颅内压增高的症状及肿瘤压迫小脑所致的平衡功能障碍。表现为头痛、恶心、呕吐、视盘水肿和共济失调等。如出现颅内和脊髓播散会引起相应的神经系统症状。MB 的全身表现非特异性，表现为低热、乏力、食欲缺乏、体重减轻、生长迟缓等，易被家长忽视。多数 MB 患者是以局部症状出现来就诊的。

四、诊断

临床上有头痛、恶心、呕吐和步态不稳等颅内高压和局部压迫的表现时需行头 MRI/CT 等检查。典型 MB 的 MRI 表现为小脑蚓部或者第四脑室的圆形或者类圆形实性肿块，边界清楚，信号均匀，内部可有囊变和坏死区域。T1 加权像上肿瘤多为稍低信号，边缘清楚，肿瘤内部可见低信号、坏死灶；T2 加权像上肿瘤为稍高信号或高信号。增强扫描时肿瘤实性部分为脑回样、均匀性中度强化。播散病灶同原发病灶有相似的 MRI 表现，脊膜转移 MRI 平扫上较难辨认，增强时可见脊膜增厚（图 8-1）。

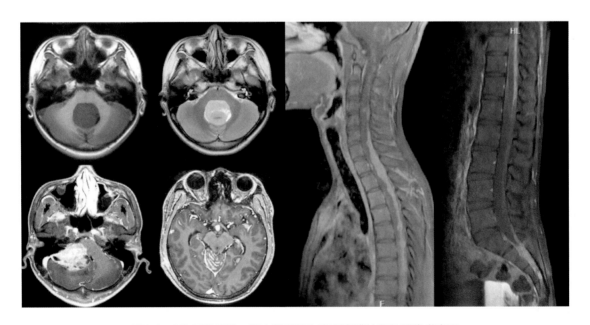

图 8-1　MB 原发病灶、颅内转移灶和脊髓脊膜转移灶影像学表现

手术获取组织进行组织和分子病理学检测是诊断 MB 的金标准。因 MB 有脑脊液播散的风险，还需术前行全脊髓 MRI 和脑脊液脱落细胞学或术后 2 周后进行脑脊液细胞学

和全脊髓MRI检查。此外，治疗前根据需要完善X线胸片/胸部CT、腹部彩超/CT评估有无中枢神经系统以外的转移（非常少见）。MRI较CT能更好地显示出肿瘤侵犯范围，因此作为该病的首选影像学检查。

五、临床分期

MB临床分期需要结合术前术后影像学资料，目前采用的是Chang分期系统。

（一）临床分期

临床分期见表8-1。

表8-1　MB Chang TM分期
T分期
T1：肿瘤直径＜3cm，局限于小脑蚓部或第四脑室顶部，很少侵犯小脑半球
T2：肿瘤直径＞3cm，侵犯1个相邻结构，或部分进入第四脑室
T3a：侵犯2个相邻结构，或完全占据第四脑室并扩展至中脑导水管、枕骨大孔或Luschka孔，产生脑积水
T3b：肿瘤起源于第四脑室底或脑干，并完全占据第四脑室
T4：肿瘤经中脑导水管侵入第三脑室、中脑或向下侵及上颈髓
M分期
M0：无蛛网膜下隙或血行转移
M1：脑脊液中存在肿瘤细胞
M2：大脑、小脑蛛网膜下腔、第三脑室或侧脑室有种植结节
M3：脊髓蛛网膜下腔有种植结节
M4：中枢神经系统外转移

（二）危险度分组

根据患者年龄、手术切除程度、临床分期及是否存在播散等对MB进行风险评估。MB患者术后应在72小时内行脑MRI检查明确病灶残留情况，术前或术后2周进行脑脊液细胞学和脊髓MRI检查明确有无中枢神经系统播散。

既往MB的治疗是参考以年龄、肿瘤切除程度、组织病理类型的危险度分组（表8-2）进行的。基于基因检测技术的进步，诸多研究也证明了基因改变和染色体状态对MB患者预后的影响，随之出现了分子亚型指导下的危险度分组（表8-3），但仍存在不确定的问题和未能解答的问题，如发生播散的WNT活化型、无播散的MYC扩增的Group 3型和17q异常的Group 3型等归为哪一危险分组内，Group 3和Group 4的分界、如何定义MYC或MYCN扩增等问题没有得到解决。2024年美国国立综合癌症网络（National Comprehensive Cancer Network，NCCN）指南V1版儿童中枢神经系统肿瘤诊治指南将可以接受放射治疗（≥3岁）的MB根据分子分型、手术切除程度、基因状态等进行了低危组、标危组、中危组、高危组和极高危组的危险度分组（表8-4），部分回答了上述不确定的问题，并根据此危险度分组给出了不同的治疗策略。

表8-2　组织病理指导下的危险度分组	
危险度分组	依据
标危组	年龄≤3岁：肿瘤完全切除或近完全切除（残留病灶≤1.5cm²）、病理亚型为促结缔组织增生型和广泛结节型、无扩散转移
	年龄＞3岁：肿瘤完全切除或近完全切除且无转移
高危组	年龄≤3岁：除标危以外全部定义为高危
	年龄＞3岁：术后局部残存肿瘤＞1.5cm²，组织病理学类型为弥漫间变型，扩散转移中的任意1条

表8-3　髓母细胞瘤危险度分组

危险度分组	依据	5年生存率/%
低危组	年龄＜16岁，无播散的WNT活化型	＞90
	无播散的Group 4型，伴11号染色体全缺失和（或）17号染色体获得	
标危组	无播散的*TP53*野生型且无*MYCN*扩增的SHH活化型	75～90
	无播散，无*MYC*扩增的Group 3型	
	无播散，无11号染色体全缺失的Group 4型	
高危组	发生播散的非婴儿型*TP53*野生型SHH活化型	50～75
	无播散的*MYCN*扩增的SHH活化型	
	发生播散的Group 4型	
极高危组	*TP53*突变的SHH活化型	＜50
	发生播散的Group 3型	

注：依据2021 WHO CNS 5 Group 3型、Group 4型归为非WNT/非SHH活化型。本表由2015年海登堡会议制定。

表8-4　2024 NCCN V1版儿童中枢神经系统肿瘤诊治指南分子分型指导下的危险度分组

分组	依据
低危组	肿瘤全切/近全切，组织病理为经典型，无*MYC*扩增，M0期的WNT型
标危组	肿瘤全切/近全切，组织病理为经典型或促纤维增生型/结节型，M0期的SHH活化型
	肿瘤全切/近全切，组织病理为经典型，M0期的非WNT/非SHH型
中危组	肿瘤全切/近全切，组织病理为大细胞/间变型[a]，M0期的非WNT/非SHH型
	*MYC*获得非WNT/非SHH型
高危组	M+或次全切的WNT
	M+或次全切或组织大细胞/间变型[a]或*MYCN*扩增或*TP53*突变SHH活化型
	M+或次全切或组织大细胞/间变型[a]非WNT/非SHH型
极高危组	*MYC*扩增非WNT/非SHH型

注：a.目前尚不清楚组织病理类型为大细胞/间变型是不是复发的独立高危因素。

六、临床治疗

MB治疗是手术、放疗、化疗相结合的治疗模式。术后根据危险度分组进行辅助放化疗。

（一）手术

1. 手术目的是尽可能切除肿瘤以获得病理诊断、分子分型，缓解颅内高压症状。但单纯手术不能根治髓母细胞瘤。

2. 按照手术切除范围分为5种状态

（1）肿瘤全切术（GTR）：外科医师肉眼判断＋术后影像学检查证实没有肿瘤残留。

（2）肿瘤近全切术（NTR）：＞90%的肿瘤切除和术后影像检查肿瘤残存最大面积≤1.5cm²。

（3）肿瘤次全切术（STR）：手术切除51%～90%。

（4）部分切除术：手术切除11%～50%。

（5）活检术：仅活检，一般＜10%。

3. 若术后残留病灶＞1.5cm²，并且可能再次切除，应尽可能行二次手术。若达到GTR会增加神经系统的并发症（损伤脑干背侧的脑神经等），则不推荐一定达到GTR。

4. 脑脊液分流术。如果患者入院时已合并严重的脑积水症状，如频繁的头痛、呕吐甚至昏迷等脑疝症状，头颅CT或MRI提示严重的梗阻性脑积水，应在肿瘤切除术前处理脑积水。手术方式包括脑室穿刺外引流术、脑室-腹腔内分流术（V-P 分流术）、Ommaya 囊置入术及脑室镜下第三脑室底造瘘术。

（二）放疗

对于年龄≤3岁的MB患儿，由于放疗对生长、智力、内分泌的影响，化疗可以作为术后单一的辅助治疗，尽量推迟放疗开始的时间以减少对患儿生长和发育的影响，如需要放射治疗，也要缩小放射治疗靶区，选择全脑放疗或者仅针对瘤床进行照射。如通过化疗延迟到3岁以后再放疗是否要缩小照射靶区，需要慎重考虑，既往研究提示延迟到3岁以后开始放疗缩小照射靶区脊髓失败概率增加。对于>3岁的MB患儿，辅助放疗和化疗是术后必要的治疗手段。放射治疗的范围为全中枢（CSI）+局部推量照射。

（三）化疗

1. 同步化疗　放疗期间均需同步长春新碱 $1.5mg/m^2$ 静脉注射每周1次，共6～8次。卡铂每天1次+长春新碱每周1次同步化疗方案推荐用于 Group 3 的患者中，但可能增加骨髓抑制等不良反应风险，可能会造成放疗中断，影响放射治疗疗效。

2. 放疗结束后4周开始辅助化疗　根据NCCN指南推荐，低危组、标危组和中危组化疗方案：参考COG的MB辅助化疗方案，A方案：洛莫司汀+顺铂+长春新碱，Q6W；B方案：环磷酰胺+长春新碱，Q4W，按照AABAABAAB交替进行辅助化疗。参考St. Jude MB辅助化疗方案：环磷酰胺+顺铂+长春新碱，Q4W，共6～8个周期。高危组和极高危组化疗方案：参考COG ACNS 0332研究化疗方案：环磷酰胺+顺铂+长春新碱，Q4W，共6个周期。高危患者如条件许可，可行自体造血干细胞移植支持下超大剂量化疗（ASCT），如选择ASCT，化疗疗程可减

短至6个周期。

3. 复发或者疾病持续进展的患者　替莫唑胺+伊立替康+贝伐珠单抗、替莫唑胺/拓扑替康、抗血管节律的药物（沙利度胺、塞来昔布、非诺贝特、口服依托泊苷、口服环磷酰胺、贝伐珠单抗、脑室注射依托泊苷）、卡铂/依托泊苷和参加临床试验。

七、放射治疗

（一）放疗时机

1. 术后推荐尽早开始放疗，一般术后4～6周开始，最佳术后5周内，一般不超过7周。放疗过程中避免中断，一般总时间不超过50天。

2. 对于有播散的MB，术后放化疗顺序有争议，未完全统一，北美推荐术后尽早放疗，欧洲推荐先化疗再放疗，两种治疗策略预后相似（POG 9031 5年 EFS 70%，5年 OS 76%；HIT 2000 5年 EFS 62%，5年 OS 74%）。

3. 小脑性缄默症（cerebellar mutism syndrome，CMS）是以语言障碍为主，常合并口咽运动障碍和精神改变的一组暂时性临床综合征，MB患者术后CMS的发生率约25%，若肿瘤累及脑干，术后CMS的发生率则高达44%，部分术后并发CMS的MB患者会因主动配合能力下降，甚至消失，导致放疗延迟，可先行化疗。

（二）放疗前准备

1. 术前、术后MRI。

2. 认知功能评估：是评价治疗后不良反应必备项目。

3. 评估患者配合程度，评估是否需要镇静。

4. 签署医患沟通及放射治疗同意书。

（三）放射治疗技术

多种放射治疗技术均能实现全中枢放射治疗，相较现有放疗技术，质子放疗危及器官受照射剂量较低，但因技术可行性问题，绝大部分患者不能够实现质子放疗。TOMO

放疗能改善长靶区放射剂量的分布，避免接野时设野衔接处重叠或遗漏的问题，可更好地提高肿瘤组织的剂量和减低正常组织的照射剂量。调强放射治疗技术因照射野长度限制，需要多个照射野衔接，衔接部位存在剂量低或高的问题，需要更严格地限制摆位误差，充分利用图像引导技术。常规放射治疗技术需要患者体位配合，因全中枢照射靶区较长，需要制订多个放疗计划才能实现，为了尽量避免冷点及热点，治疗期间建议每放疗5次即变更放疗计划，且照射时需包全颅前窝底，以避免靶区遗漏而导致复发。

（四）CT定位

1. 体位固定　见第五章儿童肿瘤放射治疗体位固定章节。

2. CT扫描　从头顶到C_3椎骨下方（扫描层厚$1.0 \sim 2.5$mm）、从C_3椎骨下方到股骨上段（扫描层厚$2 \sim 5$mm），为了识别颅底孔道，建议颅底扫描层厚为1mm。

（五）放射治疗区勾画

1. 靶区定义

（1）GTV：根据术前和术后MRI，与定位CT融合勾画。GTVp包括术后残留病灶少及肿瘤瘤床。GTVm包括脑和脊髓转移病灶。

（2）CTV：包括全中枢照射（CSI）CTV（颅脑CTV+脊髓CTV）和加量CTV（CTVboost和CTVm）。

颅脑CTV应包括颅骨内的全部，特别注意需要包括筛板、颞叶下部、垂体窝和脑神经硬膜鞘内的脑脊液，颅底应包括眶上裂、视神经、视神经管、圆孔、卵圆孔、内耳道、颈静脉孔和舌下神经管（图8-2）。

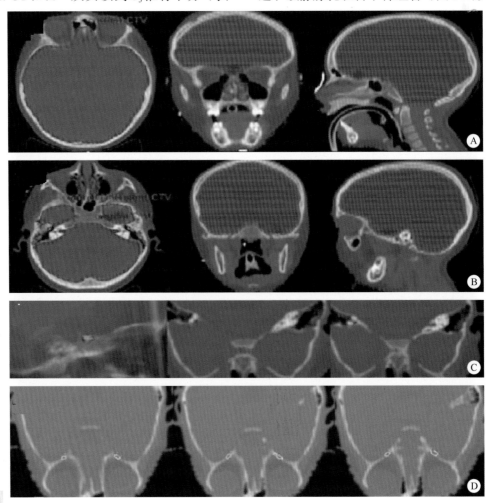

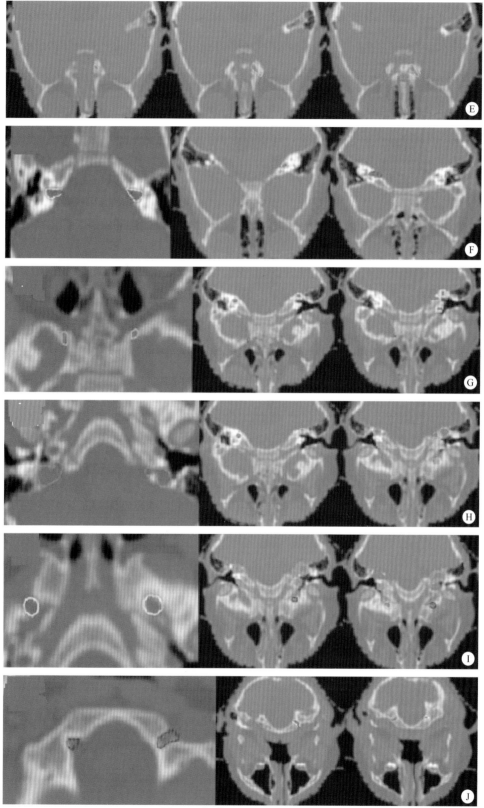

图8-2　颅脑CTV及各颅底孔道

A.颅脑CTV筛板部位；B.颅脑CTV颅中窝部位；C.垂体窝部位；D.眶上裂；E.视神经管及视神经；F.颈静脉孔；
G.圆孔；H.内耳道；I.卵圆孔；J.舌下神经管

脊髓CTV应包括整个蛛网膜下腔，包括外侧的神经根，一般MRI上硬膜囊外+1.5cm。脊髓CTV的下限为鞘膜囊的下界，一般到达骶3/4水平，而在脊髓CTV中不需要纳入骶神经根管（图8-3）。

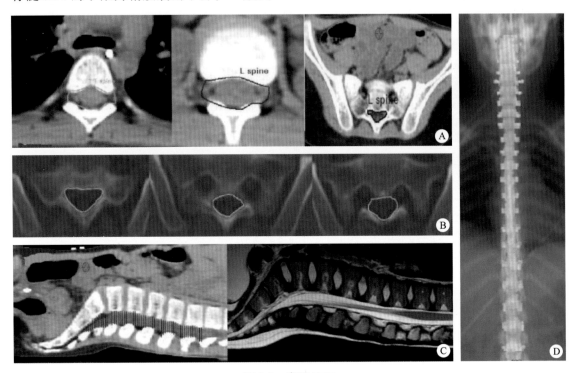

图8-3 脊髓CTV

A. 胸腰椎部位CTV；B. 骶椎CTV；C. 脊髓CTV最下界；D. 脊髓CTV展示

CTVboost：根据ACNS 0331研究结果，对于标危患者，推荐瘤床加量，即CTV boost=GTVp+1.0～1.5cm，脑干可缩小外扩边界为2～5mm。对于高危患者尚无统一的方案，医师根据患者初始情况、手术切除情况、是否合并脑膜播散等情况，选择是否进行整个颅后窝推量。

CTVm：GTVm外扩5～10mm。

（3）PTV一般头部CTV外扩3～4mm，胸部外扩5～6mm，腰骶部外扩6～8mm，根据各单位具体情况外扩。

2. 危及器官勾画 包括眼球、晶状体、视神经、视交叉、脑干、甲状腺、肺、肝脏、肾脏、心脏、卵巢等，儿童患者还需要注意骨骼的剂量以及剂量对称性，特别是低龄儿童骨骼生发中心。

（六）照射剂量

根据2024 V1 NCCN儿童中枢神经系统肿瘤诊治指南的危险度分组，儿童患者照射剂量1.8Gy/次，5次/周。对于低危组、标危组和中危组患者，全中枢放疗剂量23.4Gy，瘤床推量至54.0Gy。对于高危组和极高危组患者，全中枢放射治疗剂量须达到36.0Gy，瘤床推量至54～55.8Gy，而脊髓转移病灶加量至45.0Gy，脊髓以下的转移灶加量至50.4Gy，脑转移病灶加量至54.0Gy。如果脊髓累及部位超过5个节段，CSI推荐至39.6Gy，在脊髓耐受情况下脊髓转移病灶推量至45.0～50.4Gy。

对于既往未放疗复发的患者按照初诊患者进行放射治疗。对于既往接受过放疗，超过6个月未达12个月复发的患者，推荐局部治疗，采用立体定向外科、分次立体定向放射治疗和常规分割的调强放疗均可。如果放疗后超过12个月复发，推荐CSI，可采用超分割的放射治疗模式。

（七）计划制订

1. 计划细则 TOMO放疗计划可一次性实施，避免了冷点和热点。如不能进行TOMO放疗，可以使用调强放射治疗技术。常规放疗技术需要避免多野照射接野造成的剂量过高或者剂量不足。另外，儿童肿瘤放射治疗的危及器官剂量限定是需要重点考虑的问题。特别是对长期生存患者，需要特别注意发育骨的保护，甲状腺、心脏、肾脏、生殖器官等重要脏器剂量限制。以下示CSI照射TOMO计划图（图8-4），颅后窝加量计划图（图8-5），瘤床加量计划图（图8-6）。

2. 危及器官限量 见表8-5。

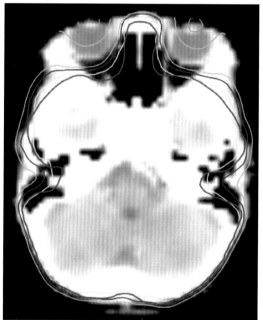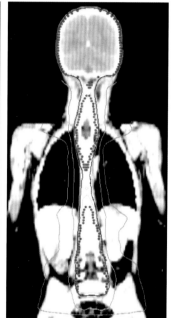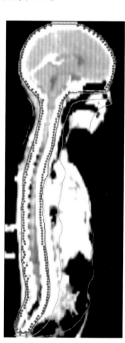

图8-4 CSI照射TOMO计划图

红色粗体线为PTV

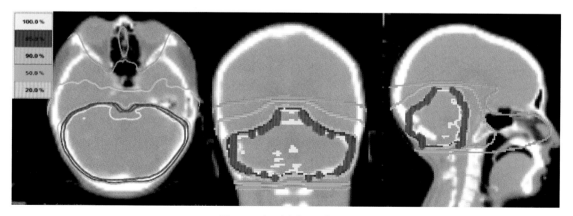

图8-5 颅后窝加量计划图

红色粗体线为PTV

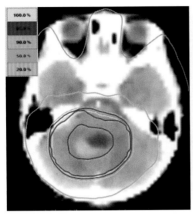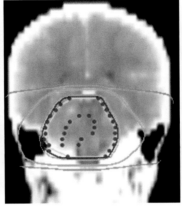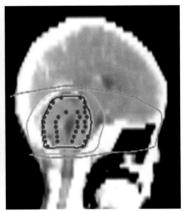

图8-6　瘤床加量计划图

红色线为PTV

表8-5　MB放疗危及器官限量

器官	剂量限制
垂体/下丘脑	$D_{mean}<25.0Gy$（CSI 23.4Gy时的剂量限制），$D_{max}<42.0Gy$
颞叶	$D_{max}<55.0Gy$
甲状腺	$<10.0Gy$
脊髓	$D_{max}<54.0Gy$，$D_{1cc}<50.4Gy$
脑干	光子：$D_{max}<59.0Gy$，$D_{mean}<54.0Gy$　　质子：表面：$D_{0.1cc}<58.0Gy$，$D_{10\%}<55.4Gy$，$D_{50\%}<52.4Gy$，中心：$D_{max}<56.1Gy$
晶状体	$D_{max}<10.0Gy$
海马	$D_{mean}<30.0Gy$（CSI 23.4Gy时的剂量限制）
全眼	$D_{max}<45.0Gy$
视神经/视交叉	$D_{max}<54.0Gy$
耳	$D_{mean}<30.0Gy$
肺	$D_{mean}<10.0Gy$（全肺）V20$<25\%$，V5$<60\%$
心脏（左心室）	$D_{50\%}<15.0Gy$，尽量降低
双肾	$D_{mean}<12.0Gy$
睾丸	$<2.0Gy$
卵巢	$<5.0Gy$

注：cc：立方厘米

　　Dx：器官中接受最高剂量的x%体积（或立方厘米）内最低剂量

　　本表参考2024 V1 NCCN儿童中枢神经系统肿瘤诊治指南。

（八）计划实施

放疗实施过程中，需要MVCT、CBCT、KV等监测摆位误差，特别是配合不好的患者，避免因体位变化带来的靶区不准确以及不良反应增加。

（九）放射治疗常见的不良反应

1. 急性期不良反应　放射治疗的急性期不良反应是在放疗过程中及放疗结束后3个月内出现的不良反应。MB放射治疗急性期不良反应常见为骨髓抑制，表现为外周血白细胞、血小板下降及贫血；消化系统不良反应，表现为恶心呕吐、腹泻、腹痛；皮肤损伤表现为皮肤颜色改变、瘙痒、脱发等。大部分经过对症处理或者放疗结束一段时间后可以恢复正常。

2. 晚期不良反应　放疗晚期不良反应为放疗结束3个月以后持续存在的不良反应，这些不良反应大部分不可逆转，这是放疗医师最关注的问题。晚期不良反应绝大部分为剂量相关性的，所以放疗医师特别注重危及器官照射剂量。常见的晚期不良反应：内分泌功能损伤，主要为垂体分泌相关激素功能降低，造成生长激素、甲状腺激素、肾上腺皮质激素以及性激素的降低，甚至缺乏；骨骼发育异常，表现为身材矮小、骨折风险提高等；中枢神经系统损伤表现为记忆力、计算力下降等。晚期不良反应为放疗后数月至数年后出现的，需要定期评估，及时发现异常情况及时给予相应的处理。

八、预后及随访

MB预后相对较好，低风险组5年生存率约90%，高风险组5年生存率约50%。影响髓母细胞瘤预后的主要因素有年龄、术后开始放疗的时间、是否存在扩散转移、风险分组、高风险患者是否接受化疗等。

1. 标危组　治疗结束后2年内每3~4个月进行体格检查、头MRI、血常规检查，6个月复查脊髓MRI、脑脊液，每年复查内分泌功能、听力测试、视力评估、认知功能和皮肤检测；2~5年每6个月进行体格检查、头MRI、血常规检查，每年复查内分泌功能、听力测试、视力评估、认知功能和皮肤检测，根据临床情况决定是否做脊髓MRI和脑脊液检查；5年后根据临床情况复查。

2. 高危组　治疗结束后2年内每3~4个月进行体格检查、头颅MRI、脊髓MRI、脑脊液和血常规检查，每年复查内分泌功能、听力测试、视力评估、认知功能和皮肤检测；2~5年每6个月进行体格检查、头颅MRI、血常规检查，每年复查脊髓MRI、内分泌功能、听力测试、视力评估、认知功能和皮肤检测，根据临床情况决定是否做脑脊液检查；5年后根据临床情况复查。

（李淑杰　石雪娇）

第九章　颅内生殖细胞肿瘤

一、概述

中枢神经系统生殖细胞肿瘤（germ cell tumors，GCTs）起源于原始生殖细胞，包括生殖细胞瘤、胚胎癌、内胚窦瘤（也称卵黄囊瘤）、绒毛膜上皮癌、畸胎瘤（成熟畸胎瘤和未成熟畸胎瘤）、混合性生殖细胞瘤，且除外睾丸、纵隔及妇科生殖系统原发生殖细胞肿瘤脑转移。中枢神经系统GCTs占所有颅内肿瘤的2%～3%。多见于15岁以下的儿童，诊断时的中位年龄为10～14岁。男性发生率略高于女性，男女比例为（2～3）∶1，其中松果体区、基底节区GCTs男性多见，鞍上GCTs女性多见。在北美和欧洲，中枢神经系统GCTs占儿童CNS肿瘤的0.5%～3.0%，在亚洲地区占儿童CNS肿瘤的11%。

二、病理学

在WHO分类系统中，中枢神经系统GCTs分为生殖细胞瘤（germinomas）和非生殖细胞瘤性生殖细胞肿瘤（non-germinomatous germ cell tumors，NGGCTs）。NGGCTs包括胚胎癌、内胚窦瘤、绒毛膜上皮癌、畸胎瘤（包括成熟畸胎瘤、未成熟畸胎瘤和畸胎瘤恶性变）、混合型生殖细胞肿瘤。生殖细胞瘤和成熟畸胎瘤预后良好，绒毛膜上皮癌、内胚窦瘤、胚胎癌和混合上述3种者预后不良。

组织学上，生殖细胞瘤是由具有丰富细胞质的巨大的多边形未分化细胞组成，排列成巢状，由结缔组织条带分隔。NGGCTs的组织学表现因细胞类型不同而不同，与起源于性腺的生殖细胞肿瘤相似。混合型生殖细胞肿瘤是由两种或两种以上的不同生殖细胞肿瘤成分构成。

三、肿瘤标志物

检测血清和脑脊液甲胎蛋白（AFP）和β-人绒毛膜促性腺激素（β-hCG）水平对诊断GCTs具有重要临床意义。绒毛膜上皮细胞癌分泌β-hCG，卵黄囊瘤/内胚窦瘤分泌AFP，胚胎癌可分泌AFP和β-hCG，未成熟畸胎瘤也可分泌AFP，生殖细胞瘤不分泌AFP，可分泌少量β-hCG。这些肿瘤标志物已成为生殖细胞肿瘤患者重要的诊断、疗效评价和随访指标，但不能确定准确的组织亚型。

部分CNS GCTs患者难以获得病理组织学诊断，临床上可以通过血清或脑脊液肿瘤标志物[β-hCG和（或）AFP]升高，并结合发病年龄、临床症状、影像学特征临床诊断为CNS GCTs（表9-1）。

表9-1　GCTs肿瘤标志物与病理类型关系		
肿瘤类型	β-hCG	AFP
生殖细胞瘤	-	-
生殖细胞瘤（含滋养细胞）	+	-
内胚窦瘤	-	++
绒毛膜上皮癌	++	-
胚胎癌	+/-	+/-
混合型生殖细胞肿瘤	+/-	+/-
成熟畸胎瘤	-	-
未成熟畸胎瘤	+/-	+/-

一般建议将临床诊断 CNS GCTs 类型的肿瘤标志物标准定为血清和（或）脑脊液 AFP 正常值范围：0～25ng/ml，血清和（或）脑脊液 β-hCG 正常值范围：0～3mU/ml。生殖细胞瘤，血清和（或）脑脊液 AFP 正常范围：β-hCG≤50mU/ml。非生殖细胞瘤性生殖细胞肿瘤，血清和（或）脑脊液 AFP>正常值和（或）β-hCG>50mU/ml。

四、临床表现

中枢神经系统生殖细胞肿瘤多发生在中线部位，最常见松果体区（45%），其次为鞍上区（20%～30%），其他部位发生率较低，见于基底节区、脑室、丘脑、大脑半球和小脑。5%～25%的患者同时出现鞍上区和松果体区肿瘤，多见于生殖细胞瘤患者。

（一）临床表现

主要临床表现为肿瘤压迫引起的颅内压增高或内分泌功能异常。肿瘤发生部位不同，临床表现也存在一定差异。

1. 松果体区肿瘤　松果体区肿瘤因为解剖位置原因，肿瘤容易压迫中脑导水管导致梗阻性脑积水，较早引起颅内压增高症状，表现为头痛、呕吐和嗜睡等。还可能伴有其他非特异性症状，包括共济失调、记忆力障碍和行为改变等，瘤体较大患者可出现耳鸣、复视、听力障碍、眼球水平震颤等表现。松果体区 GCTs 很少表现内分泌疾病症状，但性早熟已有报道，原因并不十分清楚。

2. 鞍（上）区肿瘤　可能病史较长，数月至数年。通常表现为下丘脑/垂体功能障碍，包括尿崩症、青春期发育迟缓、性早熟等。70%～90%患者以尿崩症为首发和主要表现。视交叉或视神经受压导致视力下降或视野缺损（典型的双侧偏盲）。颅内压增高症状不明显。

3. 基底节区肿瘤　患者多表现为进行性偏侧肢体无力，可从上肢或下肢开始。肿瘤进展相对缓慢，晚期才出现头痛、呕吐等颅内压增高症状。

4. 双灶性颅内 GCTs　5%～25%的患者同时出现鞍（上）区和松果体区两个部位病灶，两者之间没有连续性。患者可表现为松果体区占位性症状，如脑积水，但更多病例首先出现鞍上区病变症状，即下丘脑/垂体功能障碍或由于视觉通路受压而出现视觉症状。双灶性颅内 GCTs 多见于生殖细胞瘤，多认为是独立的同步原发肿瘤。

（二）影像学表现

1. 头部 CT 检查　可确定病变部位和大小，明确钙化、囊变或出血以及脑积水程度，判断病变累及区域如侧脑室、室管膜下或鞍上。

2. MRI 检查　能更清楚地显示病灶位置、与邻近结构的关系、脑脊液循环通畅情况以及大脑大静脉系统解剖结构。生殖细胞瘤在 T1 加权像上为低信号或等信号，而在 T2 加权像上大多数为等信号或稍高信号。在增强 MRI 上生殖细胞瘤可均匀强化。其他 NGGCTs 如绒毛膜上皮癌和胚胎癌因瘤中常有出血，故 MRI 信号强度可多变或呈混杂信号。畸胎瘤为多房、信号不均，病灶内可见囊变和钙化（图 9-1）。MRI 能发现生殖细胞瘤的播散转移病灶，且比 CT 检查敏感，目前增强 MRI 已作为判断有无播散转移的首选手段。

五、诊断

组织病理是诊断 GCTs 的"金标准"，但中枢神经系统 GCTs 往往位置较深，无法完成手术或穿刺活检，难以明确组织病理学诊断。无病理学诊断时更多的是依赖于特异性临床表现、影像学表现和血清或脑脊液的肿瘤标志物进行临床诊断。

1. 病理诊断　肿瘤组织活检或手术切除标本组织学确诊，需要注意的是穿刺病理并不能代替全部肿瘤病理，还需要密切结合肿瘤标志物和影像学表现。

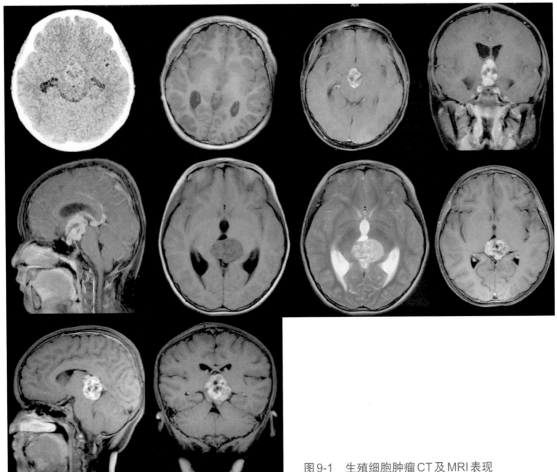

图9-1　生殖细胞肿瘤CT及MRI表现

2. 临床诊断（肿瘤组织手术切除或者活检风险大的情况下可采用）　具有典型临床表现、松果体或鞍上区域原发性肿瘤影像学特点，血清和（或）脑脊液AFP正常（25ng/ml），β-hCG≤50mU/ml，可临床诊断为生殖细胞瘤。具有典型临床表现、肿瘤影像学特点，血清和（或）脑脊液AFP＞正常值（25ng/ml）和（或）血清和脑脊液β-hCG＞50mU/ml，则临床考虑为NGGCTs。

六、临床分期

临床分期采用改良的Chang分期系统。分期前需要进行以下检查：全脑和全脊髓MRI检查，脑脊液和血清AFP和hCG检测，脑脊液肿瘤细胞检测。肿瘤的分期诊断可以指导治疗策略的制订。

M0（无转移）：肿瘤局限且脑脊液细胞学阴性。

M+（转移）：脑脊液细胞学阳性或颅内病变所引起的脊髓或颅内蛛网膜下腔转移。

局限期：①颅内单个病灶伴脑脊液肿瘤细胞阴性。②双病灶（鞍上区+松果体）伴脑脊液肿瘤细胞阴性。

转移期：符合以下任意一种情况：＞1个颅内病灶（双病灶除外）；脊髓转移；中枢神经系统（CNS）以外转移；脑脊液肿瘤细胞阳性。

七、临床治疗

中枢神经系统生殖细胞肿瘤治疗根据病理类型来决定，生殖细胞瘤占CNS GCTs的50%，对放疗和化疗极其敏感。而部分NGGCTs对放化疗并非那么敏感，因此治疗原则存在一定差异。

（一）手术治疗

1. 手术切除　NGGCTs肿瘤全切除的益处尚未确定，目前所报道的文献并没有证实在诊断性手术治疗时肉眼/显微镜下切除肿瘤可以改善儿童颅内NGGCTs的最终结果。完全切除主要针对组织学和肿瘤标志物临床确诊为成熟畸胎瘤的患者，因完全切除可以将其治愈，不需要进一步干预。对于生殖细胞瘤，由于其对于放射治疗非常敏感，且手术存在并发症的风险，所以不建议对其进行完全切除。手术切除作为化疗和（或）放射治疗瘤体缩小后的"二次观察"，手术可能更安全。

2. 穿刺活检　对怀疑中枢神经系统GCTs（除外成熟畸胎瘤）的患者，应充分考虑活检以进行组织学诊断，除非活检术的风险大。此外，松果体区病变引起的梗阻性脑积水或鞍区病变引起的急性视力恶化，需要立即进行神经外科干预。然而，外科活检通常只能得到小样本，并不能代替全部肿瘤病理，还需要结合肿瘤标志物和影像学表现。

（二）放射治疗

中枢神经系统生殖细胞肿瘤为高度恶性肿瘤，呈浸润性生长，可沿脑脊液循环及血循环播散种植或转移至脑其他部位，或转移到脊髓以及颅外其他部位。颅内生殖细胞肿瘤直接手术肿瘤切除率不高，而且风险较

大，在手术活检或立体定向活检术明确病理诊断后，结合影像学及肿瘤标志物做出诊断，放疗是其最主要的治疗手段。

对于生殖细胞瘤放化疗均较敏感，一般根据肿瘤发生部位以及有无播散转移选择全脑室、全脑或者全中枢照射。根据肿瘤对化疗反应调整放射治疗剂量。

对于NGGCTs全中枢照射是必需的，根据化疗后肿瘤反应情况，全中枢照射剂量和范围也会做出调整。

1. 中枢神经系统生殖细胞瘤治疗策略　儿童生殖细胞瘤占CNS GCTs的50%，对放疗和化疗极其敏感，单纯放疗治愈率＞90%。放疗包括局部放疗和全中枢放疗，需要根据病变部位、病理类型以及化疗后反应决定。头颅放疗对儿童生长和发育影响较大。然而，采用单纯化疗治疗颅内的生殖细胞瘤复发率达48%。因此，放疗对于GCTs非常重要。对儿童患者首诊治疗应先行化疗，根据化疗疗效调整后续放疗的剂量和范围，从而减少放疗所致的远期不良反应。

年龄≥3岁的儿童初诊中枢神经系统生殖细胞瘤治疗策略：

局限期：化疗联合全脑室/全脑/全中枢+瘤床放疗（图9-2）。

转移期：化疗联合全中枢+瘤床放疗（图9-3）。

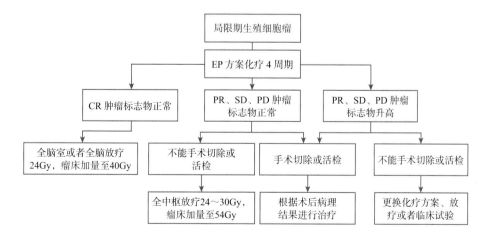

图9-2　局限期生殖细胞瘤治疗流程图

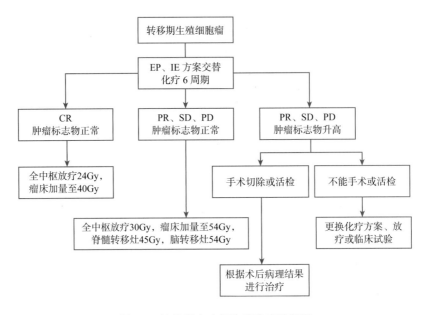

图9-3 转移期生殖细胞瘤治疗流程图

年龄＜3岁患儿行化疗±手术，放疗尽量延迟至≥3岁。

2. 中枢神经系统非生殖细胞瘤型生殖细胞肿瘤（NGGCTs）治疗策略 NGGCTs与生殖细胞瘤相比预后较差，单纯放疗5年生存率10%～38%。但是采用含铂类药物多药化疗联合放疗和（或）手术等综合治疗5年生存率可达70%。

目前对初诊3～18岁儿童及青少年NGGCTs治疗策略：DDP+VP16和IFO+VP16交替化疗6个周期后复查肿瘤标志物，如肿瘤标志物恢复正常，全中枢放疗30～36Gy后瘤床放疗加量至54Gy。如肿瘤标志物仍未达正常范围建议手术切除或穿刺活检，根据病理学结果制订后续化疗方案，如为活性肿瘤全中枢照射36.0～39.6Gy，局部瘤床加量至54Gy，如为非活性肿瘤，全中枢放疗30～36Gy后局部瘤床加量至54Gy。

年龄＜3岁患者行化疗±手术，放疗尽量延迟至≥3岁。

（三）系统化疗

中枢神经系统GCTs和身体其他部位的生殖细胞肿瘤一样，对化疗很敏感，目前多与放疗联合应用来减少放疗的剂量和照射范围，以减少放疗对儿童的远期影响。常用的化疗药物包括环磷酰胺、异环磷酰胺、依托泊苷、顺铂、卡铂以及博来霉素，对中枢神经系统GCTs均有高度活性。由于环磷酰胺、异环磷酰胺和顺铂等药物应用同时需接受高剂量水化，而原发鞍上区GCTs患者多存在尿崩症和水、电解质紊乱，往往面临管理上的更大挑战。在COG和SIOP的研究中，局限性双灶性颅内生殖细胞瘤的治疗方法与局部、非转移性颅内生殖细胞瘤患者相同。

八、放射治疗

对于年龄≤3岁的GCTs患儿，由于放疗对生长、智力、内分泌的影响，尽量推迟放疗开始的时间以减少对患者生长发育的影响。对于＞3岁的GCTs患儿，放疗是必要的治疗手段。

（一）放疗前准备

1. 影像学检查 头颅及脊髓MR平扫+增强。

2. 肿瘤标志物　包括血/脑脊液AFP、β-hCG。

3. 常规化验　血常规及生化，内分泌功能。

4. 认知功能检查　是评价治疗不良反应的必备项目。

5. 其他　签署医患沟通及放射治疗同意书。

（二）放射治疗技术

多种放射治疗技术均能实现全中枢放射治疗，相较现有放疗技术，质子放疗危及器官受照射剂量较低，但因技术可行性问题，绝大部分患者不能够实现质子放疗。TOMO放疗能改善长靶区放射剂量的分布，避免接野时设野衔接处重叠或遗漏的问题，可更好地提高肿瘤组织的剂量和减低正常组织的照射剂量。调强放射治疗技术因照射野长度限制，需要多个照射野衔接，衔接部位存在剂量低或高的问题，需要更严格地限制摆位误差，充分利用图像引导技术。常规放射治疗技术需要患者体位配合，因全中枢照射靶区较长，需要制订多个放疗计划才能实现，为了尽量避免冷点及热点，治疗期间建议每放疗5次即变更放疗计划，且照射时需包全颅前窝底，以避免靶区遗漏而导致复发。

目前的放射治疗技术均能完成全脑室、全脑和瘤床加量的放射治疗，需要考虑危及器官耐受剂量来选择放射治疗技术。

（三）CT定位

1. 体位固定　详见第五章儿童肿瘤放射治疗体位固定。

2. CT定位　为了准确勾画各颅底孔道，计划CT扫描应采用切片厚度1～3 mm，颅底切片厚度1mm。建议将计划CT扫描与T1WI增强和T2WI MRI融合。

（四）靶区勾画

GCTs常用靶区有局部照射（focal radiotherapy，FR）、全脑室照射（whole-ventricle irradiation，WVI）、全脑照射（whole-brain irradiation，WBI）和全中枢照射（craniospinal irradiation，CSI）。

1. 靶区定义

（1）GTV：根据定位CT与T1WI增强和T2WI MRI融合勾画。包括可见肿瘤病灶、术后残留病灶及T2WI MRI上异常区域。

（2）CTV：包括全中枢照射CTV（详同第八章髓母细胞瘤全中枢照射CTV勾画，图8-2和图8-3）、WVI CTV、WBI CTV和FR CTV。

1）WVI CTV：左右侧脑室脉络丛产生的脑脊液，经左右室间孔流入第三脑室，与第三脑室脉络丛产生的脑脊液一起，经过中脑导水管流入第四脑室，再由第四脑室产生的脑脊液一起经正中孔和两个外侧孔到蛛网膜下腔，最后经过蛛网膜颗粒回流到上矢状窦（图9-4）。因此，WVI CTV至少应该包括侧脑室、室间孔、第三脑室、中脑导水管、第四脑室和第四脑室的外侧孔和正中孔（图9-5）。WVI CTV勾画需要结合MRI，根据肿瘤部位再增加四叠体池、桥前池、鞍上池等脑池。

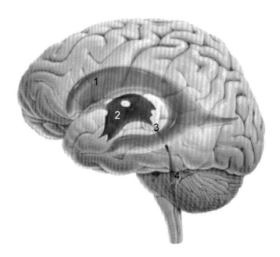

图9-4　脑室循环系统

1. 侧脑室；2. 第三脑室；3. 中脑导水管；4. 第四脑室

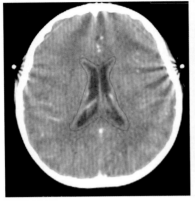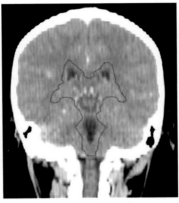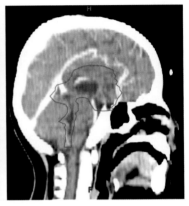

图9-5 全脑室靶区勾画（双病灶患者）

2）WBI CTV：包括颅骨内的全部，特别注意需要包括筛板、颞叶下部、垂体窝和脑神经的硬膜鞘内的脑脊液，颅底应包括眶上裂、视神经、视神经管、圆孔、卵圆孔、内耳道、颈静脉孔和舌下神经管。

3）FR CTV：GTV+1.0cm。

（3）PTV根据各单位情况外扩。

2. 危及器官的勾画，包括眼球、晶状体、视神经、视交叉、脑干、甲状腺、肺、肝脏、肾脏、心脏、卵巢等需要剂量限制的器官，儿童患者还需要注意骨骼的剂量以及剂量对称性，特别是低龄儿童骨骼生发中心。

（五）计划制订

1. 照射剂量　单次剂量每次1.6～2.0Gy，每周5次。

对于局限期化疗后达到CR的生殖细胞瘤，全脑或者全脑室照射剂量24Gy（图9-6），瘤床推量至40Gy。对于化疗后未达到CR者，需要进行全中枢照射24～30Gy后瘤床推量至54Gy。对于转移期的生殖细胞瘤化疗后均需要行全中枢照射，化疗后达到CR者全中枢照射24Gy，瘤床推量至40Gy，而未达到CR者需要进行全中枢照射24～36Gy后瘤床推量至54Gy，脊髓转移灶推量至45Gy，脑转移灶推量至54Gy。

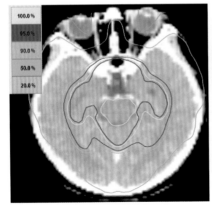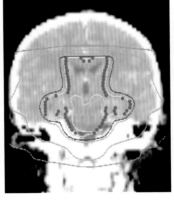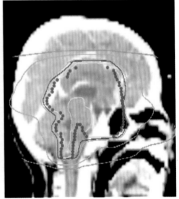

图9-6 全脑室放射治疗计划

红色线为PTV

对于化疗后达到CR（肿瘤标志物恢复正常）的NGGCTs，仍需要进行全中枢照射，剂量30～36Gy，瘤床推量至54Gy。对于化疗后未达到CR（肿瘤标志物未恢复正常）的NGGCTs者，需要进行全中枢照射36.0～39.6Gy后瘤床推量至54～60Gy。脊髓转移灶推量至45Gy，脑转移灶推量至54Gy。

2. 危及器官限量　危及器官限量同第八章髓母细胞瘤。

3. 放射治疗计划　TOMO放疗计划可一次性实施，避免了冷点和热点。如不能进行TOMO放疗，常规放疗技术需要避免多野照射接野造成的剂量过高或者剂量不足。另外儿童肿瘤放射治疗的危及器官剂量限定是需要重点考虑的问题。特别是对长期生存患者，需要特别注意发育骨的保护，甲状腺、心脏、肾脏等重要脏器剂量限制。质子放疗对儿童全中枢照射危及器官保护有一定优势，有条件的可以选择。

（六）放疗计划实施

放疗实施过程中，需要监测摆位误差，特别是配合不好的患者，避免因体位变化带来的靶区不准确以及不良反应增加。

（七）放射治疗常见不良反应

1. 急性期不良反应　放射治疗的急性期不良反应是在放疗过程中及放疗结束后3个月内出现的不良反应。生殖细胞肿瘤因照射范围不同放射治疗急性期不良反应也有不同，全中枢照射时急性期不良反应常见为骨髓抑制，表现为外周血白细胞、血小板下降及贫血；消化系统不良反应，表现为恶心呕吐、腹泻、腹痛；皮肤损伤表现为皮肤颜色改变、瘙痒、脱发等。大部分经过对症处理或者放疗结束后一段时间后可以恢复正常。而进行全脑或者全脑室照射时急性期不良反应明显降低，仅表现为急性脑水肿或者头皮色素沉着、脱发等。

2. 晚期不良反应　放疗晚期不良反应为放疗结束3个月以后持续存在的不良反应，这些不良反应大部分不可逆转，这是放疗医师最关注的问题。晚期不良反应绝大部分为剂量相关性的，所以放疗医师特别注重危及器官照射剂量。生殖细胞肿瘤行全中枢照射时常见晚期不良反应内分泌功能损伤，主要为垂体分泌相关激素功能降低，造成生长激素、甲状腺激素、肾上腺皮质激素以及性激素的降低，甚至缺乏；骨骼发育异常，表现为身材矮小、骨折风险提高等；中枢神经系统损伤表现为记忆力、计算力下降等。如仅行全脑或全脑室放射治疗，晚期不良反应会降低。晚期不良反应需要定期评估，及时发现异常情况及时给予相应的处理。

九、预后及随访

GCTs预后相对较好，生殖细胞瘤和成熟畸胎瘤5年生存率可达90%，非生殖细胞瘤性生殖细胞瘤5年生存率低于70%。影响GCTs预后的主要因素有病理类型、是否存在扩散转移等。

一般建议在治疗结束后第1～2年，每3个月复查一次；第3～4年，每6个月复查一次；之后每年复查一次。检查内容主要包括头部及脊髓MRI、肿瘤标志物、内分泌激素水平监测、智力发育和骨骼发育等情况，以便及早发现尽早干预。

（李淑杰　李晓宇）

第十章　胶质瘤

一、概述

儿童胶质瘤（pediatric glioma）是儿童和青少年最常见的中枢神经系统肿瘤，占所有儿童颅内肿瘤的40%～60%。胶质瘤起源于大脑和脊髓中的胶质前体细胞。根据世界卫生组织（WHO）对脑肿瘤的分类，儿童胶质瘤又分为儿童弥漫性低级别胶质瘤（pediatric diffuse low grade gliomas，PLGG）和儿童弥漫性高级别胶质瘤（pediatric diffuse high grade gliomas，PHGG）。PLGG是儿童脑肿瘤中最常见类型，中国发病率约为4.8/100万，约占18岁以下儿童中枢神经系统肿瘤的40%。视路胶质瘤（optic pathway gliomas，OPG）是一种罕见的特殊类型的低级别胶质瘤，是发生在视神经、视束或视交叉上的胶质瘤，约占儿童脑肿瘤的5%。PHGG发生率约为1.65/100万。另外一种特殊的类型是弥漫性内生型脑桥胶质瘤（diffuse intrinsic pontine glioma，DIPG），为发生在脑桥的呈弥漫性浸润性生长为特点的一种预后差、治疗难度大的肿瘤，发病年龄5～9岁，病理类型可为低级别，也可为高级别。

儿童胶质瘤有约1/4发生在大脑半球，中线部位胶质瘤发生率较高。发生在中线部位（丘脑、脑桥、脑干和脊髓）的弥漫性胶质瘤称为弥漫中线胶质瘤（diffuse midline glioma，DMG）。PLGG中最常见的是毛细胞型星形细胞瘤，几乎都是MAPK信号通路基因改变所驱动的。PHGG中伴有 *H3K27M* 变异的更多，PHGG预后仍较差，5年生存率约为20%。

二、病理学表现

2021年WHO CNS 5将组织病理与基因变异检测结果紧密结合，首次提出了儿童型弥漫性低级别/高级别胶质瘤的概念，其中，儿童型弥漫性高级别胶质瘤的组织学特征与成人相似，但在生物学行为上却不同。传统意义上的中枢神经系统肿瘤分级是基于组织病理特征，而WHO CNS 5则根据基因变异进行肿瘤分级并指导后续治疗。因此，即使组织形态上表现为低级别胶质瘤，若存在预后不良的基因改变，最终会归为高级别胶质瘤。因此，WHO CNS 5的肿瘤分级，不再局限于组织病理，更优先考虑分子病理。在分子病理的指导下又将儿童型弥漫性低级别胶质瘤和儿童型弥漫性高级别胶质瘤分为不同的亚型（表10-1）。

部分中枢神经系统胚胎性肿瘤缺乏更具体类型的病理学表现，但进一步分子分析不可行（not otherwise specified，NOS），或分子检测后仍没有将其归类为分子定义的CNS胚胎性肿瘤之一的改变（not elsewhere classified，NEC），则归为NOS/NEC。

表 10-1 儿童型弥漫性胶质瘤分类（WHO CNS 5）

英文名称	中文名称	WHO 分级
Pediatric-type diffuse low-grade gliomas	儿童型弥漫性低级别胶质瘤	
Diffuse astrocytoma，*MYB* or *MYBL1*-altered	弥漫性星形细胞瘤，*MYB* 或 *MYBL1* 变异型	WHO 1 级
Polymorphous low-grade neuroepithelial tumor of the young	青年人多形性低级别神经上皮肿瘤	WHO 1 级
Angiocentric glioma	血管中心型胶质瘤	WHO 1 级
Diffuse low-grade glioma，MAPK pathway altered	弥漫性低级别胶质瘤，MAPK 通路变异型	未分级
Pediatric-type diffuse high-grade gliomas	儿童型弥漫性高级别胶质瘤	
Diffuse midline glioma，H3 K27-altered	弥漫性中线胶质瘤，*H3K27* 变异型	WHO 4 级
Diffuse hemispheric glioma，H3 G34-mutant	弥漫性半球胶质瘤，*H3G34* 突变型	WHO 4 级
Diffuse pediatric-type high-grade glioma，H3-wildtype and IDH-wildtype	弥漫性儿童型高级别胶质瘤，H3 野生和 IDH 野生型	WHO 4 级
Infant-type hemispheric glioma	婴儿型半球胶质瘤	WHO 4 级

（一）儿童型弥漫性低级别胶质瘤

PLGG 是儿童最常见的脑肿瘤类型，约占儿童各种颅内肿瘤的 25%。最常见组织学类型包括毛细胞型星形细胞瘤、多形性黄色细胞型星形细胞瘤、弥漫性星形细胞瘤、节细胞胶质瘤、胚胎细胞发育不良型神经上皮肿瘤、血管中心型胶质瘤及室管膜下巨细胞星形细胞瘤等。PLGG 特征性的基因改变，多为 MAPK 信号通路，包括 *BRAF* 基因融合突变或 *V600E* 点突变、*FGFR1* 点突变、*NF1* 突变、*CDKN2A* 以及 *NTRK2* 突变等。

WHO CNS 5 将儿童型弥漫性低级别胶质瘤分为弥漫性星形细胞瘤伴 *MYB* 或 *MYBL1* 改变（WHO 1 级）、血管中心型胶质瘤（WHO 1 级）、青少年多形性低级别神经上皮肿瘤（WHO 1 级）和弥漫性低级别胶质瘤伴 MAPK 信号通路改变（未分级）。

MYB 或 *MYBL1* 变异型弥漫性星形细胞瘤细胞核呈卵圆形或短梭形，核仁不明显，染色质呈细颗粒状，缺乏核分裂象，细胞突起细，无血管内皮增生和坏死。IHC 显示：GFAP 呈阳性表达，但不表达 IDH1 R132H、Olig2、CD34、MAP2 和 NeuN。

1. 血管中心型胶质瘤　组织学上分化良好的双极性梭形瘤细胞弥漫生长，呈经典的围绕血管周围放射状排列，或呈束状、席纹状，沿软脑膜下聚集弥漫性生长模式，可呈现菊形团样结构，具有室管膜瘤分化特征。IHC 显示：肿瘤细胞可表达 GFAP，EMA 呈核旁点状阳性，不表达 Olig2、CD34 和 NeuN，增殖指数低。个别病例核分裂象易见，增殖指数较高。

2. 青少年多形性低级别神经上皮肿瘤　瘤细胞呈浸润性生长模式，通常具有少突胶质细胞瘤样形态特征，但也呈现出多形性或多态性，部分瘤细胞核有异型，呈梭形，有核皱缩、核沟或核内假包涵体等改变；部分区域瘤细胞表现为纤维样、纺锤形和多形性的星形细胞瘤或室管膜瘤样的假菊形团结构。大部分病例伴有片状钙化，但无坏死、微血管增生，核分裂象罕见，通常缺乏肥胖细胞成分、黏液微囊变、神经源性菊形团或 Rosenthal 纤维。偶见嗜酸性颗粒小体，确切的肿瘤性神经元成分通常不明显。IHC 显示：肿瘤细胞弥漫表达 Olig2 或局部表达 GFAP，最具特征性的免疫表型是瘤细胞对 CD34 呈弥漫强阳性表达，以及在肿瘤细胞周边的大脑皮质组织内也呈斑片状阳性表达。

3. MAPK通路变异型弥漫性低级别胶质瘤 通常具有星形或少突胶质细胞瘤的形态，呈浸润性生长模式，但瘤细胞异型性不明显，核分裂象罕见，无血管内皮增生或坏死。

（二）儿童型弥漫性高级别胶质瘤

PHGG根据分子病理学改变及全基因组DNA甲基化谱聚类分析分为以下4类（表10-1）：DMG伴H3 K27改变（WHO 4级）、弥漫性半球胶质瘤H3 G34突变型（WHO 4级）、弥漫性儿童型高级别胶质瘤H3及IDH野生型（WHO 4级）、婴儿型半球胶质瘤（WHO 4级）。

1. DMG伴H3 K27变异型 通常表达Olig2、MAP2和S-100蛋白，GFAP表达多变。在EGFR突变型DMG，GFAP常呈阳性，但可能缺乏Olig2和SOX10的表达。H3K27M和H3K27me3组合是十分有效的辅助诊断的方法，H3K27M核呈阳性，H3K27me3核呈阴性。

2. 弥漫性半球胶质瘤H3G34突变型 具有典型的胶质母细胞瘤样改变，也可表现为中枢神经系统胚胎性肿瘤，偶见Homer-Wright玫瑰花结和神经节细胞分化。Olig2常为阴性，p53核弥漫阳性，ATRX表达缺失，GFAP的表达较多变，特别是在具有原始胚胎样形态的肿瘤中不表达。MAP2和FOXG1阳性，Ki-67阳性指数通常较高。

3. 弥漫性儿童型高级别胶质瘤，H3和IDH野生型 组织学上常表现为胶质母细胞瘤样恶性肿瘤（有丝分裂活跃、微血管增生和坏死）或原始未分化状态的形态学改变，有时微血管增生和坏死可能并不存在，GFAP和Olig2常呈局灶性阳性。MYCN亚型，可同时表现为两种生长模式，弥漫性浸润模式和分界清楚、高细胞密度结节样模式，胶质标志物阴性，而表达神经元分化相应标志物。

组织学上常表现为胶质母细胞瘤或其他高级别胶质瘤（84%），但也有部分肿瘤表现为间变性神经节胶质瘤、促纤维增生型婴儿型神经节胶质瘤/星形细胞瘤、室管膜瘤和中枢神经系统原始神经外胚层肿瘤。部分肿瘤（包括一些伴有ALK融合的肿瘤）异质性可能更高，表现为室管膜细胞分化，或兼具低级别和高级别双相成分，或偶有神经节细胞。胶质成分GFAP阳性，但通常不表达神经元标志物。

2023年V1版NCCN儿童中枢神经系统癌症指南强调需要广泛的分子检测来对儿童弥漫性胶质瘤进行综合分类。广泛的分子检测应包括融合和拷贝数检测，例如通过NGS检测ROS1、MET、NTRK1/2/3、ALK、FGFR1/2/3融合。在儿童肿瘤群体中，应当在适当的临床背景下强烈考虑进行胚系基因检测来确定遗传性癌症风险（表10-2）。

表10-2 儿童胶质瘤患者及儿童弥漫性高级别胶质瘤患者需要关注的基因变异检测

儿童胶质瘤的分子生物学改变及其意义	儿童弥漫性胶质瘤与高级别一致的分子改变
IDH1/2 突变伴或不伴1p/19q 共缺失（成人型胶质瘤）	CDKN2A/2B 的纯合缺失
H3 K27Me3 缺失（该位点三甲基化的表观遗传学缺失）	TP53 突变体
H3-3A K28M 突变（历史上同义的H3.3 K27M，H3F3Ap.K28M）	扩增 PDGFRA、EGFR、MET 和MYCN
H3C2 p.K28M 突变（历史上同义的H3.1 K27M，HIST1H3B K27M）	复杂核型

续表

儿童胶质瘤的分子生物学改变及其意义	儿童弥漫性胶质瘤与高级别一致的分子改变
H3C3 p.K28M 突变（历史上同义的 HIST1H3C K27M）	*IHC/H3 K27M* 突变导致的H3 K27Me3缺失-适当情况下提示4级肿瘤
H3G34 突变	
MYB 融合，*MYBL1* 融合	
BRAF 融合，*BRAF V600E* 突变	
BCOR 串联复制	
EGFR 突变	
FGFR1 TKD复制	
FGFR1 突变	
FGFR1 融合、*FGFR2* 融合	
NTRK1/2/3 融合	
ALK 融合	
ROS1 融合	
MET 融合	
其他MAPK 信号通路的改变	

三、临床表现

儿童脑胶质瘤的临床表现主要包括颅内压增高、癫痫发作和神经功能损伤三大类。

1. 颅内压增高表现　肿瘤占位效应或因占位堵塞脑室引起脑积水均会引起颅内压增高表现，包括视盘水肿、恶心、呕吐、头痛等，小于2岁的患者因其颅缝未完全闭合，可以表现出头围异常增大、易激惹、嗜睡、脑神经症状及呕吐等。

2. 癫痫发作　胶质瘤位于幕上时常引起癫痫症状，表现为发作性意识障碍、伴或不伴肢体抽搐等。

3. 神经功能损伤　肿瘤生长部位不同，可引起各种神经功能损伤症状。如生长在下丘脑-视觉通路部位的视路胶质瘤可引起视力下降、视野缺损、激素及电解质代谢紊乱等；位于功能区的胶质瘤可引起一侧肢体偏瘫；位于脑干的胶质瘤可引起呃逆、注视麻痹、面部感觉障碍和听力减退等脑神经损害症状，侵犯小脑时可表现出步态不稳、眼球

震颤、共济失调和肌力减退等。

4. 其他表现　在婴儿和幼儿中，下丘脑胶质瘤可能会导致或合并其他表现，如发育迟缓、瘦弱和视觉障碍等。儿童视路胶质瘤（OPG）可表现为皮肤咖啡斑。

四、诊断

手术获取病理学依据是诊断脑胶质瘤的金标准。临床上诊断脑胶质瘤除临床表现外，还需要完善影像学检查以及相关实验室检查，特别是分子病理学检查。

（一）实验室检查

1. 一般常规检查　血常规、凝血功能、肝及肾功能等。

2. 内分泌指标检测　如果内分泌指标异常需排除肾上腺疾病。

3. 脑脊液检查　根据病情评估是否需要送检脑脊液，脑脊液常规、生化、癌细胞检查，明确是否存在脑脊液播散。

4. 眼科检查　完善视力、视敏度、视

野、眼底检查、瞳孔测试、眼球运动等眼科检查，评估视觉功能受损情况，尤其是视路胶质瘤。

5. 肿瘤标志物　AFP、CEA、β-hCG。

（二）影像学检查

1. 头颅 CT 和（或）头颅 MRI　是目前最主要的检查方法。这两种成像方法可以清晰精确地显示脑解剖结构特征及脑肿瘤病变形态学特征，如部位、大小、周边水肿状态、病变区域内组织均匀性、占位效应、血脑屏障破坏程度及病变造成的其他合并征象等。

低级别胶质瘤MRI信号相对均匀，长T1，长T2信号，出血、瘤周水肿罕见。DWI：通常缺乏限制性弥散。MRS：高 Cho，低 NAA，高 MI/Cr。儿童毛细胞型星形细胞瘤发病率高，具有囊性壁结节和实质性肿瘤两种典型影像学表现，前者好发于小脑半球等非中线部位，后者常见于中线区如鞍区、第三脑室等（图10-1）。囊性伴壁结节指囊性部分大于 50% 伴囊壁上实性结节。增强扫描可见壁结节显著强化，伴或不伴囊壁强化。实质性肿瘤呈完全实性，或肿瘤实性大于50%，伴中央或周围小囊，增强扫描实质部分显著强化。高级别胶质瘤MRI形状不规则，不均匀强化，可伴有坏死，常见周边水肿区域。DWI：比低级别胶质瘤的ADC测量值低，MRS：NAA、MI降低，Cho/Cr、乳酸/水升高（图10-2）。

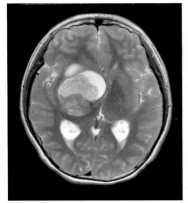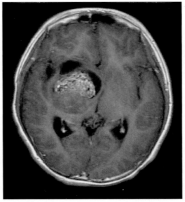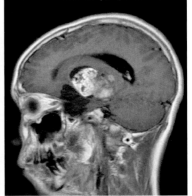

图 10-1　儿童型毛细胞型星形细胞瘤

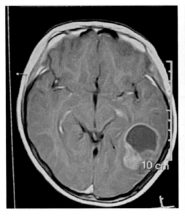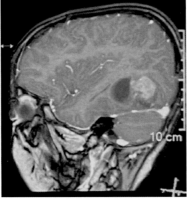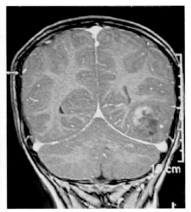

图 10-2　儿童型弥漫性高级别胶质瘤

MRI是诊断DIPG的主要手段，DIPG在T1WI上显示等或低信号，T2WI和T2 FLAIR上高信号，边界不清，增强扫描无强化或轻度强化，有强化者提示高级别胶质瘤可能。MRI可见肿瘤核心位于脑桥，并且出现时占据其轴位直径的50%以上，沿纤维束浸润性和弥漫性生长，通常包绕基底动脉（图10-3）。

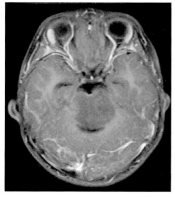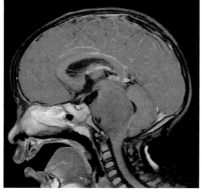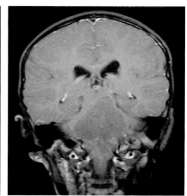

图 10-3 弥漫内生型脑桥胶质瘤

临床拟诊 OPG 的患者首选头颅 MRI，典型的病变为视神经、视交叉、视束或下丘脑部位的病灶，T1WI低信号，T2WI呈高信号，均明显强化。病变多呈多叶状，偶可见囊变。MRI 弥散加权成像可以鉴别 OPG 与下丘脑错构瘤、髓鞘空泡化，尤其是合并NF1患者（图10-4）。

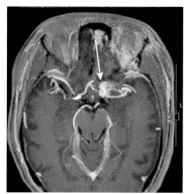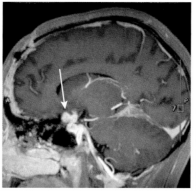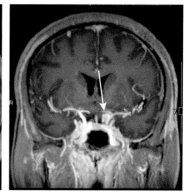

图 10-4 视路胶质瘤

白色箭头为病灶

2. 头颅功能影像检查 包括MRS、DTI、DSA等，头颅 MRS 分析颅内病灶的良恶性。头颅 DTI 分析颅内病灶与传导束之间的联系。DSA 脑血管造影明确颅内病灶的供血动脉、引流静脉和周边血管的情况。

3. PET/CT、MRI 临床诊断怀疑脑胶质瘤拟行活检时，可用氨基酸PET、CT确定病变代谢活性最高的区域。在考虑肿瘤复发时可行氨基酸PET/CT、MRI了解代谢情况。

（三）病理学检查

通过手术或者立体定向活检获得组织标本进行IHC、分子检测等进行病理学检查。儿童型弥漫性低级别胶质瘤分子病理诊断标准（表10-3、表10-4）。约80%的儿童DIPG存在 *H3K27M* 基因突变。视路胶质瘤合并 *NF1* 突变时，即可明确诊断为 *NF1* 型OPG，无 *NF1* 突变时为散发性OPG。

表10-3 根据WHO CNS 5儿童型弥漫性低级别胶质瘤分子病理诊断标准

类型	MYB 或 MYBL1 变异型弥漫性星形细胞瘤	血管中心型胶质瘤	青少年多形性低级别神经上皮肿瘤	MAPK通路变异型弥漫性低级别胶质瘤
基本要素	具有弥漫性星形细胞瘤形态，但无间变特征；*IDH* 和 *H3* 基因为野生型；具有 *MYB* 或 *MYBL1* 基因变异或者DNA甲基化聚类具有弥漫性星形细胞瘤，*MYB* 或 *MYBL1* 改变的独特甲基化表达谱	具有弥漫性胶质瘤的生长模式，局部围绕血管周围排列；单形性梭形细胞瘤，具有向星形细胞瘤和室管膜上皮分化的免疫表型和超微结构特征	具有弥漫性胶质瘤的生长模式；通常具有少突胶质细胞瘤样形态特征；核分裂象罕见；CD34呈斑片状弥漫阳性表达；IDH野生型；通常具有 *BRAFV600E* 突变，*FGFR2* 或 *FGFR3* 基因融合或者MAPK通路上罕见的分子异常	具有弥漫性胶质瘤生长模式，核分裂罕见，无血管内皮增生和坏死；具有MAPK通路分子异常；IDH野生型/H3野生型；无CDKN2A/B纯合缺失
次要参数	肿瘤细胞不表达Olig2和MAP2	缺乏间变特征；MYB：*QKI* 基因融合；DNA甲基化聚类分析显示与弥漫性胶质瘤MYB或MYBL1改变的相似的甲基化表达谱	伴有钙化；无染色体1p/19q共缺失	好发于儿童、青少年和年轻成年人；缺乏形态学特征或DNA甲基化谱提示伴有FGFR或BRAF异常的其他肿瘤类型

表10-4 根据WHO CNS 5儿童型弥漫性高级别胶质瘤分子病理诊断标准

WHO分类	弥漫中线胶质瘤，H3K27变异型	弥漫半球胶质瘤，H3G34突变型	弥漫性儿童型高级别胶质瘤，IIDH和H3野生型	婴儿型半球胶质瘤
分型	*H3K27M* 突变型 H3野生伴EZH抑制蛋白过表达 EGFR突变型	H3G34R突变型 H3G34V突变型	RTK1型 RTK2型 MYCN型	NTRK改变型 ROS1改变型 ALK改变型 MET改变型
	4级	4级	4级	未定级
诊断依据	（1）中线解剖位置 （2）弥漫性生长 （3）H3K27me3表达缺失同时伴有： （1）H3K28M突变 （2）EGFR改变或扩增 （3）EZH蛋白过表达 （4）符合弥漫性中线胶质瘤甲基化谱特征	（1）大脑半球位置 （2）弥漫性生长 （3）H3.3G35R或G35V突变 （4）符合H3G34突变型弥漫性半球胶质瘤甲基化谱特征	（1）儿童或青年 （2）弥漫性胶质瘤 （3）无IDH突变 （4）无 *H3* 基因突变 （5）关键分子病理学特征，PDGFRA改变、EGFR改变或MYCN扩增 （6）符合RTK1型、RTK2型 （7）MYCN型甲基化谱特征	（1）儿童早期发生于大脑半球 （2）高细胞密度星形细胞瘤 （3）存在典型的受体络氨酸激酶异常（NTRK家族基因） （4）ROS1 （5）ALK （6）MET融合 （7）符合婴儿型半球胶质瘤甲基化谱特征

五、临床治疗

儿童胶质瘤的治疗是手术治疗为主的综合治疗模式。手术目的包括：明确病理性质及分子诊断；减轻占位效应，解除脑脊液循环障碍，缓解颅高压症状；改善因胶质瘤引发的症状，如癫痫、眼震、面肌痉挛等；减少肿瘤负荷，为后续放疗、化疗及其他辅助治疗提供条件。手术后根据术后组织及分子病理诊断制订后续治疗方案。

（一）手术治疗

1. 手术的一般原则 脑胶质瘤手术的基本原则是安全前提下最大范围切除肿瘤。

2. 当存在以下情况之一时，可选择病理活检术

（1）肿瘤位于优势半球功能区域。

（2）肿瘤广泛浸润性生长或侵及双侧半球。

（3）肿瘤位于视神经、视交叉、下丘脑、功能区皮质、白质深部或脑干等部位，且无法满意切除。

（4）难以明确是否为肿瘤，需要鉴别病变性质。活检方式可以为立体定向活检或导航下活检或开颅显微镜下活检。

DIPG和OPG作为儿童胶质瘤的特殊类型，手术指征目前尚未统一。DIPG虽手术指征不明确，但强烈推荐进行立体定向活检，以明确组织病理以及分子诊断。对于OPG单侧视神经损害致严重突眼和（或）单侧视力丧失，进展较快的外生性或含囊性成分的OPG可行手术或活检。若散发OPG患者有肿瘤播散或出现间脑综合征，仅观察意义不大，应考虑手术治疗。手术一般可作为OPG疾病晚期的治疗方式，特别是有颅内压增高、伴有脑积水的患者，需要手术切除部分肿瘤，解除脑脊液循环梗阻，缓解脑积水。近年来，随着术中导航及弥散张量成像等技术的发展，术前行DTI重建视觉纤维，明确肿瘤与视觉通路、神经纤维的关系，术中辅以实时导航，指导手术实施，可最大限度地减轻手术对神经纤维、下丘脑等重要结构的损伤，从而减少并发症的发生。

（二）放射治疗

进行放射治疗前需要放射肿瘤学专家对患者进行完整的评估，包括病史和体检，特别是神经系统的症状和体征，并结合外科手术、病理报告和影像学诊断等内容。这些都决定了放疗技术和剂量的选择。特别是病理诊断的明确至关重要，在一般情况下，至少需要通过活检以最小的创伤获得组织病理的诊断，从而使误诊的风险最小化。

（三）药物治疗

1. 化疗

（1）对于PLGG的化疗疗效还存在一定争议，主要包括化疗的时机、化疗方案的选择、化疗与放疗次序的安排等。

目前国内指南推荐含铂方案：卡铂或卡铂+长春新碱，总疗程建议1年。

SIOPE制订了非NF1的PLGG化疗方案。①一线：长春新碱+卡铂；②二线：长春碱；③三线：伊立替康+贝伐珠单抗；④四线：TPVC（硫鸟嘌呤、甲基苄肼、洛莫司汀、长春新碱）。NF1的化疗方案。①一线：长春新碱+卡铂/长春碱；②二线：长春新碱+顺铂与长春新碱+环磷酰胺交替；③三线：伊立替康+贝伐珠单抗。总疗程建议18个月。

（2）PHGG的化疗目前没有标准方案，目前常用的化疗方案如下。

1）替莫唑胺：在放射治疗期间，替莫唑胺90mg/m²，口服，共42天。放疗结束4周后开始维持治疗：替莫唑胺160 mg/（m²·d），d1～5，每4周1个疗程，共6个

周期。在COG ACNS0423 II 期研究中辅助化疗采用洛莫司汀 90mg/m², d1+替莫唑胺 160 mg/(m²·d)，d1～5，每6周1个疗程，共 6 个周期，与既往的ACNS0126研究比较生存有提高，但生存的提高仍然主要发生在伴有MGMT甲基化的这部分患者中，临床上建议根据患者具体情况和药物可及性进行治疗选择。

2) PEV+PEI 方案：放疗同步化疗。①PEV，顺铂20mg/m²，d1～5，依托泊苷 100mg/m²，d1～3，长春新碱 1.5mg/m²，d5。②放疗最后1周 PEI，顺铂、依托泊苷（同上），异环磷酰胺 1.5g/m²，d1～5。治疗第 10 周起，PEI 维持6个疗程，间隔4周。

3) PCV 方案：甲基苄肼（PCB）60mg/(m²·d)，d8～21，洛莫司汀（CCNU）110mg/(m²·d)，d1，长春新碱（VCR）1.5mg/m²，d8、d29，8 周为1个周期。

4) 对于年龄<3岁的患儿，可以采用含环磷酰胺/长春新碱/顺铂/依托泊苷/卡铂/替莫唑胺的方案进行化疗，尽量延迟放疗开始时间。

2. 靶向药物　目前靶向药物仅作为手术、放疗的补充治疗方案。多数PLGG与MAPK通路中相关分子上调有关，出现这些基因突变的可试行靶向药物治疗：达拉菲尼、维莫菲尼等BRAF抑制剂，对合并 *BRAF V600E* 突变的PLGG有效，但若应用于 *BRAF-KIAA1549* 融合或 *BRAF* 野生型中，反而会加速肿瘤进展。MEK抑制剂曲美替尼对存在MEK突变的有一定疗效。司美替尼在 *BRAF* 基因变异或 *NF1* 相关的LGG均有效，该药近期已获得美国FDA批准，可用于治疗>2岁 *NF1* 型OPG。抗血管生成剂贝伐珠单抗可使肿瘤缩小，但长期疗效不明确。*FGFR*、*ALK*、*ROS1* 以及 *NTRK* 等突变在儿童胶质瘤中较为少见，相关靶向治疗仍处于探索阶段。

六、放射治疗

对于年龄≤3岁的儿童低级别胶质瘤，由于放疗对生长、智力、内分泌的影响，尽量推迟放疗开始的时间以减少对患者生长和发育的影响。而儿童高级别胶质瘤可以适当放宽年龄限制。对于PHGG，NCCN儿童中枢神经系统诊治指南建议术后无禁忌情况下尽早（4～8周）进行放射治疗。对于完全切除的PLGG，术后放射治疗未获得生存获益。对于术后残留的PLGG或者近全切除术，而一旦复发不能二次手术者建议进行辅助放疗，但放疗时机尚不明确。对于DMG一旦确诊建议尽快放射治疗。对于OPG，担心放射治疗不良反应可先化疗，对于化疗效果不佳或者复发的患者需行放射治疗。

（一）放疗前准备

1. 影像学　头颅MRI平扫+增强。

2. 分子病理　胶质瘤需要进行分子病理学检查，明确诊断及判断预后。建议做下一代测序大PANEL检测以发现少见的基因突变。必要时进行甲基化谱聚类分析。

3. 常规化验　血常规及生化、内分泌功能。

4. OPG　需要完善视力、视野等检查，以备后续评估。

5. 认知功能检查　是评价、治疗不良反应的必备项目。

6. 评估患者配合程度　评估患者是否需要镇静。

7. 其他　签署医患沟通和放疗同意书。

（二）放射治疗技术

多种放射治疗技术均能实现儿童胶质瘤的放射治疗，相较现有放疗方式，质子放疗对危及器官保护更好，但因技术可及性问题，绝大部分患者不能够实现质子放疗。图像引导的调强放疗可更好地提高肿瘤组织的治疗剂量和减低正常组织的照射剂量，成为目前儿童胶质瘤常用放射治疗技术。

（三）CT定位

1. 体位固定　参照第五章儿童肿瘤放射治疗体位固定。

2. CT定位　从头顶到C_3椎骨下方（扫描层厚1～3mm），根据年龄不同可做适量调整。建议将计划CT扫描与T1WI增强和T2WI MRI融合。

（四）靶区勾画及照射剂量

1. 靶区勾画

（1）PHGG

1）GTV：GTV结合定位CT、T1WI增强、T2WI FLAIR和DTI勾画。GTV1包括术前术后T1WI增强区域和T1WI不增强但T2WI MRI上异常区域，还需要包括神经传导束上异常区域，对术前未侵犯的对侧不需要包括。GTV2为术后残留病灶，如无残留，GTV2＝GTV1。

2）CTV1：GTV1外扩1.0～2.0cm，CTV2：GTV2外扩0.5～1.0cm。

3）PTV1/2：在CTV基础上外扩0.3～0.5cm，各单位略有差异。

（2）DIPG/DMG

1）GTV：推荐定位CT结合T2WI MRI序列进行勾画。

2）CTV：GTV外扩1.0cm。

3）PTV：在CTV基础上外扩0.3～0.5cm，各单位略有差异。

（3）PLGG

1）GTV：推荐定位CT结合T2WI MRI序列进行勾画。

2）CTV：要在GTV基础上外扩0.5～1.0cm。

3）PTV：在CTV基础上外扩0.3～0.5cm，各单位略有差异。

（4）OPG

1）GTV：推荐定位CT结合T1WI MRI增强序列进行勾画。

2）CTV：整个视路及肿瘤，包括球后视神经、视交叉，是否延伸到视束及以上视辐射和枕叶需要根据肿瘤病灶情况，还要区分是肿瘤病灶还是肿瘤压迫所致的水肿反应。

2. 照射剂量

（1）PHGG 初诊照射剂量：PTV1，50.4～54Gy；PTV2，59.4～60Gy，每次1.8～2.0Gy，5次/周。复发再程放疗参考成人高级别胶质瘤照射，30～35Gy/5～15Fx或者54～60Gy/30Fx或者SRS 16Gy。

（2）DIPG 初诊照射剂量：推荐54Gy/30Fx，可选择大分割放疗模式39Gy/13Fx。再程放疗剂量20～30Gy。

（3）PLGG照射剂量：推荐45～54Gy/25～30Fx。

（4）OPG照射剂量：推荐45～55Gy，每次1.8Gy。

3. 危及器官的限量　耳：D50%≤35Gy；眼球：D50%≤10Gy，D10%≤35Gy；视神经/视交叉：D50%≤54Gy，D10%≤56Gy；脊髓（颅骨下6cm颈段脊髓）：D50%≤26Gy，D10%≤57Gy；脑干：D_{max}＜60Gy，V60＜0.3cm^3，D_{mean}＜56.6Gy，D50%＜52.4Gy；垂体/下丘脑：D_{mean}＜25Gy；海马：D_{mean}＜30Gy；颞叶：V60＜1cm^3，D_{max}＜65Gy；晶状体：尽量低；PTV以外的正常脑组织＜1%或者＜1cm^{3}接受超过处方剂量10%的剂量。

（五）计划制订

放疗计划制订：图像引导的放射治疗在胶质瘤中均适用，儿童肿瘤放射治疗的危及器官剂量限定是需要重点考虑的问题。特别是对长期生存患者，需要特别注意垂体、内耳、眼球等器官的保护。PLGG放射治疗计划图（图10-5），PHGG放射治疗计划图（图10-6），DIPG放射治疗计划图（图10-7）。

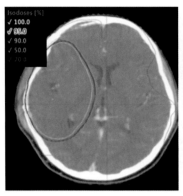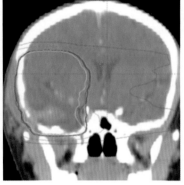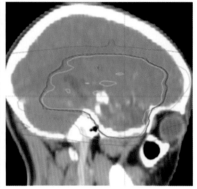

图10-5　PLGG放射治疗计划图

红色线为PTV

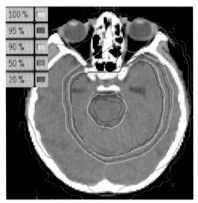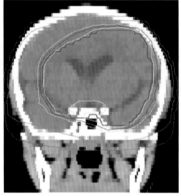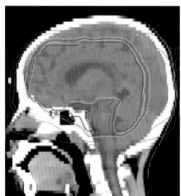

图10-6　PHGG放射治疗计划图

红色线为PTV

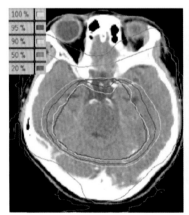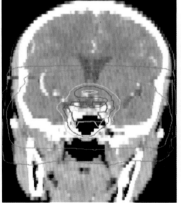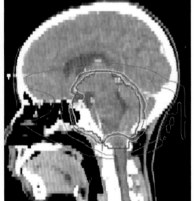

图10-7　DIPG放射治疗计划图

红色线为PTV

（六）计划实施

放疗实施过程中，需要MVCT、CBCT、KV等监测摆位误差，特别是配合不好的患者，避免体位因体位变化带来的靶区不准确以及不良反应增加。

（七）放射治疗常见不良反应

1. 急性期不良反应　放射治疗的急性期不良反应是在放疗过程中及放疗结束后3个月内出现的不良反应。急性期不良反应出现后症状明显，但大部分经过处理或者放疗结束后可以逆转。常见急性期不良反应为皮肤损伤，表现为皮肤颜色改变、瘙痒和脱发等；急性脑水肿导致的头痛、头晕、恶心、呕吐等症状；部分患者会出现面颈部水肿表现。

2. 晚期不良反应　放疗晚期不良反应为放疗结束3个月以上出现的不良反应，患者在放射治疗过程中不会出现明显反应，但放疗结束后逐渐出现的不良反应，并且这种不良反应大部分不可逆转，这是放疗医师最关注的问题。晚期不良反应绝大部分为剂量相关性的，所以放疗医师特别注重放射治疗剂量。脑胶质瘤放射治疗晚期不良反应和病变部位相关。

七、预后及随访

儿童胶质瘤较成人胶质瘤预后好，低级别胶质瘤5年生存率约80%，高级别胶质瘤5年生存率约20%。影响胶质瘤预后的主要因素有肿瘤组织病理分级、手术切除肿瘤程度、分子分型等。胶质瘤患者治疗后除常规随访外还需要随访垂体内分泌功能、智力发育等情况，以便及早发现尽早干预。

PLGG患者：5年内每3～6个月复查头颅MRI；＞5年每12个月复查头颅MRI。PHGG患者：末次放疗2～6周后复查头颅MRI；1年内：每2～3个月复查头颅MRI；大于1年：每3～6个月复查头颅MRI。有症状的NF1相关OPG患者：眼科评估第一年每3个月1次，第二年起每6个月1次直至8岁，之后每2年1次直至18岁。无症状的NF1相关OPG患者：眼科评估每年1次，直至8岁，之后每2年1次，直至18岁。

（李淑杰　石雪娇）

第十一章　颅咽管瘤

一、概述

颅咽管瘤（craniopharyngioma）是上皮来源的良性肿瘤，起源于鞍区Rathke囊的胚胎上皮细胞。颅咽管瘤占颅内肿瘤的2%～5%，占儿童颅内肿瘤的5.6%～15%，占儿童鞍区肿瘤的54%。病理上分为造釉细胞型和乳头型，二者具有不同的临床和病理特征。造釉细胞型颅咽管瘤更为常见，主要见于5～15岁儿童以及50～74岁成人。乳头型颅咽管瘤则主要见于50～60岁成人，儿童罕见。

颅咽管瘤虽是良性肿瘤，但位置较深，毗邻视神经、垂体、下丘脑及颈内动脉等重要的结构，全切除手术难度大，且术后可造成终身神经内分泌功能障碍，严重影响生活质量，因此有学者将其称为"生物学恶性"肿瘤。因其手术完全切除困难，放疗被广泛应用。颅咽管瘤的手术治疗需要在充分保护垂体-下丘脑功能及视路结构的前提下积极地追求全切除。如果术后肿瘤残留，在充分告知患者放疗并发症（内分泌水平下降、再次手术困难等）的前提下，放疗是可能的选择。因为治疗策略与手术水平不一，不同报道的复发率、生存率、垂体-丘脑功能和生存质量等差别较大。

二、病理学

颅咽管瘤是常见的脑实质外起源的肿瘤，生长相对缓慢。病理上分为造釉细胞型和乳头型。目前研究认为，造釉细胞型颅咽管瘤可发生在儿童和成人，主要是由残存于Rathke囊的上皮细胞CTNNB1基因外显子3发生突变，导致其编码的β-catenin不能被降解，激活经典Wnt通路导致肿瘤发生。乳头型颅咽管瘤主要发生于成人，可能是由于残存于结节漏斗部的Rathke囊的上皮细胞发生鳞状化生导致，近年来BRAFV600E突变被发现广泛存在于鳞状乳头型颅咽管瘤中。造釉细胞型颅咽管瘤主要以栅栏样上皮细胞、星网状细胞、湿性角化物以及散在的钙化为主要病理学特征。乳头型颅咽管瘤以复层鳞状上皮形成乳头状为主要特征，乳头结构中心可见血管，钙化和湿性角化物罕见。两型颅咽管瘤间质中均可见到不同程度的炎症细胞浸润。

三、临床表现

早期常见内分泌功能障碍，表现为身材矮小、精神萎靡、面色晦暗、营养状态差，查体可发现心率偏慢，发育落后，男童可见外生殖器发育障碍，部分患者可因垂体后叶功能障碍而出现多饮多尿。体格检查时应详细记录患者身高、质量、精神及营养状态、外生殖器发育情况等。

除内分泌症状外，在肿瘤较大时还会出现肿瘤压迫的临床表现。主要为：颅内压增高症状（头痛、恶心和呕吐）、视力下降/视野缺损及垂体-下丘脑功能障碍。当肿瘤发展到一定程度，这几种临床表现可以同时存在。儿童患者的生长和发育和视力障碍发生率较高。内分泌功能障碍包括生长激素、卵泡刺激素、黄体生成素、促肾上腺皮质激素和促甲状腺激素缺乏。部分颅咽管瘤患者具有下丘脑功能障碍，表现为肥胖、易疲劳、行为变化、渴感消失和体温调控异常等。

四、诊断

手术后组织病理学检查是诊断颅咽管瘤的"金标准"。但因肿瘤位置原因往往不能获取手术后组织病理学诊断，推荐立体定向活检以明确诊断。如实在无法完成病理学诊断，临床上常根据头部CT、MRI检查和患者内分泌症状进行临床诊断。

颅咽管瘤影像学上呈类圆形或分叶状，肿瘤为囊性、实性或混合性（图11-1）。临床上乳头型颅咽管瘤通常为实性肿瘤，很少出现钙化，造釉细胞型常见钙化和囊变。MRI的T1WI上信号强度与灰质相似，T2WI多为不均匀的信号，囊性部分大多数为高信号，部分为低信号（有角蛋白或钙盐结晶）。实性部分及囊壁的MRI增强扫描可有明显或不均匀强化。CT：囊液在CT上多为低密度影，实性成分在CT上为不均匀、等或稍高密度。

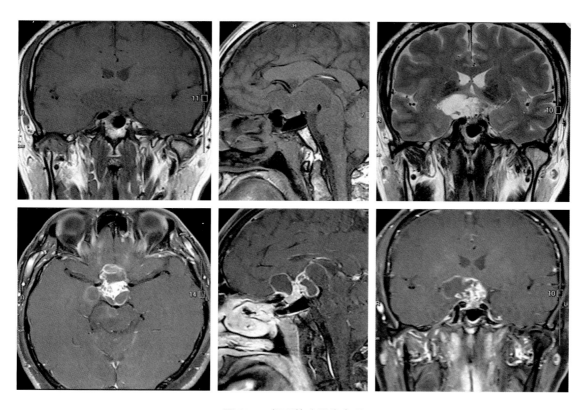

图 11-1　颅咽管瘤影像表现

五、临床治疗

手术是颅咽管瘤最主要的治疗手段，应在充分保护垂体-下丘脑功能及视路结构的前提下积极追求全切除术，若完全切除难以达到，可选择部分切除联合术后辅助放疗的方式进行治疗，以尽量降低对患者功能的损伤。

（一）手术治疗

颅咽管瘤是一种起源于脑实质外的肿瘤，但会凸入脑实质生长。颅外入路（经蝶、扩大经蝶等），经颅入路（经翼点、扩大翼点等），经颅经脑入路（经终板、胼胝体、侧脑室等）均被用于肿瘤切除。手术医师应该根据不同分型的颅咽管瘤，在不同入路的优势和使用不同入路的代价之间进行权衡，选择最佳预后的入路。

颅咽管瘤切除术的关键是肿瘤与下丘脑-垂体柄及下丘脑组织之间关系的明确与辨识。肿瘤与颅内正常结构之间存在蛛网膜、软脑膜以及胶质反应层界面。在这些界面分离肿瘤不容易损伤正常神经组织及Willis环的细小分支血管。肿瘤的钙化需要经过仔细地锐性分离，多数情况下只要在直视下锐性分离就能安全地全切除。尽量识别和保留垂体柄，垂体柄的保留程度直接影响到术后内分泌紊乱的发生率和严重程度，术中垂体柄的辨认与保护可以作为下丘脑保护的标志性结构，应积极寻找和保护。在一项对109例儿童颅咽管瘤的回顾性研究中，肿瘤全切与次全切联合放疗的患者的疾病控制率没有差异，单独GTR的5年PFS为77%，次全切联合放疗为73%，因此，为了保护垂体、下丘脑和神经功能，要尽可能安全地切除肿瘤。

（二）放射治疗

由于颅咽管瘤常累及三脑室前部、下丘脑等重要结构，为保护重要结构的功能，手术常不能达到完全切除，导致肿瘤残余，这部分患者近期复发率高达50%，远期复发难免。外照射放疗（图像引导的适形放疗、立体定向放疗和放射治疗外科）和囊内近距离放疗（^{32}P/^{90}Y等）可作为延缓复发的治疗手段。对于多次复发又难以手术切除的患者可进行放射治疗。

（三）长期内分泌治疗

1. 中枢性尿崩症 对于轻度尿崩症患者，无须药物处理；对于中重度尿崩症患者，在补充体液丢失量的同时应给予抗利尿激素（ADH）治疗，控制尿量在200ml/h左右。但治疗中需根据电解质等指标变化适时调整治疗方案。

2. 糖皮质激素的补充 对于肾上腺皮质激素分泌不足的患者首选氢化可的松进行替代治疗，15～25mg，每日2～3次，也可应用泼尼松。治疗中需根据临床经验和患者症状、体征进行适时调整。儿童用药剂量为6～10 mg/（m²·d），分2～3次服药。应该使用最小剂量的糖皮质激素模拟皮质醇生理分泌节律进行用药，50%～60%剂量在白天给药，使患者皮质醇水平达到正常值。剂量调整主要依据临床经验及调整后患者是否出现新发症状或症状缓解，不合理地提升糖皮质激素剂量也容易导致肾上腺危象的发生。

3. 甲状腺激素补充 建议对甲状腺激素缺乏的患者使用左旋甲状腺素（LT4）治疗，从低剂量开始逐渐增至25μg/（1～2）周，儿童应根据其体质指数进行剂量的调整。应先排除中枢性肾上腺皮质功能减退后再使用LT4，以免出现肾上腺危象。如果在未评估肾上腺功能时开展了LT4治疗，可预防性使用类固醇激素（氢化可的松或醋酸可的松）。治疗过程中需1～2个月调整一次剂量，使FT4逐渐升高到正常范围的中值水平。不应根据TSH水平调整药量。

4. 生长激素补充 如果肿瘤术后1～2年无复发迹象，可考虑生长激素替代治疗，生理剂量的生长激素，不会促进肿瘤复发。对儿童和成人，补充生长激素都具有重要的意义。生长激素长期替代治疗过程中，应定期复查鞍区MRI。对于骨骺未闭合的儿童，生理剂量（0.1U/kg）或更小剂量的生长激素，有助于身高增加，同时改善机体物质代谢，减少腹部脂肪，治疗效果良好。

5. 性激素的补充 为推迟儿童患者骨骺闭合而获得更好的最终身高，应该在女童

12～13岁，男童14～15岁开始少量补充性激素。有生育需求的男性患者给予人绒毛膜促性腺激素（hCG）联合尿促性素（HMG）治疗，hCG皮下注射或肌内注射给药，每次2000U，1周注射2～3次，HMG肌内注射，每次75～150U，每日1次，能刺激睾丸产生睾酮。对于有生育需求的女性患者，应使用促性腺激素（75 U，每日1次）或脉冲式促性腺激素释放激素诱导排卵。青春期的女性患者，应使用17-β雌二醇透皮给药0.08～0.12μg/（kg·d）。青春期的男性患者，可用睾酮（50mg肌内注射，1个月1次）或促性腺激素释放激素脉冲式治疗。服药期间，应每年常规进行妇科检查。雌激素可降低皮质醇结合球蛋白的数量，因此同时口服雌激素的女性患者应适当提高糖皮质激素剂量。

六、放射治疗

（一）放疗前准备

1. 影像学 头颅MRI平扫+增强。

2. 常规化验 血常规及生化、电解质、内分泌功能。

3. 神经功能检查 包括视力、视野、认知功能等检查。

4. 其他 签署医患沟通及放射治疗同意书。

（二）放射治疗技术

多种放射治疗技术均能实现儿童颅咽管瘤的放射治疗，相较现有放疗方式，质子放疗周围正常组织器官保护更好，但因技术可及性问题，绝大部分患者不能够实现质子放疗。图像引导的调强放疗可更好地提高肿瘤组织的治疗剂量和减低正常组织的照射剂量，成为目前儿童颅咽管瘤常用放射治疗技术。

（三）CT定位

1. 体位固定 详见第五章儿童肿瘤放射治疗体位固定。

2. CT定位 从头顶到C_3椎骨下方（扫描层厚1～3mm），根据年龄不同可做适量调整。建议将放疗计划CT扫描图像与T1WI增强和T2WI MRI融合。

（四）靶区勾画

颅咽管瘤为良性肿瘤，照射的体积仅限于肿瘤，包括其囊性成分。准确绘制囊性区域是非常重要的，后面或下方的囊性延伸可能被脚间池所掩盖，需要仔细将MRI、CT图像结合起来辨认。

颅咽管瘤常侵犯后丘脑和视交叉区域，其他部位侵犯是不常见的，为更好地避免危及器官的不必要照射，勾画靶区需要结合多模态影像，并且进行细致辨认。

1. GTV 手术后残留的实体瘤和手术区域，包括MRI显示异常的软组织和囊肿范围和CT上的钙化和残余肿瘤。

2. CTV GTV外扩0～5mm。

3. PTV 根据各单位情况外扩，一般3～5mm。

危及器官的勾画，包括眼球、晶状体、视神经、视交叉、脑干等需要剂量限制的器官。

（五）计划制订

1. 照射剂量 每次1.8～2.0Gy，每日1次，每周5次，总剂量50～54Gy/25～30次/5～6周。有研究显示低于54Gy的照射与复发增加有关，但提高剂量可能增加视交叉损伤风险。

2. 危及器官限量 危及器官限量同第十章胶质瘤。

3. 放疗计划制订 图像引导的放射治疗在颅咽管瘤中非常重要，可以使用调强放射治疗技术。另外儿童肿瘤放射治疗的危及器官剂量限定是需要重点考虑的问题。特别是对长期生存患者，需要特别注意垂体功能的保护，视神经、视交叉等重要器官的剂量限制（图11-2）。

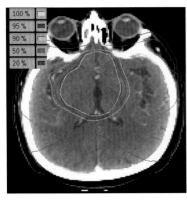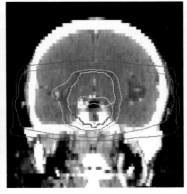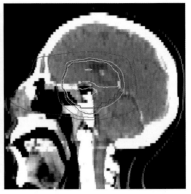

图 11-2　颅咽管瘤放射治疗计划图

红色线为PTV。患者，男性，15岁。因视野缺损就诊，头颅MRI检查发现鞍区及鞍上区见分叶的囊实性占位，视交叉侵犯或受压，手术部分切除。术后病理：造釉细胞型颅咽管瘤。术后4周开始行放射治疗，GTV：残留肿瘤+瘤床；CTV：GTV+0.5cm；PTV：CTV+0.3cm。照射剂量：PTV：54Gy/30Fx/6W

（六）计划实施

放疗实施过程中，需要MVCT、CBCT、KV等监测摆位误差，特别是配合不好的患者，避免因体位变化带来的靶区不准确以及不良反应增加。

（七）放射治疗常见不良反应

1. 急性期不良反应　放射治疗的急性期不良反应是在放疗过程中及放疗结束后3个月内出现的不良反应。急性期不良反应主要为照射后脑水肿反应，包括头痛、恶心、呕吐以及原有症状加重，但大部分经过处理或者放疗结束后可以逆转。

2. 晚期不良反应　放疗晚期不良反应为放疗结束3个月以上出现的不良反应，患者在放射治疗过程中不会出现明显反应，但放疗结束后逐渐出现的不良反应，并且这种不良反应大部分不可逆转，这是放疗医师最关注的问题。晚期不良反应绝大部分为剂量相关性的，所以放疗医师特别注重放射治疗剂量。颅咽管瘤放射治疗后最重要的不良反应就是垂体功能损伤，要密切随访垂体功能，

另外一个严重的不良反应为视神经损伤，表现为视力下降等情况。

七、预后及随访

颅咽管瘤生长缓慢，85%以上的患者确诊后的生存期至少为3年。肿瘤全切术和次全切术后10年生存率可达85%以上，复发率达20%～30%，大多数在1年内复发，肿瘤复发率为20%，3年后复发少见（延迟复发通常见于那些被认为肿瘤已"完全"切除患者），再次手术的致残率/死亡率均升高。

随访能及时发现肿瘤复发，对水、电解质及内分泌状态进行及时的纠正和治疗。应在术后2周、1个月、3个月、6个月和1年进行内分泌、电解质、肝肾功能及鞍区MRI检查（必要时增加随访频率），并且记录体质指数及生活质量评估结果。建议参考Duff等或De Vile等的生活质量评估量表，对神经系统功能、视力视野、垂体功能、下丘脑功能、精神心理，以及儿童受教育能力和成人工作能力等方面进行评估。1年以后，每

年随访至少1次，除以上所有内容，还应包括骨龄（儿童）或骨密度（成人）检查。鉴于颅咽管瘤大部分在5年内复发，建议对所有患者随访至少5年。同时应注意患者的饮食摄入及体重情况，进行必要的控制，避免因下丘脑功能障碍，出现过度饮食，导致过度肥胖，出现相关并发症。

（李淑杰　蒋马伟）

第十二章　室管膜瘤

一、概述

室管膜瘤（ependymoma，EPN）来源于脑室和脊髓中央管内的室管膜细胞，可发生于神经系统的任何部位，在儿童中最常见于颅后窝，脊髓内也可见。室管膜瘤仅占颅内胶质瘤的5%～6%，69%发生于儿童，占儿童脑肿瘤的9%。儿童颅内室管膜肿瘤的发病年龄为4～6岁。室管膜瘤具有通过脑脊液在神经系统内（包括脊髓）播散的潜能，肿瘤的级别越高，转移的发生率也越高，但全身性转移罕见。

2021年WHO CNS 5将室管膜瘤分为以下几个类型。

1. 幕上室管膜瘤（supratentorial ependymoma，ST-EPN）　发生率为20%～30%，分为幕上室管膜瘤伴ZFTA融合阳性、幕上室管膜瘤伴YAP1融合阳性、幕上室管膜瘤NOS/NEC。其中幕上室管膜瘤伴ZFTA融合基因，占幕上室管膜瘤的70%，中位发病年龄8岁。1q获得发生率约25%，对预后影响存在争议。既往认为本组患者预后差，但近期回顾性分析及前瞻性临床试验（包括SIOP Ependymoma Ⅰ、SJY07、ACNS0121等）结果均显示，幕上室管膜瘤ZFTA融合阳性并非预后更差，行肿瘤完全切除联合术后放疗的该亚组患者5年OS可达80%。幕上室管膜瘤伴YAP1融合基因，中位发病年龄1.4岁，该组患者预后好，5年OS接近100%。

2. 颅后窝室管膜瘤（posterior fossa ependymoma，PF-EPN）　发生率为20%～30%，分颅后窝室管膜瘤A（PFA）组、颅后窝室管膜瘤B（PFB）组和颅后窝室管膜瘤NOS/NEC。PFA组（H3 K27me3阴性）是最常见类型，发病年龄低，中位发病年龄3岁。目前来自临床试验的证据显示1q获得、6q缺失与预后差相关。肿瘤完全切除且行术后放疗的1q获得患者5年EFS仅为35.7%，而1q正常患者为81.5%。PFB组（H3 K27me3阳性），占幕下室管膜瘤的15%～20%，发病年龄偏大，中位发病年龄30岁，常伴有染色体异常，5年EFS和OS分别为73%和90%。1q获得不是PFB组患者的预后预测因子，而13q丢失患者预后差。

3. 脊髓室管膜瘤（spinal ependymoma，SP-EPN）　发生率约为20%，好发于脊髓圆锥和马尾区，常伴有NF2基因突变型和染色体22q缺失。缺乏黏液乳头状室管膜瘤或室管膜下室管膜瘤的形态学特征。CNS 5新增加MYCN-扩增脊髓室管膜瘤，该亚组患者罕见，预后不良，易发生肿瘤播散。

4. 黏液乳头状室管膜瘤（myxopapillary ependymoma，MPE）　几乎只发生于脊髓的圆锥和尾丝。MPE患者的临床结局良好，手术全切或部分切除后的长期总生存率超过90%。

5. 室管膜下室管膜瘤（subependymoma ependymoma，SE）（WHO 1级）　肿瘤恶性程度低，生长相对缓慢，多累及室壁，该亚型约占室管膜瘤的5%。

二、病理学

室管膜瘤典型的组织学表现为肿瘤细胞

大小一致，胞界不清，核呈圆形或椭圆形，室管膜形成的真性菊形团和血管周的假性菊形团，可见血管透明变、钙化、囊性变及坏死等。具有异质性，包括乳头状、透明细胞型和伸长细胞型。免疫组织化学：GFAP（＋）、S100（＋）、Olig2（＋/−）和EMA（腔缘或核周点灶+/−）。

根据发生部位不同，室管膜瘤又有其独特的组织分子病理学特点。

1. ST-EPN（WHO 2～3级）组织学特征 毛细血管分支网，透明细胞形态在幕上比在颅后窝和脊髓更常见。ST-EPN伴*ZFTA*融合基因。组织学特征：毛细血管分支网；免疫组织化学特征：*ZFTA*融合的室管膜瘤p65核阳性，L1CAM弥漫阳性；基因特征：*ZFTA*融合最常见，CDKN2A和（或）CDKN2B丢失。ST-EPN伴*YAP1*融合基因。组织学特征：纤维基质中含有PAS阳性的嗜酸性颗粒体；免疫组织化学特征：无p65或L1CAM表达，PAS阳性的嗜酸性颗粒体；基因特征：*YAP1-MAMLD*融合最常见。

2. PF-EPN（WHO 2～3级） 可见局灶性乳头状/假乳头状形态。PFA组组织学特征：64%具有高级别特征部分，透明细胞、乳头状和伸展细胞形态可局部出现；免疫组织化学特征：大多数H3 p.K28me3（K27me3）表达丢失，但少数病例中肿瘤细胞阴性比例是可变的；基因特征：*EZHIP*突变、*H3 p.K28M*（*K27M*）突变、1q染色体的获得。PFB组组织学特征：41%具有高级别特征部分；免疫组织化学特征：H3 p.K28me3（K27me3）蛋白表达；基因特征：大多数存在22q丢失、6号染色体单倍体、18号染色体三体。

3. SP-EPN 中等-高的细胞密度，缺乏黏液乳头状室管膜瘤或室管膜下室管膜瘤的形态学特征；免疫组织化学特征：可表达SOX10；基因特征：22q丢失、*NF2*突变。CNS5新增*MYCN*-扩增脊髓室管膜瘤，几乎都具有高级别组织病理学特征，免疫组织化学特征：MYCN蛋白表达，H3 p.K28me3（K27me3）蛋白表达可缺失；基因特征：*MYCN*扩增，10号染色体和11q染色体丢失。

4. MPE（WHO 2级）组织学特征 是血管周围梭形或上皮样肿瘤细胞呈放射状排列，伴有血管周围黏液样变和微囊形成；免疫组织化学特征：GFAP（弥漫＋），AE1/AE3（＋）。

5. SE 多形性的肿瘤细胞核聚集在丰富的纤维基质中，易发生微囊性改变；免疫组织化学特征：GFAP（弥漫＋）。

三、临床表现

室管膜瘤的临床表现根据生长部位不同而存在差异，临床表现差别很大，颅高压在幕上及幕下占位都是最常见的临床表现，体征为视盘水肿。室管膜瘤根据其发病部位临床表现如下。

1. PF-EPN 儿童65%～75%发生于颅后窝，肿瘤侵犯第四脑室引起梗阻性脑积水。PF-EPN较其他肿瘤更易延伸至颈部蛛网膜下腔，患者更易表现出颈部僵硬、颈痛、斜颈和斜头；肿瘤侵犯脑干时，可出现呃逆、视麻痹、面部感觉障碍、听力减退等脑神经损害症状；侵犯小脑可表现走路不稳、眼球震颤、共济失调和肌力减退等。

2. ST-EPN 可导致头痛、癫痫或与发病部位相关的局灶性神经功能缺损。

3. SP-EPN、MPE和SE 因常发生于脊髓或者圆锥部位，常表现为腰背部疼痛、下肢无力、肠道和膀胱功能障碍等。

四、诊断

术前影像学表现结合术后病理诊断可以确诊室管膜瘤。因室管膜瘤有脑脊液播散的风险，需要完善脑脊液检查。脑脊液肿瘤细胞学检查阳性，可伴随非特异性的蛋白及细胞数增多，但是脑脊液检查阴性并不意味着不存在肿瘤播散。可以在术中切除肿瘤前，穿刺抽取脑脊液进行肿瘤细胞学检查。若在术后行腰椎穿刺检查，应该在术后2周后，以避免由于手术操作后造成假阳性结果。

头颅CT上，肿瘤实质呈稍高密度或等密度，出血和钙化多见，瘤周水肿明显，强化时多呈显著不均质强化，但其肿瘤评估作用有限。MRI是常用的检查方法，行全中枢平扫和增强扫描有助于发现可能的转移性病灶。儿童幕下室管膜瘤MRI通常表现为第四脑室底部的占位性病变（图12-1），常伴梗阻性脑积水。影像学上与髓母细胞瘤难以鉴别。鉴别要点：室管膜瘤MRI常见第四脑室占位，粘连紧密，强化不均匀，形态不规则，常向上堵塞导水管下口，向下延伸至颈髓交界，且向周围侵袭性生长。幕上室管膜瘤起源于脑室壁的室管膜细胞，影像学表现

为囊实性改变（大囊小结节），边缘多发结节状钙化，并向脑实质内生长（图12-2）。

五、临床治疗

室管膜瘤治疗是手术治疗、放疗、化疗相结合的治疗模式。手术治疗的目的是在保证安全的前提下尽可能切除肿瘤、解决颅内高压以及肿瘤相关的压迫症状，同时获取病理诊断。术后进行辅助放疗，酌情辅助化疗。

（一）手术治疗

1. 目的　在不引起神经功能缺损的情况下，最大限度地切除肿瘤。手术入路多采用后正中入路或者旁正中入路。

2. 脑室腹腔分流手术　不建议术前行脑室腹腔分流手术。如果患者术后或者在放化疗过程中出现了脑室扩大、颅高压表现，且不能缓解，可行脑室腹腔分流术，重建脑脊液循环。

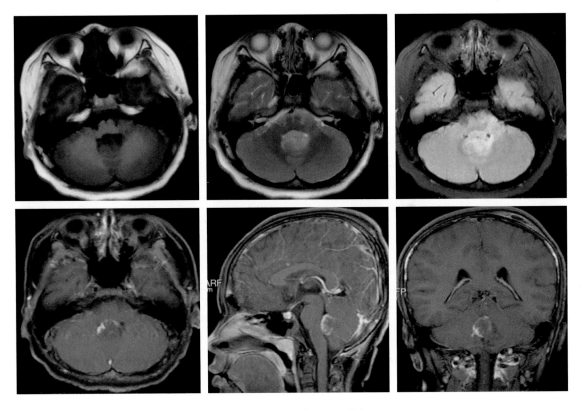

图12-1　幕下室管膜瘤影像学表现

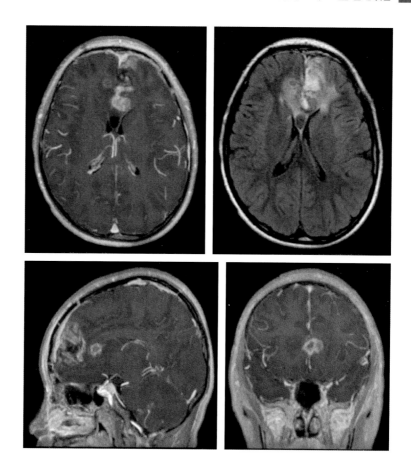

图 12-2　幕上室管膜瘤影像学
表现

（二）放射治疗

放射治疗为＞3岁的室管膜瘤最重要的辅助治疗手段，特别是WHO 3级室管膜瘤，术后均推荐进行辅助放疗，对WHO 1～2级室管膜瘤根据手术切除程度、年龄进行充分评估。

对于年龄≤3岁的室管膜瘤患者，充分评估肿瘤复发与放射治疗不良反应风险，与家长沟通，化疗可以先作为术后的辅助治疗，尽量推迟放疗开始的时间以减少对患者生长发育的影响。

（三）化学治疗

可作为手术和放疗的辅助手段，对于术后有明确残留灶而未再次手术，或者是肿瘤播散的患者，应进行化疗。婴幼儿患者化疗目的是推迟放疗或在放疗前患者处于无肿瘤

残留状态。

对于年龄＜18个月，WHO 2级或3级患者，可选择Baby UK方案化疗（长春新碱＋卡铂＋甲氨蝶呤＋环磷酰胺＋顺铂）。

对于年龄＞18个月，WHO 2级或3级，术后有残留，可给予VEC（长春新碱＋依托泊苷＋环磷酰胺）±DDP（顺铂）方案化疗。

对于术后残留较多的患者，可于二次手术前行Cycle A方案（长春新碱＋卡铂＋环磷酰胺）及Cycle B方案（长春新碱＋卡铂＋依托泊苷）化疗，之后行二次手术切除残留病灶。

六、放射治疗

放射治疗为＞3岁的室管膜瘤患儿最重要的辅助治疗手段，特别是WHO 3级室管膜瘤，术后均推荐进行辅助放疗，对WHO

1～2级室管膜瘤根据手术切除程度、年龄进行充分评估。

对于年龄≤3岁的室管膜瘤患儿，充分评估肿瘤复发与放射治疗损伤风险，与家长沟通，化疗可以先作为术后的辅助治疗，尽量推迟放疗开始的时间以减少对患儿生长和发育的影响。ACNS 0121是关于室管膜瘤的第一个前瞻性临床研究，纳入1～21岁的室管膜瘤患者，对全切术和近全切术的患儿，术后立即放射治疗，对次全切术的患儿化疗2周期（7周）后评估，如果不可切除，则直接进入放疗阶段。放疗阶段对年龄＜18个月的全切术患儿接受总剂量54Gy，其余患儿放疗总剂量59.4Gy。结果提示≤3岁和＞3岁患儿5年EFS分别为62.9%和70.5%（$P=0.229\,5$），5年OS分别为87.4%和85.8%（$P=0.690\,4$）。ACNS 0121研究结论，对达到全切术或近全切术的≤3岁的患儿术后立即接受放疗的疾病控制率和生存率与年龄较大的儿童相似。因此，放射治疗可能仍然是低龄（1～3岁）患儿的主要治疗方案，医师应充分评估利弊，与家长沟通。

（一）放疗前准备

1. 影像学　头颅及脊髓MRI平扫+增强。
2. 脑脊液　肿瘤脱落细胞学检查。
3. 常规化验　血常规及生化，内分泌功能。
4. 认知功能检查　是评价治疗不良反应的必备项目。
5. 其他　签署医患沟通及放射治疗同意书。

（二）放射治疗技术

多种放射治疗技术均能实现儿童室管膜瘤的放射治疗，相较现有放疗方式，质子放疗最优，但因技术可及性问题，绝大部分患者不能够实现质子放疗。图像引导的调强放疗可更好地提高肿瘤组织的治疗剂量和减低正常组织的照射剂量，成为目前儿童室管膜瘤常用放射治疗技术。

（三）CT定位

1. 体位固定　参照第五章儿童肿瘤放射治疗体位固定。
2. CT定位　从头顶到C_3椎骨下方（扫描层厚1～3mm），根据年龄不同可做适量调整。建议将计划CT扫描与T1WI增强和T2WI MRI融合。

（四）靶区勾画

靶区定义

（1）存在脊髓/脊膜播散转移者：全中枢照射，靶区勾画参照第八章髓母细胞瘤。

（2）无脊髓/脊膜播散转移者

1）GTV：GTV根据定位CT与T1WI增强和T2WI MRI融合勾画。GTV包括术后残留病灶以及T2WI MRI上异常，且T1WI增强区域。

2）CTV：颅脑室管膜瘤CTV：GTV+1.0cm，进行解剖结构修剪。脊髓室管膜瘤CTV：GTV+1.0cm（头足方向）+所累及部位的硬膜腔。

3）PTV：根据各单位情况外扩，颅脑一般3～5mm，脊髓根据部位不同适当调整。

4）危及器官的勾画，包括眼球、晶状体、视神经、视交叉、脑干等需要剂量限制的器官。

（五）计划制订

1. 照射剂量　脑肿瘤瘤床：54～59.4Gy/30～33次/6～7周；脊髓/马尾神经肿瘤瘤床：45～54Gy/25～30次/5～6周。

2. 危及器官限量　危及器官限量同MB。

3. 放疗计划制订（图12-3）　图像引导的放射治疗在室管膜瘤中均适用，如需要全中枢照射，TOMO放疗计划可一次性实施，避免了冷点和热点。如不需要全中枢照射，可以使用调强放射治疗技术。另外儿童肿瘤放射治疗的危及器官剂量限定是需要重点考虑的问题。特别是对长期生存患者，需要特别注意发育骨的保护，甲状腺、心脏、肾脏等重要脏器剂量限制。

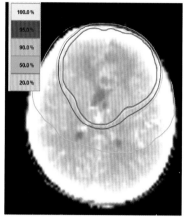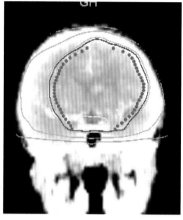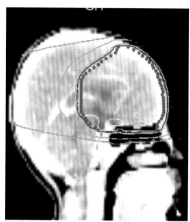

图 12-3　幕上室管膜瘤 TOMO 计划图

红色线为 PTV

（六）计划实施

放疗实施过程中，需要 MVCT、CBCT、KV 等监测摆位误差，特别是配合不好的患者，避免因体位变化带来的靶区不准确以及不良反应增加。

（七）放射治疗常见不良反应

1. 急性期不良反应　放射治疗的急性期不良反应是在放疗过程中及放疗结束后 3 个月内出现的不良反应。急性期不良反应症状明显，但大部分经过处理或者放疗结束后可以逆转。常见急性期不良反应为皮肤损伤，表现为皮肤颜色改变、瘙痒和脱发等；急性脑水肿可导致头痛、头晕、恶心和呕吐等症状；幕下室管膜瘤可能出现共济失调的表现。部分患者还会出现面颈部水肿表现。

2. 晚期不良反应　放疗晚期不良反应为放疗结束 3 个月以上出现的不良反应，在放射治疗过程中不会出现明显不适，但放疗结束后逐渐出现的不良反应，并且这种不良反应大部分不可逆转，这是放疗医师最关注的问题。晚期不良反应绝大部分为剂量相关性的，所以放疗医师特别注重放射治疗剂量。室管膜瘤放射治疗晚期不良反应和病变部位相关。

七、预后及随访

儿童室管膜瘤预后相对较好，颅内室管膜瘤 10 年生存率约 60%。影响室管膜瘤预后的主要因素有手术切除肿瘤程度、肿瘤位置、年龄、病理类型和是否存在脑脊液扩散转移等。

术后随访包括头部及脊髓增强 MRI、体格检查，术后第 1 年，每 3 个月复查 1 次；术后 2~3 年，每 6 个月复查 1 次；术后 4~5 年，每 1 年复查 1 次。并且需要根据放（化）疗晚期不良反应出现时间，及时检查相应激素、生长、发育等指标。

（李淑杰　孙肖阳）

一、概述

脑转移瘤在成人肿瘤患者中很常见，然而，在儿童实体肿瘤中，脑转移却较为罕见，发生率为1%～10%，在尸检中为6%～13%，根据组织学、原发灶位置、分期、生存时间和全身转移模式的不同，发生率有很大差异。在目前的儿童实体瘤报道中，肉瘤（尤因肉瘤、横纹肌肉瘤、骨肉瘤和其他软组织肉瘤），神经母细胞瘤，肾肿瘤（肾母细胞瘤、肾透明细胞肉瘤和肾横纹肌样肿瘤），黑色素瘤，肝母细胞瘤，视网膜母细胞瘤，生殖细胞瘤和视网膜母细胞瘤等都有脑转移的发生。其中，神经母细胞瘤和肾横纹肌样瘤是最常见的出现脑转移的儿童肿瘤，治疗后脑转移的总发生率为1.7%～11.7%，而中枢神经系统转移也往往是导致死亡的原因之一。

二、临床表现

在儿童中，约80%的脑转移发生在原发疾病诊断后，也有脑转移与原发肿瘤同时发现和诊断，少数患者以脑转移为首发症状就诊。通常会急性起病，约65%的患者有肿瘤相关症状。最常见的体征和症状是头痛或颅内压增高（52%）、癫痫发作（36%）、偏瘫（36%）和精神状态改变（16%）。癫痫发作最常见于15岁以下的儿童。

部分患者可能表现为无症状或快速出现颅内出血的症状，特别是在婴儿中。Wieczorek的研究中发现，13例患者中有4例（30.2%）以颅内出血为临床症状，其中3例婴儿，均为神经母细胞瘤 *MYCN* 扩增型。

三、辅助检查

（一）影像学检查

1. CT检查　CT平扫多为低密度或等密度的结节或环形病灶，急性出血表现为高密度病灶。病灶多位于皮质及皮质下区，多发常见，少数为单发。瘤体周围常伴有明显的瘤周水肿，呈指状低密度改变，累及白质，少数累及灰质，并伴有不同程度的占位征象（图13-1）。

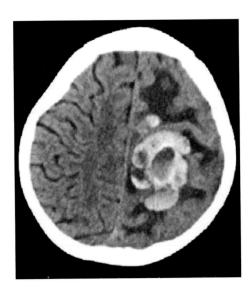

图13-1　神经母细胞瘤脑转移瘤CT表现

2. MRI　MRI检查是诊断脑转移的首选影像学方法，其检出率和准确性明显高于脑部CT检查，尤其是脑膜转移。MRI平扫时多数转移瘤的T1WI呈低信号或等信号。T2WI一般呈等高信号或混杂信号，部分呈低信号。MRI增强扫描多为灰白质交界处的病灶，呈"小病灶，大水肿"，脑膜受侵时可出现脑膜增厚或"鼠尾征"。脑转移可沿脑脊液出现播散，需行脑及脊髓MRI检查了解有无异常。其他MRI功能成像技术，有助于脑转移瘤的鉴别诊断（图13-2）。

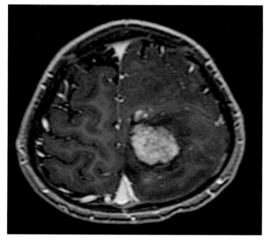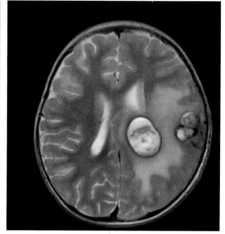

图13-2　神经母细胞瘤脑转移MRI

（二）其他

腰椎穿刺检查提示多数患者脑脊液压力增高，蛋白含量增高，偶可检出转移瘤细胞，可对诊断提供帮助。而超声波、脑电图、脑血管造影和脑室造影也可显示异常，但定位、定性价值远不如CT、MRI。有研究发现在神经母细胞瘤中，腰椎穿刺、高水平的血清乳酸脱氢酶和诊断时的眼眶转移与脑转移发生相关。若初诊时存在骨髓受累，来自浸润的骨髓血行扩散可能会突破未成熟的血脑屏障，发展为脑转移。

四、诊断与鉴别诊断

（一）诊断

根据患者的肿瘤病史、临床表现及影像学检查可对脑转移做出诊断。

（二）鉴别诊断

1. 胶质瘤　恶性度低或高的胶质瘤均可以表现为CT低密度灶，MRI长T1、长T2信号。特别是胶质母细胞瘤在病史和影像上均与转移瘤有相似之处，但胶质瘤很少多发，无原发肿瘤病史，瘤周水肿多呈片状，而转移瘤多呈指套状。

2. 脑膜瘤　主要是幕下脑膜瘤与单发结节型颅内转移性肿瘤相鉴别。转移瘤可找到脑外原发瘤，与小脑幕无关系；而脑膜瘤无脑外原发瘤，与小脑幕关系密切，且重度强化，其程度远大于轻中度强化的结节型颅内转移性肿瘤。

3. 脑脓肿　脑脓肿和囊性转移瘤在影像上很难区分，一般靠病史鉴别，如多有感染病史、心脏病病史、中耳炎病史等，而转移瘤可有肿瘤病史。

4. 脑出血　当转移瘤卒中出血时，呈急性发病，需与脑出血相鉴别，一般强化CT和MRI检查在转移瘤的患者可见肿瘤结节。另外，还可根据出血的部位、形态、有无高血压病史来判断。

5. **血管母细胞瘤** 病灶多位于幕下小脑半球，呈囊实性改变，表现"大囊小结节"，增强扫描，小结节增强明显，瘤周可见流空血管影。

6. **寄生虫** 可以有结节强化病灶，水肿相对较轻，一般病灶为多发。

7. **淋巴瘤（颅内浸润或颅内原发）** 颅内淋巴瘤症状多种多样，脑脊液蛋白增高，可有寡克隆区带，但淋巴瘤多发于大脑半球深部靠中线部，CT常为高密度或等密度，病灶周边水肿，边界不清。血管内淋巴瘤可表现为多发低密度灶，但病灶位于皮质下，多以脑卒中的临床及影像出现。淋巴瘤的确诊多需病理检查。

五、临床治疗

根据患者病情和原发肿瘤的生物学特点，可选择对症治疗、手术治疗、放射治疗、系统治疗（化疗）。

（一）对症治疗

对病情危重不能耐受手术的患者首先给予药物治疗，待病情平稳后再采取其他治疗方法。激素、脱水剂等药物可通过减轻水肿迅速缓解高颅压的症状，激素治疗6～24小时后症状开始出现改善，3～7天可达到最佳效果，如无药物应用禁忌证，脑转移瘤患者均可给予激素和脱水剂治疗。如有癫痫发作的患者，需要使用抗惊厥药物控制癫痫发作。

（二）手术治疗

手术可以快速解除颅内占位效应、明确诊断、减轻肿瘤症状以达到局部治疗效果。对单发转移瘤，如原发病灶已切除，患者一般条件好，未发现其他部位转移者，可以及早手术切除转移病灶。过去认为多发脑转移瘤不宜手术治疗，随着手术器械、相关影像辅助和电生理辅助等技术的长足进步，手术切除脑转移瘤而不增加并发症已经成为可能。无症状脑转移患者可考虑系统治疗后评估手术指征。

（三）放射治疗

放射治疗可以作为脑转移瘤的单一治疗或作为手术切除后的辅助治疗。然而，3岁以下儿童行颅脑放疗需慎重选择。因为3岁以下儿童，大脑在发育的关键时期，放疗可能破坏正常的神经认知功能。脑转移瘤治疗方式可分为全脑放疗和局部放疗[常规分割、大分割、立体定向放射外科（SRS）/立体定向放射治疗（SRT）、质子治疗]。在儿童实体肿瘤患者中，脑转移提示预后不良，关于最佳治疗模式还在探索中。

1. **全脑放疗** 是目前儿童肿瘤脑转移应用最多的治疗模式。更多应用于颅内多发转移灶（≥3个病灶）、术后辅助放疗、联合SRS/SRT、不适合手术的患者。

2. **局部放疗** 针对颅内寡转移瘤进行放疗。可采用三维适形、静态或动态调强、立体定向放疗、螺旋断层放疗、质子治疗等照射技术。其中立体定向放疗、螺旋断层放疗、质子治疗对放疗设备要求较高。

（1）SRS/SRT：迄今为止，除病例报道外，SRS治疗儿童脑转移瘤的疗效尚无充足证据。然而，该技术可能对儿童动静脉畸形和原发性脑肿瘤有效，如幼年毛细胞星形细胞瘤、复发性室管膜瘤和松果体细胞瘤。

（2）质子治疗：虽然质子治疗尚未广泛应用于儿童中枢神经系统转移瘤，但与光子相比，质子可以更精确地给予肿瘤高剂量，降低周围正常组织的剂量。此外，质子治疗原发性儿童中枢神经系统恶性肿瘤在局部控制、无进展生存期和总生存期方面非劣效于光子治疗，同时减少不良作用，特别是在接受全中枢放疗的髓母细胞瘤患者中。因为质子治疗可以降低神经认知缺陷的风险，它对于儿童脑转移瘤患者来说是一个好的选择，随着越来越多质子中心的建立，质子治疗在儿童脑转移瘤的治疗中可能成为一种更受欢迎的治疗模式。

3. 放射治疗禁忌证

（1）绝对禁忌证：①一般情况差，不能耐受放疗者；②不能配合或不愿意接受治疗者。

（2）相对禁忌证：①颅内转移性肿瘤内有活动性出血者，需要在出血稳定后2周进行；②颅内高压不能控制，有脑疝风险者，

如各种原因不能进行手术治疗，家属积极要求并充分知情的情况下，需在脱水剂、激素应用下进行。

4. 放射治疗剂量　治疗儿童脑转移瘤最合适的剂量暂无明确共识，需结合年龄、原发疾病及病情等综合考虑。波兰儿科实体肿瘤研究组的研究中，高危神经母细胞瘤患者孤立性脑转移术后放疗剂量为21～36.5Gy。COG推荐肾母细胞瘤脑转移放疗剂量：16岁以下全脑放疗21.6Gy，局部加量至32.4Gy；16岁及以上全脑放疗30.6Gy/17F（图13-3）。

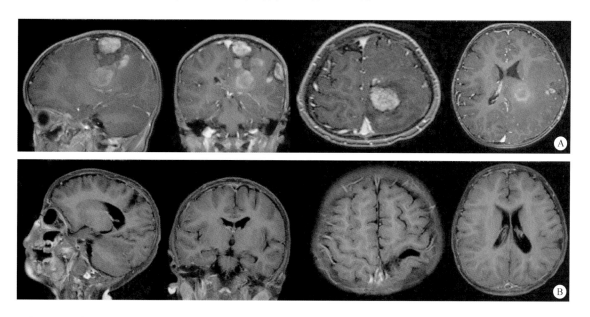

图13-3　患儿，女，3岁8个月。因腹膜后神经母细胞瘤多发脑转移，采用全脑放疗。PTV: DT 30.6Gy/17F/3.5W。放疗后1年患者脑转移瘤病灶较前明显缩小

A. 放疗前；B. 放疗后1年

5. 脑转移放疗常见不良反应　全脑放疗的急性毒性包括继发于短暂性颅内压增高的头痛，以及脱发、轻度放射性皮炎、疲劳和嗜睡。地塞米松可有效地治疗急性、放射性诱导的水肿。

儿童患者放疗后可能发生以下晚期损伤。

（1）智力损伤：与剂量及年龄密切相关，在接受36Gy全脑照射的幸存儿童中，

治疗后10年75%的儿童智商正常；若在6岁前接受全脑放疗，约70%的幸存者需要接受特殊教育。如果在4岁前接受全脑放疗，其损伤将会更加严重。

（2）内分泌功能紊乱：有资料统计全脑放疗的儿童中，有43%的幸存者至少有一种内分泌功能紊乱表现。其中生长激素分泌不足是全脑放疗后最常见的内分泌疾病。对身

高的影响程度与照射剂量呈明显正相关，即全脑照射24Gy的患儿身高低于同龄人中全脑照射18Gy的患儿，均低于未接受放疗的患儿。其中女孩、小于5岁者放疗对身高的影响更加明显。

（3）肥胖：接受全脑放疗≥20Gy的女孩生存者中有2/3更易发生肥胖。

（四）系统治疗

化疗、靶向治疗、免疫治疗等系统治疗对儿童脑转移瘤的疗效根据原发疾病有所不同。

六、预后

目前研究发现脑转移发病的中位年龄为11～13岁，大多发生在原发肿瘤诊断后8～16个月。总的来说，儿童脑转移患者预后差，既往研究提示，未经治疗的患者在诊断为脑转移后的中位存活时间不足1个月，接受治疗的患者在治疗开始后中位存活8个月。完全切除脑转移瘤的患者以及在化放疗后CR的患者可能有更好的预后。

（吴府容　李晓宇）

第三篇

儿童常见头颈部肿瘤

第十四章 鼻 咽 癌

一、概述

鼻咽癌（nasopharyngeal carcinoma，NPC）是起源于鼻咽黏膜上皮细胞的恶性肿瘤，是我国头颈部癌中发病率最高的恶性肿瘤。鼻咽癌流行病学特点明显，据统计，全球约70%的鼻咽癌患者分布在我国及东南亚国家，我国约占世界新发鼻咽癌病例的50%，欧美国家占比较低，而在国内，也表现出较明显的区域聚集特点，主要分布在广东、广西及其周边等省区市，中西部区域次之，北方地区发病率低。此外，鼻咽癌还具有一定家族聚集性，无论高发区，还是低发区，鼻咽癌均展现出较明显的家族聚集特点，高发区更显著，如属高发区的中国香港，鼻咽癌的家族史比例高达7.2%，广州市的鼻咽癌家族史有5.9%，而在中发区明显降低至1.85%。中国的年龄标化发病率约为3.0/100 000，而高发地区可达（30～40)/100 000，区域发病差异显著。

儿童及青少年（<18岁）鼻咽癌较少见，占所有儿童及青少年恶性肿瘤的1%～3%，约占鼻咽癌总数的2%。儿童及青少年鼻咽癌的好发年龄在11～20岁，中位年龄13～16岁，男孩发病率较女孩高。鼻咽癌发病率在世界范围内总体呈现出缓慢下降的趋势，南亚、东亚、北美和北欧国家的发病率下降较为明显，平均每年变化在–1%～–5%，但仍有报道高发区的局部区域发病率有增高。尽管如此，庞大的人口基数，每年仍有大量的儿童及青少年罹患鼻咽癌，因此，儿童及青少年鼻咽癌的防治形势仍然非常严峻。

鼻咽癌的病因目前仍未完全明了，与成人患者相似，普遍认为是遗传易感、环境饮食及Epstein-Barr（EB）病毒感染等多因素相互作用的结果。在易感基因方面已发现多个与鼻咽癌发病关联的基因，如位于6p21染色体MHC区域的*HLA*基因，13q12的*TNFRSF19*和3q26的*MECOM*等。环境因素方面包括长期食用腌制食物，接触污染粉尘，吸烟及饮酒等。EB病毒感染被认为是流行区鼻咽癌发病的高危因素，其编码的多种蛋白与细胞的恶变密切关联，如LMP-1和EBNA-1等。在家族性NPC研究中，发现有多个易感基因和环境因素之间的复杂相互作用。但迄今，尚未报道与NPC特殊相关的遗传易感综合征。

二、病理学表现

鼻咽部肿瘤主要为鳞癌，其次是淋巴瘤，其他少见的肿瘤包括腺癌、唾液腺来源的癌及肉瘤等，通常所称的鼻咽癌即为鼻咽鳞癌。根据2017年WHO头颈部癌症病理分型标准，鼻咽癌分为角化型鳞状细胞癌、非角化型和基底样鳞状细胞癌，其中非角化型又分为分化和未分化两型。儿童及青少年鼻咽癌主要以非角化癌为主，大部分患者被认为与EB病毒感染相关。

非角化癌是最常见的鼻咽癌病理类型，光镜下表现为无明显的角化和细胞间桥等鳞状细胞分化特点，依据显微镜下的分化表现，又划分为分化型和未分化型，其中未分化型更常见，两型的划分在临床表现及预后上无明显差异。

角化型癌在光镜下可明显观察到角化形成和细胞间桥，根据分化程度分为高、中、低分化。该类型与其他头颈部鳞癌在形态和生物学行为相近，在治疗敏感性上较非角化型差。该类型在高发区占比较低，在非高发区占比稍高。

基底细胞样鳞状细胞癌较罕见，具有较高的侵袭性和变异性。

当通过病变的形态特征无法确定为鼻咽癌时，须加做免疫组织化学检测或原位杂交（如EBER）以助诊。若以颈部淋巴结诊断鼻咽癌者，颈部淋巴结活检标本需行EBER的原位杂交检测以提高诊断准确率。

三、临床表现

鼻咽解剖部位特殊，早期多无明显症状，不易发现。儿童及青少年患者的表达能力相对偏弱、家长忽视等原因，导致这部分患者就诊时往往已进展至中晚期。根据肿瘤侵袭部位、大小及转移部位不同而表现各异，常见的临床表现有上颈部肿块、涕血、鼻出血、耳鸣、耳闷胀、听力下降、头痛、面麻和复视等。

颈部肿块，主要指上颈部肿块，是40%~60%患者的初诊主诉，而检查后颈部淋巴结转移率可达80%及以上，这主要与鼻咽癌极易发生淋巴结转移相关。颈部淋巴结转移通常无明显症状，表现为肿块的无痛性、进行性增大，当转移淋巴结压迫或侵袭周围组织、神经时，会产生相应的症状。

涕血主要指回吸性涕血，晨起为甚，主要是鼻咽癌表面微小血管破裂所致。若鼻咽癌出现广泛溃疡或坏死时，易引发鼻咽大出血。

耳鸣和听力下降，多为单侧，是较常见也是易忽略的早期表现之一，临床常被误诊为中耳炎。当鼻咽癌影响咽鼓管通气，导致内耳淋巴循环障碍时，患侧鼓室会出现负压，进而出现患侧耳鸣、耳闷胀感，甚至听力下降。

头痛多为持续性单侧偏头痛，部分可表现为枕部或颈部疼痛，疼痛程度与肿瘤侵犯关联。疼痛原因主要为肿瘤侵犯颅底骨、骨膜、筋膜、血管、神经及颅内组织等，部分合并感染的还会闻及明显异味。

面麻、复视等神经损伤表现，当肿瘤向四周浸润生长，侵及脑神经后，即可出现相应神经功能受损，最常见的是单侧面部麻木、眼球歪斜和复视等。

除以上常见临床表现外，其他症状还包括张口困难、口齿不清、吞咽困难和软腭麻痹等。另外，当出现远处转移时，还可表现为相应的症状和体征。

四、诊断

儿童与青少年鼻咽癌的诊断思路与成人一致，出现上述典型症状且持续时间较长超过1个月以上，应高度怀疑鼻咽癌。病理诊断是确诊鼻咽癌的金标准，优先推荐鼻咽部原发病灶的活组织检查，若反复活检均阴性，则可考虑行颈部转移淋巴结活检。间接鼻咽镜检查目前广泛运用于临床，对于原发鼻咽顶前壁的肿瘤可选用前鼻镜观察，但儿童对此项检查配合度较差，可行充分鼻咽部黏膜表面麻醉后再行检查。

（一）病史及查体

鼻咽癌症状虽不典型，但其临床表现通常能反映肿瘤对周围组织的侵犯程度，因此，需要认真询问五官相关症状，并进行头颈部和神经系统查体。其中尤其注意与儿童反复中耳炎相鉴别。此外，鼻咽癌转移率较高，还需认真进行全身体格检查以发现可能的远处转移，如脊柱和肝脏等。

（二）内镜检查

内镜是鼻咽癌诊疗中最常用和最重要的技术之一。内镜能很好地直观观察鼻咽黏膜情况，如有无黏膜增厚或隆起，有无咽壁黏膜异常，咽隐窝是否对称、有无变浅、变窄，吞咽时两侧壁是否对称，重点观察肿瘤有无溃疡、坏死及出血，还需观察肿瘤对后鼻孔、鼻中隔、鼻腔及口咽的侵犯等。内镜检查包括前鼻镜、间接鼻咽镜及纤维鼻咽镜，首选纤维内镜，若具备窄带成像技术更佳，可更好地观察黏膜下病变。

（三）病理诊断

病理诊断是确诊鼻咽癌的"金标准"，优先推荐鼻咽癌原发灶组织活检进行诊断，若原发灶隐匿或反复活检阴性，可考虑颈部转移淋巴结活检。对于活检发现不典型病理表现时，建议加做免疫组织化学进一步协诊，以帮助鉴别淋巴瘤等疾病。目前鼻咽癌病理类型采用WHO分型，包括角化型、非角化型和基底细胞样鳞状细胞癌3型。

（四）影像学检查

影像学检查主要指MRI和CT。由于鼻咽周围组织结构多且复杂，而鼻咽癌的预后、治疗策略及分期又与肿瘤外侵程度关联，因此，在没有禁忌情况下，临床要求行鼻咽的MRI检查，对于颈部，MRI和CT均可，仍优选MRI。条件允许的，推荐在鼻咽MRI基础上进行CT（均推荐薄层扫描）检查。

1. MRI　具有极佳的组织分辨率，能清晰地显示鼻咽及其周围组织结构，有助于判断鼻咽部病情并确定分期，是鼻咽癌诊疗中最常用和最重要的技术之一。鼻咽癌在MRI上表现为长T1、长T2信号，在T2WI脂肪抑制序列上表现为高信号，增强后，肿瘤明显强化，T1WI增强压脂后能更好地显示肿瘤（图14-1）。颈部转移淋巴结表现为T1WI中等信号、T2WI稍高信号，强化明显。对于MRI扫描条件，位相上要求包括轴位、冠状位和矢状位。扫描序列上需包括T1WI、T2WI、T2WI脂肪抑制和T1WI增强脂肪抑制。推荐薄层扫描（≤3mm）。

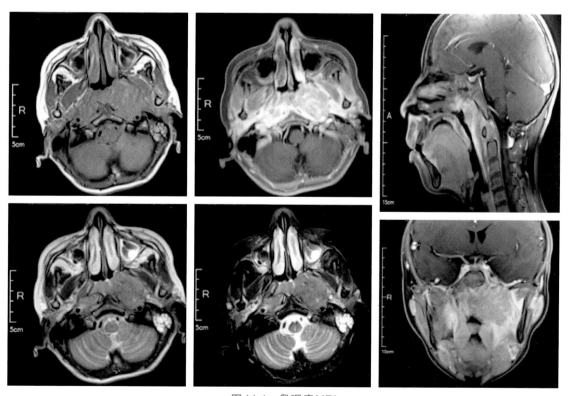

图14-1　鼻咽癌MRI

2. CT 在观察鼻咽癌上也很重要，如咽旁间隙浸润，颅底骨质破坏及颅内侵犯等，CT在显示颅底骨质上较为清晰，尤其是薄层图像，对于骨质硬化和成骨型骨质浸润显示清楚。此外，应用软件进行多平面薄层重建，结合MRI，可更好地观察肿瘤的侵犯情况。增强扫描时，对颈部转移淋巴结的显示也很有价值。

3. 核医学检查 主要指正电子发射计算机断层扫描（positron emission tomography，PET）和放射性核素骨显像（ECT）。PET是功能显像，在鼻咽癌检查上具有较高的敏感性和特异性，且能对全身进行显像，免去较烦琐的其他部位检查，如胸部、腹部及骨等，但因其价格昂贵，推荐有条件的中晚期患儿采用。另外，对于原发灶治疗后残留或复发的鉴别上，PET也具备一定的优势，联合MRI检查，可更好地进行鉴别。鼻咽癌的ECT检查主要是骨显像，由于鼻咽癌具有较高的远处转移率，而骨是最常见的远转器官。因此，对于中晚期患者来说，常规推荐行全身骨显像检查。

4. 超声 于实质脏器的显示具有独特的优势，加之该检查简便、易行、经济，常用于腹部及颈部的检查及治疗效果监测等。

（五）EB病毒DNA

在儿童NPC的回顾性研究中，显示治疗前血浆EBV-DNA水平是预后的影响因素，目前EBV-DNA表达量及相关抗体水平定量检测常用于临床鼻咽癌的辅助诊断，包括病情判断、预后分析及疗效监测等方面，推荐治疗前常规开展EB病毒DNA水平的检测，有条件的患者，推荐在治疗中及治疗后常规开展该检查。

（六）其他检查

口腔检查，尤其是牙齿，需在放疗前拔除或修补患牙。因放疗会照射口腔及周围组织，进而造成口腔内结构及微环境改变，导致后期放射性龋齿的风险增高，若龋齿处理不当，甚至会引发颌骨炎症。甲状腺功能，因大部分患者需要照射下半颈，不可避免损伤甲状腺，需要评估甲状腺功能。胸部和上腹部影像学检查明确是否存在远处转移。由于未成年人的特点，需要重视发育和生育能力方面的检测与评估。

五、临床分期

中国鼻咽癌临床分期工作委员会发布的2017版分期与UICC/AJCC TNM分期系统（第8版）保持一致，因此，鼻咽癌的临床分期主要参考UICC/AJCC TNM分期系统（表14-1、表14-2）。

表14-1 UICC/AJCC 鼻咽癌第8版TNM分期系统	
T分期	
Tx	原发肿瘤无法评估
T0	无原发肿瘤证据，但EB病毒阳性且颈部淋巴结转移阳性
Tis	原位癌
T1	肿瘤局限于鼻咽，或侵犯口咽和（或）鼻腔，无咽旁间隙侵犯
T2	肿瘤侵犯咽旁间隙和（或）邻近软组织（翼内肌、翼外肌、椎前肌）
T3	肿瘤侵犯颅底骨质、颈椎、翼状结构和（或）鼻旁窦
T4	肿瘤侵犯颅内，侵犯脑神经、下咽、眼眶、腮腺和（或）超过翼外肌外侧缘的广泛软组织浸润

N分期	
Nx	无法评估区域淋巴结
N0	无区域淋巴结转移
N1	单侧颈部和（或）咽后淋巴结转移（不论侧数），最大直径≤6cm，且位于环状软骨下缘以上区域
N2	双侧颈部淋巴结转移，最大径≤6cm，位于环状软骨下缘以上区域
N3	颈部淋巴结转移（不论侧数），最大径＞6cm和（或）位于环状软骨下缘以下区域
M分期	
M0	无远处转移
M1	有远处转移

表14-2 鼻咽癌临床分期	
0期	TisN0M0
Ⅰ期	T1N0M0
Ⅱ期	T0～1N1M0，T2N0～1M0
Ⅲ期	T0～2N2M0，T3N0～2M0
ⅣA期	T0～3N3M0，T4N0～3M0
ⅣB期	任何T，任何N和M1

注：其他风险预后因素，血浆EB病毒DNA拷贝数是一个与鼻咽癌病情严重程度关联的指标，联合TNM分期可进一步提高对患者预后的判断。

六、临床治疗

鼻咽癌的诊治推荐多学科联合团队（MDT）的协作，团队基本组成包括放疗科、肿瘤内科、头颈/耳鼻喉外科和放射诊断科，必要时可纳入病理科、核医学科、营养科和心理科等科室。MDT团队的主要讨论对象包括局部晚期及复发/转移患者、严重治疗不良反应（放疗、化疗及手术）患者等疑难危重患者，推荐MDT讨论贯穿患者诊疗始终。对于儿童与青少年鼻咽癌患者，有条件情况下可以纳入生育力及发育评估方面的医师。

鼻咽癌总的治疗原则是以放射治疗为根基，根据不同病情，辅以药物、手术等治疗的综合治疗。由于未成年人鼻咽癌发病率较低，临床上关于鼻咽癌的大部分研究入组对象都是成年鼻咽癌患者，目前儿童及青少年鼻咽癌患者并没有特定的治疗模式，因此，需要多参考成人指南。参考中国临床肿瘤学会（CSCO）鼻咽癌诊疗指南（2023）和美国国家综合癌症网络NCCN临床实践指南（2023）：①Ⅰ期，可采用单纯放疗；②Ⅱ期采用同期放化疗，部分低危患者可行单纯放疗；③Ⅲ期及ⅣA期推荐采用诱导化疗加同期放化疗，或同期放化疗加辅助化疗模式，以减少远处转移风险，对于部分高危患者，推荐诱导化疗加同期放化疗后继续卡培他滨维持化疗，以进一步降低远转风险；④ⅣB期因合并远处转移，病情较复杂，总体上采用全身治疗为主，局部治疗为辅的综合治疗，推荐风险分层，探索个体化治疗。复发鼻咽癌总体仍以局部治疗为主，但需根据复发分期选择手术或放疗以及是否需要联合全身系统治疗。

鼻咽癌的化疗包括诱导、辅助和同步化疗。诱导、辅助化疗可选择的方案包括：GP（吉西他滨+铂类）、TPF（紫杉类+氟尿嘧啶+铂类）、TP（紫杉类+铂类）和PF（氟尿嘧啶+铂类），21天为1个周期，诱导化疗通常进行2～3个周期。2000年以来，有多项回顾性和前瞻性非比较研究，证实了基于顺铂的化疗方案的良好反应率，奠定了铂类化疗的标准地位。在放化疗联合模式上，放疗前进行诱导化疗（IC），可减少扩散转移风险，并降低肿瘤容积和负荷，进而有减少照射范围和调整剂量的优势，尽管缺乏未成年NPC患者随机研究的循证数据，但IC目前被认为是局部晚期（ⅡN1～ⅣA期）儿童青少年NPC的标准治疗。同步化疗通常采用顺铂，也有研究显示奈达铂、洛铂、卡铂及奥沙利铂同步放化疗效果不劣于顺铂，不良反应各异，可根据病情选择。考虑到CCRT的耐受性和毒性，未成年NPC患者CCRT最佳策略仍然存在争议，推荐为放疗同期顺铂3周方案或每周方案。CCRT期间若无法耐受化疗反应，在EGFR过表达基础上可考虑更换抗EGFR靶向药物。

七、放射治疗

本部分阐述的主要是根治性放射治疗内容。

（一）放疗前准备

放疗前，除需完善基本信息外，还需对患者营养状况、口腔状况以及对后续放疗可能引起的并发症进行评估。此外，还需对各种可能影响治疗的内、外科疾病进行控制。

（二）放疗适应证

各期鼻咽癌均需接受放射治疗，对于Ⅰ～ⅣA期，需接受肿瘤病灶的根治性调强放射治疗。对于ⅣB期，部分患者也能从原发灶及颈部转移淋巴结的放射治疗中获益，而对于转移病灶，放射治疗是重要的局部姑息、减症治疗手段，部分患者甚至能转化为长期生存获益，因此，可根据临床实际情况，适时施照。

（三）放疗技术

主要采用调强放射治疗技术，常用的

调强放疗技术基于直线加速器，能量6～10MV-X线，同步推量或序贯加量技术均可，推荐每日图像引导，以提高照射精准性，更好地保护患者正常组织器官。质子放疗技术有可能减少正常组织的照射，从而减少放疗后遗症，但目前还没有足够证据支持在鼻咽癌中的应用，推荐部分有条件的单位开展。

（四）放疗体位要求及定位

体位固定参照第五章儿童肿瘤放射治疗体位固定。

模拟定位扫描是在CT上完成，模拟定位和体位固定的体位一致，扫描层厚不大于3mm，推荐平扫加增强的扫描方式；扫描范围覆盖整个头部、颈部、双侧肩部，下界达胸骨切迹下2cm，对于下颈部淋巴结阳性患者，下界需到气管分叉水平。有条件的单位，推荐MRI定位。模拟定位CT图像传至放疗计划系统以完成后续靶区勾画及计划制作等程序。在靶区勾画前，建议进行定位CT图像与MRI的融合以提高靶区勾画精度。后续靶区勾画可在MRI上进行，但需在CT图像上进行靶区轮廓范围的最终确定。

（五）放疗靶区勾画

靶区勾画包括肿瘤靶区勾画及危及器官勾画。肿瘤靶区包括大体肿瘤靶区（GTV），临床肿瘤靶区（CTV），计划靶区（PTV）和危及器官计划靶区（PRV）。GTV是以临床查体、影像学检查及内镜检查所显示的肿瘤侵犯范围，根据部位不同分为鼻咽原发灶和咽后淋巴结（统称GTVp，也有文献以GTVnx，GTVrpn表示）及颈部转移淋巴结GTVn。咽后淋巴结的阳性诊断标准为外侧组短径≥5mm，内侧组发现即行阳性处理；颈部转移淋巴结阳性诊断标准为短径≥1cm，或不论大小但出现淋巴结中心液化坏死、周边环形强化以及细胞学诊断为阳性，以及高危区 3 个及以上淋巴结发生融合成团且有短径≥8mm。

CTV 是根据肿瘤生物学行为及患者实际情况个体化确定的范围，主要包含肿瘤及其周围邻近高危区域，根据侵犯风险，分为高危亚临床靶区（包括原发灶的 CTVp1 和转移淋巴结的 CTVn1）和低危亚临床靶区 CTV2。

PTV 是在肿瘤靶区外设置的一个空间范围，目的是为保证所有靶区都能接受处方剂量照射，包括了放疗流程中可能出现的所有误差，如摆位误差、机械误差等，各中心需根据自身放疗质控数据确定，PRV 则是危及器官的外扩范围。

GTV 及 CTV 勾画原则参考中国临床肿瘤学会 CSCO 鼻咽癌诊疗指南（2023）（表 14-3）。

靶区	勾画原则
表 14-3 中国临床肿瘤学会 CSCO 鼻咽癌诊疗指南（2023）	
GTVp	包括鼻咽原发灶和咽后转移淋巴结，根据临床查体（鼻腔、口咽）、影像学（MRI 为主要评估手段，辅以 CT）及内镜检查所示的肿瘤侵犯范围 诱导化疗者：按照化疗后实际范围勾画，但颅底骨质、鼻旁窦及鼻中隔等部位需按化疗前的浸润范围勾画。软腭等肿瘤占位效应明显的部位需随肿瘤退缩而缩小照射范围，但仍应包括化疗前侵犯边界
GTVn	临床查体及影像学（MRI 为主要评估手段，辅以 CT、超声及 PET 等）检查所示的颈部淋巴结侵犯范围 诱导化疗者：若无淋巴结包膜外侵的，按照化疗后实际大小勾画；若存在周围组织浸润，则需包括化疗前浸润范围
CTVp1	原发灶周围的高危亚临床靶区。推荐 GTVp+（5～10）mm，并包含全部鼻咽黏膜；邻近重要 OAR 时，距离可缩小至 1mm
CTV2（原发灶）	原发灶的低危亚临床靶区，CTVp1+（5～10）mm，包括全部高危结构及中危颅底神经孔道（卵圆孔和翼腭窝） 高危结构包括咽旁间隙，鼻腔后距离后鼻孔至少 5mm，椎前肌，颅底骨质及孔道（蝶骨基底部、翼突、斜坡、岩尖、破裂孔） 当高危及中危结构受侵时，包括邻近同侧"下一站"的中危或低危结构，常见路径及设置如下： 咽旁间隙侵犯时，包括卵圆孔和蝶骨大翼 鼻腔侵犯时，包括翼腭窝和后组筛窦 椎前肌侵犯时，包括口咽和舌下神经管 蝶骨基底部侵犯时，包括卵圆孔、蝶骨大翼和蝶窦 翼突侵犯时，包括蝶骨大翼、卵圆孔、翼腭窝和翼内肌 斜坡侵犯时，包括蝶骨大翼、卵圆孔、海绵窦、蝶窦和舌下神经管 岩尖侵犯时，包括蝶骨大翼、卵圆孔、海绵窦和舌下神经管 破裂孔侵犯时，包括蝶骨大翼、卵圆孔和海绵窦 翼腭窝侵犯时，包括颞下窝、眶下裂和上颌窦（距后壁 5mm） 翼外肌侵犯时，包括颞下窝
CTVn1	淋巴结的高危亚临床靶区，GTVn+3～5mm
CTV2（淋巴引流区）	颈部淋巴引流区的预防照射区域：向上与原发灶的 CTV2 相接合并为一个靶区 预防照射区域设置： N0～1（仅咽后淋巴结转移）时，双侧咽后（Ⅶa 区）、Ⅱ～Ⅲ区和Ⅴa 区 N1（单侧颈部淋巴结转移）时，患侧咽后（Ⅶa 区）、Ⅱ～Ⅳ区、Ⅴ区，超过阳性淋巴结累及区域至少下一区；对侧咽后（Ⅶa 区）、Ⅱ～Ⅲ区和Ⅴa 区 N2～3 时，双侧咽后（Ⅶa 区）、Ⅱ～Ⅳ区、Ⅴ区，超过阳性淋巴结累及区域至少下一区 Ⅰb 区照射指征：颌下腺累及或肿瘤累及以Ⅰb 区为首站淋巴引流区的解剖结构（如口腔、鼻腔前半部）、Ⅱ区淋巴结包膜外侵或淋巴结包膜未侵犯但最大径超过 2cm

续表

靶区	勾画原则
CTV2（淋巴引流区）	颈部淋巴引流区边界勾画参考2013版国际头颈部淋巴引流区勾画指南，其中部分区域需进行适度修订： 咽后（Ⅶa区）的上界由第一颈椎上缘延伸到颅底 Ⅰb区不包括颌下腺 Ⅱ区去除胸锁乳突肌和头夹肌间贴合紧密的间隙 Ⅳa区前界由胸锁乳突肌前缘缩小至喉前带状肌后缘 Ⅴb区后内侧界延伸至肩胛提肌前界并包括颈横血管 Ⅴc区前界由皮肤缩小到肩胛舌骨肌

头颈部危及器官众多，在鼻咽癌放射治疗中，重点需要保护的危及器官（表14-4）。

表14-4 放射治疗中重点需要保护的危及器官勾画

结构	勾画原则
脑干	上界至视束，向下勾画至小脑消失/枕骨大孔层面，除小脑脚外，脑干周围无确切组织连接，边界清晰
脊髓	勾画真实的脊髓而不是脊髓腔，向上接脑干下界，向下至少勾画至靶区下界下2cm
颞叶	从大脑外侧裂上缘至颅中窝底，后界为颞骨岩部/小脑幕/枕前切迹，内侧界为海绵窦/蝶窦/蝶鞍/大脑外侧裂（包括海马、海马旁回和钩，不包括基底核和岛叶），外侧为颅骨
视神经	眼球后方，经视神经管接视交叉，眶内段和视神经管内段均需勾画
视交叉	呈十字交叉状，位于垂体/鞍上池上方，颈内动脉/大脑中动脉内侧，前连视神经，后接漏斗
垂体	位于蝶鞍内
眼球	位于眼眶内，需包括视网膜
晶状体	位于眼球前方部，玻璃体前方，表现为高密度影，界限清晰
内耳	包括前庭、耳蜗和半规管，此处指耳蜗，不能把内听道勾画入内耳结构内，需在CT骨窗下勾画
腮腺	包括腮腺深叶和浅叶，以及副腮腺，均需勾画，尤其注意深叶常穿插入邻近肌肉间隙
颌下腺	位于下颌骨下内侧的腺体，界限清晰
口腔	包括舌、齿龈、唇黏膜、颊黏膜和口底
颞颌关节	包括关节头和关节窝，上界从关节腔出现开始勾画，向下勾画至下颌颈C形弯曲
下颌骨	以整体勾画，不分左右，上接颞颌关节
甲状腺	甲状腺位于中下颈前，与周围组织界限清晰，以整体勾画，不分左右
咽缩肌	围绕在咽腔侧壁的纵向肌肉，分为上、中、下咽缩肌，自下而上呈叠瓦状排布，需分开勾画，上/中分界在舌骨上缘，中/下分界在舌骨下缘
喉	包括声门上喉和声门喉，声门上喉从会厌尖开始，向下至声门喉，前界为甲状软骨，需包括会厌前间隙；声门喉需包括声门旁间隙
臂丛神经	轴位上不易辨认，可根据解剖走行勾画，臂丛神经由颈5/6、颈6/7、颈7/胸1、胸1/2椎间孔发出，经斜角肌间隙走行，位于锁骨下动脉后上方

（六）放疗剂量及危及器官限量

1.照射剂量 儿童鼻咽癌治疗效果较成人好，远期生存率高，因此，放疗除考虑肿瘤控制外，还需考虑辐射远期并发症。

在CTV的剂量分割上，推荐常规分割剂量1.8Gy（1.6～2.0Gy），最好不超过2Gy；但对于GTV，在保证危及器官限量前提下可适当提高分割剂量。

在放疗剂量上，根据患者年龄进行适当调整，对于高危CTV，建议放疗剂量不低于50Gy，对于低危CTV，建议放疗剂量不低于45Gy（1.8～2.0Gy分割剂量）。对于GTV，建议放疗剂量不低于60Gy，若肿瘤仍残留，需推量至66～70Gy，部分患者甚至需要更高剂量。有多个研究报道，采用诱导化疗+放疗模式的患者，若诱导反应良好，后续的放疗剂量予以适当减低，不仅可保证肿瘤的控制，还能明显减小放疗相关毒不良反应，提高患者生存质量，但最佳放疗剂量尚需临床试验进一步验证。

2. 危及器官剂量限制 危及器官优先级：根据危及器官功能及损伤后对患者产生的后果严重程度，将危及器官分成3个优先保护等级。

（1）第一类优先级：包括脑干、脊髓、视交叉、视神经和颞叶。

（2）第二类优先级：包括晶状体、眼球、垂体、颞下颌关节和下颌骨。

（3）第三类优先级：包括耳蜗/中耳、腮腺、颌下腺、甲状腺、口腔、喉和咽缩肌。该剂量限制主要参考国家癌症中心/国家肿瘤质控中心2021年发布的鼻咽癌靶区勾画和计划设计指南。

3. 放疗不良反应 包括急性期不良反应和远期不良反应。

（1）急性期放射不良反应：包括放射性皮炎、放射性黏膜炎、放射性唾液腺损伤、骨髓抑制等，根据RTOG放射毒不良反应进行分级并予以相应对症治疗，大部分患者能恢复，不会影响治疗。

（2）远期不良反应：包括垂体功能减退、生长和发育迟缓、放射性脑损伤、口干、听力损伤、甲状腺功能减退、颈部纤维化和继发性恶性肿瘤等。垂体功能损伤可导致儿童生长和发育障碍，青春期延迟及脏器功能不良等，垂体损伤程度与放疗剂量关联，放疗计划中，除靶区精准外，还需适当调整照射剂量，尽可能减少垂体放疗剂量。随访中，也要密切监测垂体功能，及时予以对应治疗。颞叶是发生辐射性脑损伤的最常见部位，易造成智力减退、反应迟钝及情绪改变等，需要放疗时仔细保护，随访时密切监测，发生时及时干预。同理，腮腺的损伤程度直接关系到患者口干程度，甲状腺损伤与甲状腺功能相关，这些器官都需要认真保护，预计无法避免的，需制订详细的随访监测计划，给予患者适应的康复方案，提高生存质量。此外，对于长期生存的患者，还需警惕第二肿瘤的发生。

【病例介绍】

患者，男，12岁。诊断：鼻咽非角化癌，cT3N3M0，ⅣA期。诱导化疗联合同步放化疗。化疗方案选择：GP 吉西他滨+顺铂。二次化疗后疗效评价PR。放疗计划：6MV-X线，IMRT，放疗剂量：GTVnx 66Gy/33Fx/7W，GTVnd 66Gy/33Fx/7W，CTV1 60Gy/33Fx/7W，CTV2 54Gy/33Fx/7W。放疗靶区示意图见图14-2，放疗剂量曲线示意图见图14-3。放疗中顺铂同步化疗2个周期。放疗后1个月余复查，鼻咽镜提示鼻咽黏膜光滑、干燥、少许分泌物，未见出血及新生物。MRI提示病灶明显退缩，疗效评价明显PR。放疗后2年复查，肿瘤持续缓解状态（图14-4）。

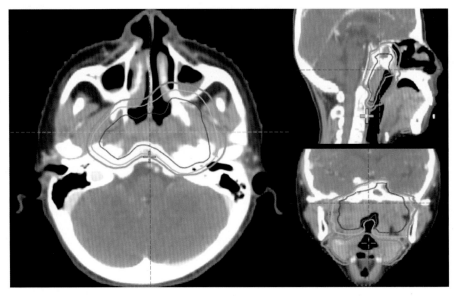

图 14-2　鼻咽癌放疗靶区示意图

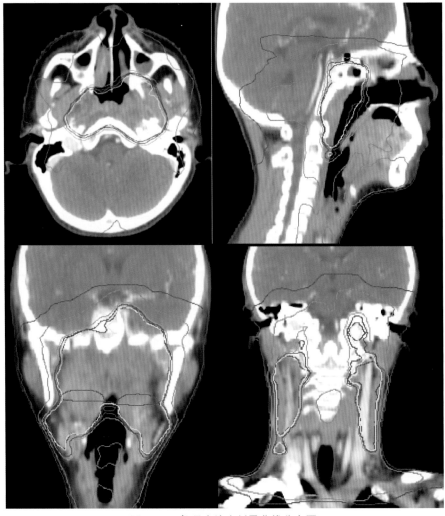

图 14-3　鼻咽癌放疗剂量曲线分布图

红色线为PTV

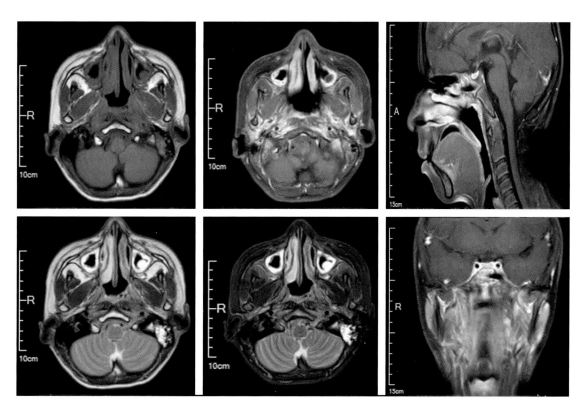

图 14-4 放疗后鼻咽增强 MRI

八、预后及随访

儿童及青少年鼻咽癌的预后好，Ⅰ期的5年生存率总体 > 90%，部分单位可达95%以上；随着分期越高，总体疗效逐渐下降，不过，即使是Ⅳa期，经过积极治疗，5年生存率也在60%以上。除分期外，还有很多指标与预后关联，如女性总体优于男性，EB病毒 DNA 治疗反应好的疗效更好等。

随访：治疗结束2年内，通常3个月复查一次；治疗结束2～5年，每6个月复查一次；5年后，每年复查。随访内容主要包括病史及体格检查、EB病毒 DNA、鼻咽镜检查、鼻咽及颈部 MRI、CT，其他还包括胸部、腹部及骨等常见转移器官的影像监测。治疗结束初期，重点是治疗不良反应及疗效评估，可根据实际情况，增大复查频率，增加复查内容，如血常规、肝肾功能、免疫功能及口腔卫生等。远期还需监测治疗相关毒不良反应，常见的有甲状腺功能、垂体功能、听力等。除以上常规与成人相似的随访内容之外，对未成年 NPC 建议在治疗后36个月内，每6个月接受一次听力测试和听力评估、牙科检查和内分泌系统评估，之后每年接受一次。治疗后放射线导致的第二肿瘤有时在数十年后发生，需要医师和患者密切关注。

（黄 锣 何 侠）

第十五章　视网膜母细胞瘤

一、概述

视网膜母细胞瘤（retinoblastoma，RB）是儿童最常见的眼内原发性恶性肿瘤。视网膜母细胞瘤的发病并未显示种族、地域和性别倾向，不过亚洲和非洲的发病率稍高，全球每年约9000例新发RB患者，其中我国约1100名。RB占儿童恶性肿瘤的2%～4%，1岁以内儿童肿瘤的10%左右，发病率约为1/20 000～1/15 000。RB好发于婴幼儿，约95%发生于5岁以下，70%发生于2岁以下，青年患者少见。RB可发生于单侧、双侧，较少发生三侧或四侧；单侧RB指单眼发病，约占75%，中位发病年龄2～3岁；双侧RB指双眼发病，发病年龄小，平均发病年龄为9个月；三侧RB指双眼发病基础上，出现蝶鞍或松果体区胚胎性肿瘤，属于双眼RB的一种特殊类型，约占RB总数的0.4%；而同时在鞍上和松果体区出现肿瘤，则称为四侧RB。

RB的发生、发展是一个复杂的、多步骤的过程，受多种因素的影响，如基因、环境和表观遗传等。RB是一种原位基因遗传性肿瘤，其发生与肿瘤抑制基因*RB1*基因突变显著关联。*RB1*基因位于第13号染色体的长臂（13q14），是一种抑癌基因，其编码的pRB蛋白是细胞增殖通路中的重要监视蛋白，该蛋白的缺失或失活会导致细胞增殖调控功能下降，导致肿瘤发生。根据*RB1*基因是胚系突变还是体细胞突变将RB分为遗传型（种系遗传）和非遗传型，遗传型占35%～45%，为常染色体显性遗传，发病年龄小，多于半岁左右诊断，且易遗传给后代，遗传型常发展为双侧RB或单眼多病灶RB，仅15%左右为单眼单发，同时，发生三侧和四侧RB风险也较高。非遗传型多为单侧RB，占55%～65%，发病年龄较遗传型大，平均诊断年龄约1.8岁，且遗传给后代的风险较遗传型低，约为7.5%。对于*RB1*基因胚系突变，患骨肉瘤、软组织肉瘤及黑色素瘤等肿瘤的风险增加，且其他家族成员发生上述肿瘤的概率也增高，所以推荐对标本进行*RB1*基因突变检测，以帮助患者及其家族成员早期干预。

二、病理学表现

RB的生长方式主要包括外生性、内生性和混合性3种，也有少部分表现为弥漫浸润性和苔藓样生长方式。外生性起源于视网膜外层，常导致视网膜广泛剥离以及多发小灶性视网膜下种植。内生性起源于视网膜内层，并向玻璃体腔生长充填，甚至种植。混合性为两种生长方式均存在。肿瘤大体上多表现为灰白色、无包膜，钙化常见，化疗后会表现出灰黄色坏死区和灰红色出血灶。显微镜下细胞表现为高核质比，核分裂象常见，伴片状坏死及多灶钙化，瘤细胞周围常伴血管生长，形成假菊形团。部分可见Homer-Wright（H-W）菊形团，Flesner-Wintersteiner（F-W）菊形团，根据F-W菊形团占比分为分化型和未分化型。若接受过化疗，则瘤内常伴随片状泡沫细胞、胶质细胞分化、间质纤维化、多核巨细胞反应、钙化更明显等特点。此外，病理报告中需详细描述肿瘤侵犯情况，如脉络膜侵犯程度、视神经侵犯情况、虹膜、睫状体、巩膜、结膜和筛板等。RB无特异的免疫组织化学诊断抗体，神经元特异性烯醇化酶（NSE）及突触素是较敏感的抗体。RB与RB1基因突变关联，且RB1胚系突变会使其他第二原发恶性肿瘤风险及家族成员患病风险升高，推荐进行RB1基因检测。标本处理及获取细节请参照中国《儿童视网膜母细胞瘤规范化病理诊断共识》。

除RB定性诊断外，若施行眼球摘除术，还需在术后评估是否存在组织病理高危因素（histopathological high-risk factor，HRF）。HRF与高复发及转移相关，若存在HRF，需注意脑脊液和骨髓监测，以及全身系统性化疗。HRF包括：①脉络膜广泛受累，肿瘤侵犯脉络膜病灶的最大直径（厚度或宽度）≥3mm，或多个脉络膜病灶宽度直径累加≥3mm；②巩膜受累；③筛板后视神经受累；④肿瘤侵犯眼球外（视神经断端、视神经周围鞘、巩膜全层并巩膜外受累、眼外软组织、结膜和眼睑）。

三、临床表现

RB患者多因眼部病变就诊，最常见的是瞳孔发白和斜视，部分患者会出现红眼和眼部瘙痒等不适，较大患者会主诉视力下降、眼前黑影等症状。三侧RB患者还可出现颅内压增高表现，如头痛、呕吐及癫痫等。此外，根据肿瘤侵犯部位及程度还会表现出其他症状和体征，如肿瘤较大时引起虹膜红变、继发性青光眼、角膜水肿、玻璃体积血、眼周围炎症和积脓等。若肿瘤向后突破眼球，侵犯眼眶尖，会使眼球外凸、结膜水肿、眼球运动障碍等。

四、辅助检查

除常规入院检查外，需完善可能涉及的肿瘤治疗相关禁忌证检查项目。对于肿瘤，需完善眼科检查和影像学等专科检查。眼科检查主要包括视力、眼压和眼底检查，需在充分散大瞳孔后利用检眼镜进行检查。影像学检查包括眼底照相、超声检查、CT和MRI检查。

眼底照相可客观地观察肿瘤个数及侵犯范围；还可进行眼前节照相，记录前房肿瘤细胞、前房积脓或虹膜红变等病情；此外，还可观察肿瘤内血管状态，监测治疗效果等。

超声探查，肿瘤常呈实性，与眼底光带相连，在玻璃体内表现为弱回声或中等强度回声，有钙斑反射。超声可用于测量肿瘤大小和浸润程度，发现玻璃体内肿瘤病变数量及侵犯状态，可发现视神经是否增粗，眼球后部眶尖是否侵犯等，帮助判读病情。

CT表现为眼内高密度块影，能较好地显示肿瘤病变及侵犯范围，尤其是钙化和眼眶骨质的显示优势明显，此外，能较好地显示视神经侵犯。考虑CT存在增加患者辐射暴露的风险，尤其是对于遗传型RB患者，加之超声和MRI能很好地发现疾病，MRI和超声常用作首选检查。

MRI具有较高的组织分辨率，RB在T1WI上表现为等或稍低信号，T2WI表现为中等信号或稍高信号，瘤内钙化无信号，与正常玻璃体界限清晰，容易辨识。此外，MRI较好的组织分辨率还能清晰显示周围侵犯情况，如视神经、眼眶内肌肉是否侵犯，颅内松果体区或蝶鞍区是否存在肿瘤等。肿瘤侵犯程度对治疗策略的制订有明显的影响，也是判断预后的重要指征。

脑脊液和脊髓：用于判断是否存在中枢神经系统及骨髓的全身转移。

五、诊断与临床分期

（一）诊断

RB的诊断主要依据临床症状体征，眼科检查和影像学检查，穿刺活检常不被推荐，因为存在穿刺通路播散转移的风险，尤其增加眼内期患者风险。眼科检查需在充分散大瞳孔后利用检眼镜进行检查，若患者不配合，需在麻醉下进行，以完成完整的评估。影像学检查主要用于辅助诊断，同时用于明确肿瘤位置、大小、形态及与周围组织器官的侵犯情况等，帮助评估病情及制订治疗策略，以及后期的疗效评价等。

（二）临床分期

根据疾病严重程度分期并实施相应治疗方案能保证最佳治疗效果，具有重要意义。目前国内、外常用的RB分期主要有两套系统，一个是AJCC第8版TNM分期（包含眼内、眼外期和遗传特征）系统，该分期系统可较好地对RB的整体预后进行评估（表15-1）。一个是眼内期RB国际分期（International Intraocular Retinoblastoma Classification，IIRC），该分期仅适用于眼内期，对眼内期RB全身治疗和局部治疗方案选择以及预后的判断具有重要意义。IIRC版本有2005年Linn提出的洛杉矶儿童医院版和2006年Shields发布的费城版，两者主要区别在于C、D和E期的定义有所不同，见表15-2。

表 15-1　AJCC 第 8 版 TNM 分期

T 分期	原发肿瘤特征
cTx	不能确定眼内是否存在肿瘤
cT0	眼内没有发现肿瘤
cT1	视网膜内肿瘤，肿瘤基底部视网膜下液体范围≤5mm
cT1a	肿瘤直径≤3mm，距离黄斑视盘＞1.5mm
cT1b	肿瘤直径＞3mm，距离黄斑视盘＜1.5mm
cT2	眼内肿瘤合并视网膜脱离，玻璃体种植或视网膜下种植
cT2a	眼内肿瘤基底部视网膜下液体范围＞5mm
cT2b	肿瘤合并玻璃体种植或视网膜下种植
cT3	眼内晚期肿瘤
cT3a	眼球萎缩
cT3b	肿瘤侵及睫状体平坦部，整个睫状体，晶状体，悬韧带，虹膜或前房
cT3c	眼压升高合并新生血管或牛眼
cT3d	前房出血或合并大范围玻璃体积血
cT3e	无菌性眼眶蜂窝织炎
cT4	眼外肿瘤侵及眼眶和视神经
cT4a	影像学检查显示球后视神经受累或视神经增粗或眶内组织受累
cT4b	临床检查发现明显的突眼或眶内肿瘤
cN 分期	区域淋巴结转移特征
cNx	淋巴结未进行检查

续表

cN0	区域淋巴结未累及
cN1	耳前、下颌下及颈部淋巴结受累
M 分期	远处转移特征
cM0	无任何颅内及远处转移的证据
cM1	存在远处转移，但无组织病理学证据
cM1a	临床及影像学检查显示肿瘤侵犯多组织器官，如骨髓、肝脏等
cM1b	影像学检查显示肿瘤侵犯中枢神经系统（不包括三侧RB）
pM1	有组织病理学证实的远处转移
pM1a	肿瘤侵犯多组织器官，如骨髓、肝脏等
pM1b	肿瘤侵犯脑脊液或脑实质
H 分类	遗传特征分类（H）标准
Hx	未知或没有充足证据表明 *RB1* 基因突变
H0	正常的 *RB1* 基因
H1	双侧RB、RB伴中枢神经系统中线胚胎性肿瘤（如三侧RB）、有RB家族史或分子诊断 *RB1* 基因突变
分类	病理定义
pTx	肿瘤无法评估
pT0	无肿瘤存在证据
pT1	眼内肿瘤无任何局部浸润或局灶性脉络膜浸润或视神经筛板前、筛板受累
pT2	眼内肿瘤伴局部浸润
pT2a	局灶性脉络膜侵犯或视神经筛板前、筛板受累
pT2b	肿瘤侵犯虹膜基质和（或）小梁网和（或）Schlemms管
pT3	眼内肿瘤伴明显局部浸润
pT3a	脉络膜大范围浸润（最大径≥3mm，或多病灶受累直径总和＞3mm或全层侵犯）
pT3b	视神经筛板后侵犯，不累及视神经断端
pT3c	巩膜内2/3侵犯
pT3d	累及巩膜外1/3的全层侵犯和（或）侵犯集液管
pT4	眼外肿瘤证据：视神经断端肿瘤阳性；肿瘤侵犯视神经周围脑膜间隙；巩膜全层侵犯，邻近脂肪组织、眼外肌、骨、结膜或眼睑

表15-2　IIRC眼内期RB国际分期

	洛杉矶儿童医院版	费城版
A 期	风险很低，视网膜内散在对视功能无威胁的小肿瘤 • 所有肿瘤局限于视网膜内，直径≤3mm • 肿瘤距离黄斑＞3mm，距离视神经＞1.5mm • 没有玻璃体或视网膜下种植	肿瘤最大径≤3mm
B 期	风险较低，没有玻璃体或视网膜下种植 • 不包括A期大小和位置的肿瘤 • 视网膜下液体局限于肿瘤基底部5mm内	• 肿瘤最大径＞3mm • 与黄斑距离≤3mm • 与视乳头距离≤1.5mm • 视网膜下积液与肿瘤边缘距离≤3mm

	洛杉矶儿童医院版	费城版
C期	风险中等, 伴有局部视网膜下或玻璃体种植, 以及各种大小和位置的播散性肿瘤 • 玻璃体和视网膜下种植肿瘤小且局限 • 各种大小和位置的视网膜内播散性肿瘤 • 视网膜下液体局限于1个象限内	肿瘤伴有: • 视网膜下种植距离肿瘤≤3mm • 玻璃体腔种植距离肿瘤≤3mm • 视网膜下种植和玻璃体腔种植距离肿瘤≤3mm
D期	风险高, 出血弥散的玻璃体或视网膜下种植 • 肿瘤眼内弥漫性生长 • 呈油脂状的广泛玻璃体种植 • 视网膜下种植呈板块状 • 视网膜脱离范围超过1个象限	肿瘤伴有: • 视网膜下种植距离肿瘤>3mm • 玻璃体腔种植距离肿瘤>3mm • 视网膜下种植和玻璃体腔种植距离肿瘤>3mm
E期	风险极高, 具有以下任何一种或多种特征 • 不可逆转的新生血管性青光眼 • 大量眼内出血 • 无菌性眼眶蜂窝织炎 • 肿瘤达到玻璃体前面 • 肿瘤触及晶状体 • 弥漫浸润型RB • 眼球痨	• 肿瘤>50%眼球体积 • 新生血管性青光眼 • 前房、玻璃体或视网膜下出血导致屈光间质浑浊 • 肿瘤侵犯筛板后视神经、脉络膜、巩膜、前房

六、临床治疗

RB的总体预后较好, 尤其是早期患者, 生存期长, 因此, 在保证患者生存, 降低死亡率的前提下, 要充分考虑保存视力、保留眼球和保护面部外观, 以促进其身心健康发育, 更好地融入社会。目前RB的治疗原则是根据不同的疾病期别, 给予不同的治疗策略。总体治疗方案包括全身静脉化疗、选择性眼动脉介入化疗、玻璃体腔注射化疗及前房和眼周注射化疗等药物治疗, 以及眼球摘除术、冷冻、激光光凝和放疗等局部治疗, 在治疗方案选择时, 应综合评估疾病期别、治疗意愿和实际条件等进行合理搭配。

眼内期的治疗, 眼内期的治疗难点在于能否采用保眼治疗, 保眼治疗指通过局部治疗或联合化疗等方法杀灭肿瘤而保留眼球和保存视力的治疗。因此, 在治疗前, 应借助相关检查仔细评估病情, 积极采用保眼治疗策略。主要的治疗方法包括冷冻、激光光凝、经瞳孔温热疗法、眼动脉介入化疗、球注化疗和局部放疗等。

(一) 化学治疗

化疗是RB的重要治疗方法, 是大多数B、C、D和E组RB的标准治疗方法, 也是治疗眼外期和三侧RB的重要手段, 化疗有助于缩小肿瘤体积和控制全身远处转移等, 通过化疗的缩瘤效应, 可增强后续其他局部治疗的效果。化疗包括全身静脉化疗和局部化疗, 推荐采用多药联合模式, 常用化疗药物有依托泊苷、卡铂、长春新碱、环磷酰胺、马法兰、甲氨蝶呤和拓扑替康等, 不同化疗方式的药物组合和化疗时间各异。在化疗方式选择上, 需结合病情进行合理选择, 如近期研究报道, 对于单侧视网膜母细胞瘤D期或E期、无临床高危因素患者, 眼动脉介入化疗组2年无进展保眼率较静脉化疗组提高1倍, 总体保眼率显著升高, 且两组患者总体生存率和复发率无显著差异。

全身转移的治疗，该期别病情重，治疗以全身治疗为主，眼部局部治疗需根据病情决定是否采用眼球保存的治疗策略。

（二）手术治疗

眼球摘除手术是眼内期RB的重要治疗手段，治愈率高达95%，但因眼球摘除术不能保留眼球，临床应用需严格评估适应证，主要用于如下。

1. 单眼RB的D或E期，保留眼球困难或治疗、随访困难患者。

2. 眼内可疑活性肿瘤细胞，但无法进行眼底检查及分期的患眼。

3. 影像学提示肿瘤向视神经蔓延，但尚位于球后视神经近端的患眼。

4. 眼内复发性RB，其他治疗失败，或无法进行病情再评估的患眼。

（三）放射治疗

RB对放射治疗非常敏感，放射治疗是重要的局部治疗手段。RB的放射治疗主要包括近距离放疗和外照射放疗，近距离放疗也称巩膜外敷贴放疗，因其作用距离短，需严格把握适应证。外照射放疗会增加基因异常患者第二原发恶性肿瘤的发生概率，以及放疗导致的面部及眼眶发育畸形等不良反应，随着新兴局部治疗方案及化疗的开发，外照射放疗已逐步被取代，目前主要作为部分患者的治疗选择和二线辅助治疗。不过，随着放疗技术的进步，如质子重离子放疗、适形调强放疗和斑块近距离放疗，以及放射生物学的进一步发展，放射治疗在RB中的应用值得被重新审视和评估。

七、放射治疗

RB对射线敏感，局部控制效果佳，但放疗会增加RB基因异常患者第二原发恶性肿瘤的发生概率，以及存在面部及眼眶发育畸形等不良反应，放疗在RB治疗中应用有限，仅在一些特定病情中应用。

（一）放疗适应证

外照射放疗可用于整个眼球受累的患者；伴有局限性玻璃体种植的RB；其他治疗手段难以控制的RB；眼外期RB；中枢神经系统及其他组织器官转移性病变；肿瘤侵犯眼眶或颅内的术后辅助放疗。

近距离放疗即巩膜外敷贴放疗，主要用于其他治疗失败或复发的患者，也可作为一线选择。

（二）放射治疗技术

RB的外照射放疗在满足眼球肿瘤控制剂量前提下，眼球前部OAR及眼眶周围骨的保护对技术的要求尤其明显，综合既往二维和三维适形放疗时代的失败经验，推荐有条件的单位首选质子放疗技术，可更好地实现肿瘤控制和危及器官保护。若采用光子射线，至少采用调强放射治疗技术。常用的调强放疗技术采用直线加速器，能量6～10MV X线，可考虑采用同步推量或序贯加量技术，推荐每日图像引导。近距离治疗常采用巩膜外敷贴放疗技术。

（三）放疗体位固定

模拟定位扫描参考第五章。

（四）放疗靶区勾画

靶区勾画包括肿瘤靶区勾画及危及器官勾画，包括GTV、CTV、PTV和PRV。GTV是以临床查体及影像学检查所显示的肿瘤侵犯范围，根据部位不同分为原发灶GTVp及颈部转移淋巴结GTVn。对于原发灶行完整切除术后的瘤床属于高危亚临床区域，标记为GTVtb。CTV是根据肿瘤生物学行为及患者实际情况个体化确定的范围，主要包含肿瘤及其周围邻近高危区域CTVp，通常包括整个视网膜（前端包括视网膜与睫状体之间的连接，后端包括视神经1cm，避开晶状体和眼眶周围骨）和玻璃体。PTV是在肿瘤靶区外设置的一个空间范围，目的是为保证所有靶区都能接受处方剂量照射，包括了放疗流程中可能出现的所有误差，如摆位误差、机械误差等，各中心需根据自身放疗质控数据确定，PRV则是危及器官的外扩范围。

危及器官（OAR）勾画主要参考鼻咽癌相关章节内容。但需将眼球内部结构细分并给予限量，如角膜和泪腺等。

（五）放疗剂量及危及器官限量

放疗剂量：外照射采用常规分割模式，不推荐＞1.8Gy分割剂量，放疗剂量通常为30～45Gy，需要依据肿瘤的大小及危及器官受量而定。有研究报道采用化疗＋放疗模式下，若化疗反应良好，可适当降低放疗剂量。近距离放疗采用碘-125或其他金属，如金和钌等，在2～4天，经巩膜向肿瘤最远点照射40～45Gy剂量。考虑到近距离治疗的有效辐照距离，该治疗仅限于大小＜16mm，厚度＜8mm的，且眼内无玻璃体种植，或存在局限种植但与肿瘤表面距离＜2mm的RB。

若为单眼照射，则对侧眼部需重点保护。当泪腺受量超过40Gy时，容易发生眼干燥症。若角膜受量＞40Gy，水肿风险明显增加，当＞55Gy，发生慢性角膜炎的概率约20%。晶状体照射10Gy时，5年内发生白内障风险约5%，当达到18Gy时，白内障风险明显升高至50%。视网膜受量在55Gy时，视网膜病变概率高达50%。

【病例介绍】

患者，男，2岁5个月。以"右侧视网膜母细胞瘤术后2个月余"入院。诊断为视网膜母细胞瘤并视神经浸润可能。于全身麻醉下行"右眼眼球摘除术"。术后病理：（右眼眼球）视网膜母细胞瘤（未分化型），筛板后神经受累，累及视神经横断端。术后行2个疗程化疗：长春新碱＋卡铂＋依托泊苷。化疗后调强放疗（放疗靶区示意图见15-1，剂量曲线示意图见15-2）：6MV X线，IMRT技术，PTV DT 45Gy/25F/5W。放疗顺利。

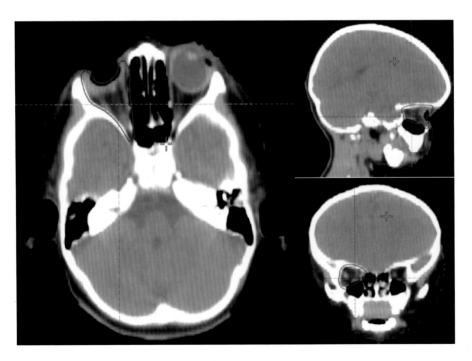

图 15-1 视网膜母细胞瘤术后放疗靶区示意图
红色线为CTV

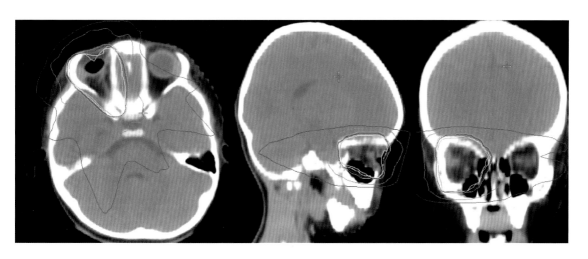

图 15-2 视网膜母细胞瘤术后放疗剂量曲线图

草绿色线为 PTV

（六）放射治疗常见不良反应

包括急性期不良反应和远期不良反应。

1. 急性期不良反应 包括玻璃体积血、视网膜血管闭塞、放射性皮炎、放射性黏膜炎和眼球及其附属器损伤等，根据 RTOG 放射毒不良反应进行分级并予以相应对症治疗，大部分患者能恢复，不会影响治疗。

2. 远期不良反应 包括面部畸形、颧骨发育不全、放射性脑损伤、骨坏死、眼球及视通路损伤、眼干、白内障和生长发育迟缓等。幼儿面部骨照射会导致发育不良进而引起面部畸形。病灶紧邻眼球，易造成泪腺系统、晶状体和角膜等受量偏高，进而造成相应损伤及功能障碍。垂体功能损伤可导致儿童生长发育障碍，青春期延迟及脏器功能不良等，垂体损伤程度与放疗剂量关联，放疗计划中尽可能保护垂体。随访中，也要密切监测垂体功能，及时予以对应治疗。对于长期生存的患者，还需警惕第二肿瘤的发生，尤其是遗传型 RB 患者，有报道 50 岁时患其他恶性肿瘤的风险高达 53%，包括软组织肿瘤、骨肿瘤和黑色素瘤等。

八、预后及随访

（一）预后

RB 在不同地区的治疗效果存在一定差异，在欧美等发达国家或地区，通过多学科联合，眼内期 RB 患者的 5 年生存率可达 95% 及以上，同时眼球及视力的保存率也较高，而部分中、低收入国家，由于条件有限，加之早期比例低，总体效果更差，文献报道为 52%～63%，且眼球及视力的保存概率稍差。总体上，眼内期 A、B 和 C 期的保眼率高，甚至可完全保留，D 期稍差，也可达 90% 以上，而 E 期较差，不足 40%。对于眼外期，疗效较差，在保证生命前提下，即使未保留眼球，通过综合治疗，5 年生存率也仅为 55%～60%，甚至更低。

（二）随访

1. 对于保眼治疗的患者，首次治疗后，间隔 3～4 周复查 1 次，如患者不能配合，需在镇静/麻醉下进行，若有必要还需进行重复治疗以巩固效果，直至肿瘤完全消退或钙化、瘢痕化。若联合化疗，则每次复查和眼局部治疗需在化疗前 1～3 天进行。

2. 当肿瘤得到控制后，根据情况间隔1～3个月复查1次。若发现新发肿瘤或肿瘤复发，则安排相应的治疗。

3. 眼球摘除术后，每间隔3～6个月复查1次，复查时需注意对侧眼部的检查。

4. 治疗后，若病情稳定至6～7岁，可视为肿瘤控制，其后每间隔6～12个月复查1次。十二三岁后，可间隔2～3年复诊1次，建议定期随访，随诊时需注意第二恶性肿瘤的检查，尤其是头部软组织、颅脑、皮肤及骨骼等部位。

5. 放射治疗结束初期，还需重点评估治疗不良反应及疗效评估，如眼球、皮肤不良反应，颅内压评估，血常规、肝及肾功能评估等。远期还需监测垂体功能、听力及视力等。

（黄　锣　李晓宇）

第十六章 嗅神经母细胞瘤

一、概述

嗅神经母细胞瘤（olfactory neurobl-astoma，ONB）是来源于特化的感觉嗅神经上皮细胞的恶性神经外胚层肿瘤，是一种少见的位于鼻颅底的恶性肿瘤。嗅神经母细胞瘤发病率非常低，约为0.4/100万，占所有鼻腔、鼻窦恶性肿瘤的3%～6%。该病男女发病率相近，男性略多于女性，无明显差异。任何年龄均可发生，有两个发病高峰，分别是10～20岁和50～60岁。目前嗅神经母细胞瘤的具体发病原因仍不清楚，未发现与头颈部肿瘤常见高危因素有明确关联，也无报道与种族易感或家族聚集相关。

二、病理学表现

嗅神经母细胞瘤具有明确的器官特异性，发生于上呼吸道特化的嗅神经区域，该区域主要位于鼻腔上部、鼻中隔上半部和筛板周围。显微镜下组织形态表现为肿瘤位于黏膜下，界线清楚，呈巢状、片状或分叶状排布，血管丰富；肿瘤细胞呈蓝色，小而圆，形态单一；特征形态表现为肿瘤细胞合体，伴纤维样细胞质和交错分布的神经突起；分化差的肿瘤细胞核仁明显，核多形，核分裂象多，与其他小圆细胞肿瘤较难鉴别，如髓外浆细胞瘤、鼻腔未分化癌、神经内分泌癌、胚胎性横纹肌肉瘤、恶性淋巴瘤和恶性黑色素瘤等。根据组织学特征，Hyams将嗅神经母细胞瘤分为4级（表16-1），Ⅰ～Ⅱ级为低级别，Ⅲ～Ⅳ级为高级别，组织学分级是重要的独立预后因素。

表 16-1 嗅神经母细胞瘤 Hyams 病理分级（2023版）

组织特征	Ⅰ级	Ⅱ级	Ⅲ级	Ⅳ级
小叶结构	存在	存在	±	±
核分裂象	无	可见	较多	明显
核多形性	无	中等	较明显	明显
菊形团	H-W菊形团±	H-W菊形团±	Flexner菊形团±	无
坏死	无	无	偶有	常见
钙化	可有	可有	无	无

注：H-W菊形团：Homer-Wright菊形团，也称假菊形团，瘤细胞环形排布，中心为嗜酸性细胞突起。Flexner菊形团：也称真菊形团，瘤细胞环形排布，中心为空腔，似腺样结构。

免疫组织化学特征：免疫组织化学染色是诊断嗅神经母细胞瘤的重要手段，主要诊断标志物有广谱细胞角蛋白（CKpan），胰岛素瘤相关蛋白1（INSM1），突触素，神经元特异性烯醇化酶（NSE），嗜铬粒蛋白A，CD56和S-100蛋白。此外，钙结合蛋白和Ki-67等可作为辅助诊断标志，而上皮膜抗原、癌胚抗原、角蛋白和淋巴细胞共同抗原等呈阴性反应。

三、临床表现

嗅神经母细胞瘤的临床表现缺乏特异性，主要表现为鼻塞和鼻出血，与其他鼻腔、鼻窦病变相似，容易混淆。根据肿瘤不同侵犯程度，可表现为头痛、面部疼痛、嗅觉丧失和鼻窦炎等，严重者可出现复视、流泪、眼球突出及视力下降等，若肿瘤侵犯颅内，还可导致癫痫发作，甚至出现库欣综合征和抗利尿激素分泌异常综合征。嗅神经母细胞瘤的颈部淋巴结转移率较高，就诊时4%～18%的患者已出现颈部淋巴结转移，累积淋巴结转移率可达20%～33%，所以部分患者就诊时会伴有颈部肿块，需注意与其他头颈部肿瘤相鉴别。该病容易发生远处转移，累积转移率可达33%～40%，常见组织器官有骨、肺和脑。

四、辅助检查

嗅神经母细胞瘤的影像学检查包括MRI和CT。主要表现为嗅黏膜区占位，即鼻腔、筛窦区，肿瘤朝四周生长，侵及周围组织结构，CT表现为软组织密度影，其内可见坏死、钙化或残存骨质，邻近颅底骨质破坏，增强扫描表现为中度或明显强化。MRI表现T1WI等、稍低信号，T2WI稍高信号，信号不均匀，其内可见斑片或条状液化坏死或钙化信号，增强扫描呈明显强化表现。若条件允许，可行PET/CT或PET/MRI检查进一步明确局部功能影像。

五、诊断与临床分期

（一）诊断

病理诊断是嗅神经母细胞瘤的诊断标准，当肿瘤细胞分化差时，需行免疫组织化学进一步确定。嗅神经母细胞瘤位于鼻腔上部、颅底，向下往鼻腔生长，内镜可见肿瘤常呈灰红色肿块，息肉样，有光泽，表面黏膜多完整，可局灶糜烂或溃疡，质脆易出血。该病发病部位周围组织结构界限较清晰，CT或MRI均能很好发现病灶，CT在显示颅底骨质时优势明显，而MRI在显示软组织侵犯程度时表现更佳，因此需要结合两者的信息。在颈部淋巴结显示上，MRI和CT都能满足诊断需求，CT显示直观，易识别，但MRI表现细节更丰富。

（二）临床分期

嗅神经母细胞瘤临床异质性较大，轻者可带瘤生存数十年，而严重者病变迅速，疾病进展快，生存期短。影响嗅神经母细胞瘤的众多因素中，疾病分期是最常用的指标。

目前采用的分期系统最开始是Kadish于1976年提出，包括A、B、C 3个期。

（1）A期：肿瘤局限于鼻腔。

（2）B期：肿瘤局限于鼻腔及鼻窦。

（3）C期：肿瘤超出鼻腔和鼻窦范围，包括筛板、颅底、眼眶、颅内受侵，以及颈部淋巴结转移和远处转移。

因C期囊括了较广阔的范围，无法很好区分该期预后，其后Mortia对其进行了改良，其中A/B期不变，C期改良为肿瘤超出鼻腔和鼻窦范围，包括筛板、颅底、眼眶及颅内受侵；D期为肿瘤发生颈部淋巴结转移和远处转移。

Dulguerov和Calcaterra则根据肿瘤浸润程度和转移状况进行了TNM分期（表16-2）。

表16-2　嗅神经母细胞瘤TNM分期

T分期：原发肿瘤侵犯	
T1	肿瘤累及鼻腔和（或）鼻窦（不包括蝶窦），但筛窦最上筛小房未受侵
T2	肿瘤累及鼻腔和（或）鼻窦（包括蝶窦），同时侵及或破坏筛窦
T3	肿瘤侵入眶内或突入颅前窝，未累及硬脑膜
T4	肿瘤累及脑组织
N分期：颈部淋巴结转移	
N0	无颈部淋巴结转移
N1	任何形式的颈部淋巴结转移
M分期：远处转移	
M0	无远处转移
M1	远处转移

六、临床治疗

根据肿瘤的病理学分级和临床分期选择适宜治疗方案，总体治疗原则是手术联合放疗。在Dulguerov回顾性研究中，单纯手术患者的5年生存率为48%，单纯放疗者是37%，而手术联合放疗患者的5年生存率可达65%，明显优于单一治疗手段。同样的，Bailey及国内多个回顾性研究均表明，联合治疗较单纯治疗效果更好。最佳综合治疗策略、化疗的价值、手术方式、放疗范围等仍需要继续优化。

（一）手术治疗

目前手术主要有颅面联合手术和经鼻神经内镜微创手术，前者适用范围更广，手术较彻底，虽然该技术有较大的手术创面和术后面部畸形，因手术切缘是否阴性对预后影响较大，因此，仍有较多学者选择该技术。内镜微创手术一定程度上弥补了颅面联合手术的缺点，如应用该技术可很好地完整切除并重建Kadish分期A/B期患者，部分中心还可开展C期切除术，但是对手术技巧的高要求仍限制了其应用。

（二）放射治疗

嗅神经母细胞瘤所处颅底结构复杂、交通广泛，加之发现时多为局部晚期，手术常难以完全切除，局部复发率较高，需要手术联合术后放疗，大量研究也证实了手术联合放射治疗的效果较任一单纯治疗手段更优。对于早期患者，若手术能获得满意安全边界，有学者不主张术后放疗，若术后存在复发高危因素，则推荐术后放疗。而对于不愿手术或无法耐受手术的患者，根治性放疗仍能获得较好结局。

（三）系统化疗

化疗是嗅神经母细胞瘤的一种治疗手段，主要被用作辅助治疗或术前新辅助治疗，较少单纯应用。在化疗方案选择上，有研究报道依托泊苷+异环磷酰胺+顺铂的方案有效率较高，但仍待进一步研究证实其临床价值。

七、放射治疗

1. 适用证　确诊嗅神经母细胞瘤的患者。

2. 体位固定　模拟定位扫描同其他头颈部肿瘤（参考第五章）。

3. 靶区勾画　靶区勾画包括肿瘤靶区勾画及危及器官勾画，包括GTV、CTV、PTV和PRV。GTV是以临床查体及影像学检查所显示的肿瘤侵犯范围，根据部位不同分为原发灶GTVp及颈部转移淋巴结GTVn。对于原发灶行完整切除术后的瘤床属于高危亚临床区域，标记为GTVtb。CTV是根据肿瘤生物学行为及患者实际情况个体化确定的范围，主要包含肿瘤及其周围邻近高危区域 CTVp 及高危淋巴引流区 CTVn，CTVp 通常需包括双侧鼻腔、筛窦，受累侧上颌窦内侧 1/3（若受侵则全包），若向后侵犯，还需视病情包括鼻咽及蝶窦；颈部转移淋巴结区及其下一站淋巴引流区为高危 CTVn；对于低危预防淋巴引流区标记为 CTV2。PTV 是在肿瘤靶区外设置的一个空间范围，目的是为保证所有靶区都能接受处方剂量照射，包括放疗流程中可能出现的所有误差，如摆位误差、机械误差等，各中心需根据自身放疗质控数据确定。

由于早期（Kadish A/B 期）嗅神经母细胞瘤颈部淋巴转移率不高，是否需要预防照射颈部仍存争议。而 Kadish C 期及以上，即使 N0，仍推荐常规预防照射颈部淋巴引流区，如 N0 时，CTVn 包括咽后、双侧Ⅰb区和Ⅱ区。

危及器官（OAR）勾画，头颈部危及器官众多，OAR 的勾画参考鼻咽癌章节。

4. 放疗剂量及危及器官限量 儿童嗅神经母细胞瘤放疗除考虑肿瘤控制外，还需考虑辐射远期并发症。对于 CTV，推荐常规分割剂量 1.8～2.0Gy；对于 GTV，在保证危及器官限量前提下适当提高分割剂量。放疗剂量推荐如下：采用常规分割模式，GTV 70～76Gy/6～7W（根治性放疗剂量），GTVtb 60～66Gy/6.0～6.5W（术后放疗剂量）；CTV1 60Gy/6 周；CTV2 50Gy/5W。

危及器官剂量限制及放疗计划评估参考鼻咽癌章节。因肿瘤多累及颅前窝底部，紧邻额叶，额叶限量可参考颞叶。

5. 放射治疗常见不良反应 包括急性期不良反应和远期不良反应。

（1）急性期放射不良反应：包括放射性皮炎，放射性黏膜炎，鼻腔和口腔干燥和骨髓抑制等，因额叶常位于高剂量照射区，部分患儿会表现出一定的颅内压不稳表现，如头晕、头痛、恶心和呕吐等。根据 RTOG 放射不良反应进行分级并予以相应对症治疗，大部分患者能恢复，不会影响治疗。

（2）远期不良反应：主要为口干，位于鼻腔、口腔的小腺体以及腮腺的损伤程度直接关系到患者口干程度，其中腮腺的损伤程度影响最大。此外，若肿瘤累及鼻腔前部，若颌面部照射范围及剂量过高，会导致患者面部发育畸形。甲状腺损伤与甲状腺功能相关，这些器官都需要认真保护，如严格把握下颈部照射指征，预计无法避免的，需制订详细的随访监测计划，给予患者适应的康复方案，提高生存质量。此外，对于长期生存的患者，还需警惕第二肿瘤的发生。

八、预后及随访

1. 预后 嗅神经母细胞瘤预后与疾病分期、分级相关。根据 Kane 在 2010 年报道数据，Kadish A 期的 5 年和 10 年生存率分别为 88% 和 79%，B 期 5 年和 10 年生存率为 79% 和 74%，C 期患者的 5 年和 10 年生存率为 68% 和 50%。同样地，Kyams 分级也是预后重要因素，低分级患者的 5 年生存率可达 86%，而高分级者降低至 56%，差异显著。此外，手术切缘也是影响预后的关键因素，切缘阳性者生存期明显缩短。

2. 随访 治疗结束 2 年内，通常 3 个月复查一次；治疗结束 2～5 年，每 6 个月复查一次；5 年后，每年复查。随访内容主要包括病史及体格检查、鼻镜、鼻及颈部 MRI，其他还包括胸部、腹部及骨等常见转移器官的影像监测。治疗结束初期，重点是治疗不良反应及疗效评估，可根据实际情况，加大复查频率，增加复查内容，如眼球、鼻腔放疗不良反应、血常规、肝及肾功能、免疫功能及口腔卫生等。远期还需监测垂体功能、听力、视力、脑组织放射性损伤及第二原发肿瘤等。

（隆艳艳 黄锣）

第四篇

儿童血液淋巴系统肿瘤

第十七章 霍奇金淋巴瘤

一、概述

霍奇金淋巴瘤（Hodgkin lymphoma，HL）是一种起源于淋巴组织的慢性进行性恶性肿瘤，起源于一个或一组淋巴结，可扩散至邻近的淋巴结及身体其他器官和组织。1832年，托马斯·霍奇金（Thomas Hodgkin）报道了7例非炎症所致的淋巴结增大的患者，首次描述了这一特征性的疾病。1898年，Reed和Sternberg分别描述了HL的多核巨细胞特征。1902年X射线发现后不久，Pusey证明了霍奇金淋巴瘤的辐射响应性。在20世纪30年代，Gilbert为放疗明确治疗霍奇金淋巴瘤奠定了基础，Peters对重要原则进行了补充定义。在第一次世界大战和第二次世界大战期间，氮芥的淋巴溶解作用得到认可，为霍奇金淋巴瘤的化疗奠定了基础。霍奇金淋巴瘤从发现至今，经历了近200年的历史，其由不可治愈逐渐发展成为可治愈，在过去的几十年里，儿童霍奇金淋巴瘤患者的治疗取得了显著的进展，在接受单独化疗或联合放射治疗后，5年生存率超过98%。

（一）病因

免疫组织学和分子生物学的进一步研究揭示，R-S（reed-sternberg）细胞及其变体最常起源于B淋巴细胞淋巴生发中心肿瘤克隆。经典型HL（classic Hodgkin lymphoma，CHL）的发生可能与R-S细胞逃避凋亡途径有关，R-S细胞中核转录因子的失调是防止细胞凋亡的其中一种机制。EB病毒（EBV）和监视细胞损伤的基因，如P53，可能在R-S细胞的修复中发挥作用。在30%～50%的HL标本的R-S细胞中可发现EBV基因组片段，这一现象最常见于混合细胞型HL，却很少在结节性淋巴细胞为主型HL中发现。目前的数据表明，在EBV阳性的儿童HL中，肿瘤微环境中可能触发针对病毒或肿瘤抗原的有效免疫反应，这种微环境可能会受到年龄和生理变化的影响。HL的病因尚不完全明确，需要更多的研究进一步揭示HL的病因。

（二）流行病学

HL约占儿童恶性肿瘤的6%，占儿童淋巴瘤的15%～20%。男孩的发病率显著高于女孩，3～7岁儿童中男女发病比为4：1，7～9岁儿童中男女发病比为3：1，年龄较大的儿童中男女发病比则与成人相似，约为1.3：1。HL的发病年龄在发达国家呈双峰，分别在20岁和50岁。在发展中国家发病高峰发生在青春期前。而我国HL的发病年龄无典型双峰特征。儿童HL最常见于青春期，在＜5岁的低龄儿童中则不常见。儿童HL在组织学亚型和EBV的状态上也呈现出不同年龄阶段各自的特征。在58%的儿童病例中，R-S细胞表达EBV早期RNA，其表达与年龄有关，在10岁以下的儿童中表达率为75%，而10岁以上的儿童中表达率为20%。COG进行了一项研究，表明儿童/青少年HL与阳性家族史相关，特别是在那些早发癌症和父系的患者中这一相关性更显著。HL的发病率在患病儿童的兄弟姐妹中是一般人群的2～5倍，在同性兄弟姐妹中是一般人群的9倍。据报道同卵双生子患者的风险增加了99倍，但异卵双生子患者的风险却没有增加。

二、病理学表现

HL起源于生发中心的B淋巴细胞，形态学特征表现为正常组织结构破坏，在混合性细胞背景中散在异型大细胞，如R-S细胞及变异型R-S细胞。典型R-S细胞体积较大，为双核或多核巨细胞，核仁嗜酸性，大而明显，细胞质丰富；若细胞表现为对称的双核时则称为镜影细胞。需注意的是，R-S细胞并非HL的特征性表现，因为在其他反应性、感染性或恶性疾病中也可发现类似R-S的细胞。

儿童HL的病理分型和成人HL相同，分为两大类。

（一）经典型霍奇金淋巴瘤（classic Hodgkin lymphoma，CHL）

该型可分为4种组织学亚型，包括结节硬化型（nodular sclerosing Hodgkin lymphoma，NSHL）、富于淋巴细胞型（lymphocyte rich Hodgkin lymphoma，LRHL）、混合细胞型（mixed cellularity type Hodgkin lymphoma，MCHL）和淋巴细胞消减型（lymphocyte depleted Hodgkin lymphoma，LDHL），各亚型存在病理学及生物学的差异。

1. NSHL　该型的独特之处是存在将淋巴结分成结节的胶原带，结节中通常包含一种称为陷窝细胞的R-S细胞变体。该型常发生于儿童，累及膈上淋巴结（包括颈部及纵隔淋巴结），并沿相邻淋巴结链有序扩散。

2. LRHL　该型中R-S细胞散在分布于以淋巴细胞为主的背景中，背景缺乏中性粒细胞和嗜酸性粒细胞，呈结节性或少结节的弥漫性浸润。大多数患者为早期，预后较好，其临床表现与MCHL相似。

3. MCHL　该型R-S细胞常见，背景是大量的正常反应性细胞（淋巴细胞、浆细胞、嗜酸性粒细胞、组织细胞）。多见于小于10岁的儿童患者，大多数患者为中晚期，常合并B组症状。该亚型易与外周T细胞NHL相混淆。

4. LDHL　该型较为罕见，其R-S和多形型变异体相较于背景淋巴细胞的数量更常见。常与NHL相混淆，尤其是间变性大细胞型淋巴瘤。儿童发病罕见，LDHL诊断时多为晚期，80%患者合并B组症状，预后差。

（二）结节性淋巴细胞为主型霍奇金淋巴瘤（nodular lymphocyte predominant Hodgkin lymphoma，NLPHL）

结节性淋巴细胞为主型HL少见，约占HL的10%，其肿瘤细胞为淋巴细胞为主型（lymphocyte predominant，LP）细胞，细胞核大、折叠，似"爆米花样"，故又称爆米花细胞，其核仁小、多个、嗜碱性，CD20阳性，CD15阴性。LP细胞被PD-1阳性的T细胞环绕。

NLPHL有很长的自然病程，其从诊断到复发与惰性NHL相似，在儿童中更为常见（33%的患者年龄小于15岁），男女比例约为4∶1，通常累及除纵隔之外的单个淋巴结区。其中80%以上为早期、局限性、无大肿块、无症状，病程进展相对缓慢，预后好。

三、临床表现

儿童HL病程较长，进展缓慢，最常见的临床表现为持续性无痛性颈部或锁骨上淋巴结肿大。该病多起源于单一病灶，90%的患者表现为向邻近淋巴结扩散，也可通过直接侵袭或血行播散影响结外组织，最常累及的结外部位是脾、肺、肝和骨髓，较少侵犯CNS，罕见病例可发展为白血病。儿童HL的主要临床表现包括局部和全身症状，具体表现如下。

（一）局部症状

1. 淋巴结肿大　约90%的HL以淋巴结肿大为首发症状，大多数患者主要表现为膈上淋巴结肿大，通常为颈部、前纵隔、锁骨上和腋窝淋巴结受累，其中80%表现为无痛性颈部淋巴结肿大，而腹股沟区受累较少。约25%的HL出现腹主动脉淋巴结受侵，早期可无临床表现，病情进一步发展可引起腹泻、腹痛、腹胀、腹水等症状。受累的淋巴结易于触及，质地韧，可互相融合成巨大肿块。

2. 纵隔肿块　接近80%的青少年HL发生纵隔受累，而1～10岁的儿童HL仅33%发生纵隔受累。纵隔与颈部、颈部与同侧腋窝、纵隔与肺门、脾脏和腹腔淋巴结之间存在关联。孤立的纵隔或膈下霍奇金淋巴瘤较为罕见，发生率小于5%。巨大纵隔肿块（最大横径≥胸廓内径1/3）患者可出现呼吸困难、咳嗽和上腔静脉综合征（表现为颜面部水肿、结膜充血、颈静脉怒张、胸壁静脉显露）等症状。

3. 脾、肺、肝和骨髓受侵　晚期HL可累及脾、肺、肝和骨髓等器官。脾脏是最常见的膈下受侵部位，其临床表现可为脾大、脾功能亢进，也可以不伴临床表现，因而临床判断是否存在脾脏受侵较为困难。影像学检查（如CT、PET/CT检查）可用于早期发现脾脏病变。10%～20%的患者存在肺和胸膜受侵，可由纵隔肺门淋巴结直接侵犯，也可由肺门淋巴结病变沿淋巴管逆流至肺实质所致，由血行播散造成肺实质受侵较为少见。初诊时HL较少出现肝脏受侵（仅

2%～6%），晚期HL常伴肝脏受侵，且常合并脾脏受侵，临床表现为肝衰竭、黄疸、肝大等症状。HL骨髓受侵可通过骨髓穿刺和PET/CT检查明确。

4. 韦氏环受侵　咽淋巴环又称韦氏环，是恶性淋巴瘤的好发部位。原发韦氏环的淋巴瘤常伴有吞咽不适、咽痛、扁桃体肿物及颈部淋巴结增大，有时肿块可以阻塞整个口咽，影响进食和呼吸。

（二）全身症状

大约1/3的HL患者可表现为全身症状（B组症状），包括不明原因的发热（体温超过38℃持续3天）、夜间盗汗需要更换衣物和6个月内不明原因的体重下降10%以上，有的患者还表现为食欲缺乏、恶心、乏力、慢性瘙痒等症状。部分肿瘤症状与预后相关，治疗前需进行常规检查、详细询问。

四、诊断

儿童HL的诊断，应当综合患者的病史和临床表现、体格检查、实验室检查、影像学检查和组织病理学检查结果等进行诊断。

（一）病史与临床表现

详细了解患儿的家族史、疾病史、药物过敏史、接触史等，重点关注有无恶性肿瘤家族史。详细询问患儿全身性症状，重点关注近期有无发热、乏力、盗汗、体重减轻等症状。

（二）体格检查

儿童HL主要表现为无痛性淋巴结肿大，多发生于颈部、锁骨上窝和腋窝，体格检查应仔细记录所有可触及的浅表淋巴结的位置、大小、活动度及表面皮肤情况等。收集患者心肺功能损害或器官功能障碍的证据，评估韦氏环及肝、脾是否存在肿大至关重要。

（三）实验室检查

1. 血常规检测　全血细胞计数、血红蛋白、血细胞比容、白细胞分类计数等。注意观察有无贫血、白细胞异常增多或减少、血小板异常等。

2. 血生化检测　检查肝肾功能、乳酸脱氢酶、β_2微球蛋白等生化指标，评估患者的生理状况和疾病活动。急性期反应标志物包括红细胞沉降率（ESR）、CRP、血清铜和铁蛋白等，在诊断时可能升高，可作为疾病活动度的非特异性标志物。血清 CD30 和 CD25 升高与晚期、全身症状和不良预后相关。

3. 病原学检测　如有疑似感染病史，可进行相应的病原学及相关抗体检测，如 EBV、结核分枝杆菌、HIV 等。

4. 骨髓活检　HL 可侵犯骨髓，因此骨髓穿刺活检是有必要的，但是骨髓活检可能出现假阴性，鉴于 PET/CT 能一次评估所有骨髓，并且相对于骨髓活检具有更高的敏感性。目前常用 PET/CT 评估骨髓受侵情况。

（四）影像学检查

1. 淋巴结检查　包括超声检查或 CT 检查，超声检查常用于显示浅表淋巴结，如颈部、锁骨上窝、腋窝、腹股沟等淋巴结区域，能直观评估淋巴结的大小、形态、内部回声等。对于深部淋巴结，如纵隔、肺门、腹腔、盆腔等淋巴结区域的病变情况则需要进行胸、腹、盆部 CT 扫描，以更好地了解淋巴结的分布、大小、形态及与邻近组织结构的关系。

2. 胸部影像学检查　包括胸部正侧位 X 线片或胸部增强 CT 检查，约 50% 的 X 线胸片正常的患者胸部 CT 可显示异常。因此对于无碘对比剂禁忌证的患者，应尽可能采用增强 CT 扫描，这样能够更精确地评估纵隔、心包、胸膜、肺和胸壁的情况。需特别注意的是，有时儿童正常（或增生）的胸腺与淋巴结的鉴别可能很困难。

3. 腹部和盆腔影像学检查　包括腹部和盆腔 CT 扫描或 MRI，如果使用 CT，则口服和静脉注射造影剂。给药需要准确区分腹膜后和盆腔淋巴结与其他膈下结构。在肠道对比分辨率欠佳的病例中，MRI 能更好地评估被脂肪包裹的腹膜后淋巴结。

4. 核素骨扫描　常规骨扫描对初治 HL 患者的临床评估价值有限。因为淋巴瘤骨侵犯患者的全身骨显像缺乏特征性改变，难以与骨转移瘤、多发性骨髓瘤、骨结核、骨纤维异常增殖症、甲状旁腺功能亢进、感染性疾病等相鉴别，需要结合患者的病史、实验室检查和其他影像学检查。

5. PET/CT　目前被认为是淋巴瘤重要的整体分期手段，其在识别肝、脾受累方面非常敏感，是儿童 HL 分期与再分期、疗效评价和预后预测的最佳检查方法。目前临床应用较多，对判断肿瘤恶性程度和病变活动特异性高。建议患者在化疗前、化疗 2～3 个疗程后或中期及化疗结束后进行检查，有助于指导下一步治疗。Deauville 标准是一种评分系统，目前用于评估相对于纵隔和肝脏的 FDG 摄取水平。此标准用于在前期分期中对患者进行"评分"，并在中期或治疗结束时对缓解情况进行分类。目前的临床试验正在根据 Deauville 评分的化疗反应对淋巴瘤进行强化或降级治疗（表 17-1）。

表 17-1　Deauville（五分法）评分标准

Deauville 评分	评分依据
1	无摄取
2	摄取≤纵隔血池
3	纵隔血池＜摄取≤肝血池
4	轻度摄取增加＞肝血池
5	显著摄取增加＞肝血池或者出现新发病灶

注：显著摄取增加定义为 SUV_{max} ＞3 倍肝血池。

（五）组织病理学检查

1. 活检方式　建议尽可能将病变淋巴结或结外病灶切除或切取活检，对于无法切除活检的淋巴结或结外病灶必要时可行空芯针穿刺活检，但需注意穿刺获取的肿瘤细胞数较少，可能影响HL的病理诊断及分类。

2. 组织形态　初步区分CHL和NLPHL，并注意和富T细胞与组织细胞的大B细胞淋巴瘤、间变性大细胞淋巴瘤、外周T细胞淋巴瘤等类型相鉴别。

3. IHC标志物　HL应常规检测的IHC标志物包括CD45（LCA）、CD20、CD15、CD30、PAX5、CD3、MUM1、Ki-67和EBV-EBER。CHL常表现为CD30（+）、CD15（+）或（-）、PAX5弱（+）、MUM1（+）、CD45（-）、CD20（-）或弱（+）、CD3（-），BOB1（-）、OCT2（-/+）、部分病例EBV-EBER（+）。NLPHL为CD20（+）、CD79α（+）、BCL6（+）、CD45（+）、CD3（-）、CD15（-）、CD30（-）、BOB1（+）、OCT2（+）、EBV-EBER（-）。在进行鉴别诊断时需增加相应的标志物，以鉴别ALCL或DLBCL等。治疗和预后相关的标志物包括PD-1、PD-L1和P53等。

4. 骨髓细胞学检查　HL患者骨髓侵犯少见，仅针对晚期（Ⅲ/Ⅳ期）患者或伴有B组症状的患者建议行双侧髂骨骨髓活检。骨髓检查可显示骨髓有核细胞增生活跃或明显活跃，部分病例嗜酸性粒细胞增多。若肿瘤细胞骨髓浸润，可见本病特征性的R-S细胞。骨髓穿刺细胞学涂片找到R-S细胞阳性率较低，仅3%左右；骨髓活检可提高到9%～22%。如有混合性细胞增生，小淋巴细胞明显，呈流水样结构，提示有CHL的可能，需要引起注意。

五、临床分期及危险分层

（一）分期

对于儿童HL准确的分期有助于评估疾病的累及范围、严重程度和预后，以指导个体化治疗方案的制订。目前Ann Arbor分期是当前儿童HL应用最广泛的分期系统（表17-2）。

表17-2　霍奇金淋巴瘤的Ann Arbor分期	
分期	受累部位
Ⅰ	侵及单一淋巴结区或淋巴样结构，如脾脏、甲状腺、韦氏环等或其他结器官/部位（ⅠE）
Ⅱ	在横膈一侧，侵及两个或更多淋巴结区，或外加局部侵犯1个结外器官/部位（ⅡE）
Ⅲ	受侵犯的淋巴结区在横膈的两侧（Ⅲ），或外加局部侵犯1个结外器官/部位（ⅢE）或者脾（ⅢS）或二者均有受累（ⅢSE）
Ⅲ1	有或无脾门、腹腔或门脉区淋巴结受累
Ⅲ2	有主动脉旁、髂部、肠系膜淋巴结受累
Ⅳ	弥漫性或播散性侵犯1个或更多的结外器官，同时伴有或不伴有淋巴结受累
A	无症状
B	发热（体温超过38℃持续3天）、夜间盗汗需要更换衣物、6个月内不明原因体重下降10%以上
E	单一结外部位受累，病变累及淋巴结/淋巴组织直接相连或邻近的器官/组织
S	脾脏受累

注：本表由Cotswald会议修订。

（二）危险度分层

需注意的是，儿童HL不同协作组危险分层各不相同，参照《CSCO儿童及青少年淋巴瘤诊疗指南》中COG的AHOD0431临床研究危险分层如下。

1. 低危组　ⅠA或ⅡA且不伴大肿块。

2. 中危组　ⅠB或ⅡB期病变；ⅠA或ⅡA期伴大肿块；无论是否伴大肿块的ⅠAE或ⅡAE期、ⅢA期或ⅣA期病变。

3. 高危组　ⅢB或ⅣB期病变。

4. 大肿块的定义

（1）外周淋巴结：单个或多个互相融合淋巴结直径＞6cm。

（2）纵隔病变：纵隔肿瘤直径≥10cm或胸部X线片提示＞胸廓内径的1/3。

六、临床治疗

儿童HL在现代治疗手段下是可治愈的恶性肿瘤之一。有研究报道，儿童和青少年的HL特异性5年生存率（96%）显著优于成人（88%）（P＜0.001）。随着医学的发展，HL的治愈率显著提高，因此在选择治疗方式时更需要考虑其带来的长期毒性。HL的最终治疗目标是实现长期生存和最低的治疗相关毒性，其综合治疗策略主要包括化疗、放疗、生物治疗、支持治疗及骨髓移植等，治疗方案的选择需考虑患者的年龄、病理分型、临床分期、危险分层、病程、临床表现、并发症等多种因素。需要特别注意的是，儿童HL的治疗不能简单参照成人HL的治疗模式，因为儿童有较大的不良反应风险。比如，成人使用的放疗剂量和照射范围可能会导致儿童严重的肌肉骨骼发育迟缓，包括胸廓狭窄、坐高缩短、下颌骨生长迟缓及治疗区域的肌肉发育迟缓等。此外，化疗引起的性腺损伤的性别差异也使儿童的治疗变得复杂。以最小的不良反应治愈儿童HL的目标促使专家们尝试根据不同分期、危险度及治疗反应来降低化疗的强度以及放疗的剂量、缩小放疗体积。由于儿童年龄相关的发育状态和性别相关的化疗敏感性的差异，所以没有一种治疗方法适用于所有儿童。

（一）治疗模式的改变

1. 单纯放疗　在历史上，早期成人HL患者采用全剂量单纯放疗是一种标准治疗模式。然而，在青春期前的儿童中，尽管采用这种治疗方式的成功率与成人相似，但其产生了不可接受的治疗相关后遗症，如生长发育迟缓、骨骼肌肉发育不良、治疗后脊柱及胸廓畸形、肺功能障碍、甲状腺功能减退、心脏毒性、第二恶性肿瘤等。鉴于以上远期不良反应，曾一度限制放疗在儿童HL的应用，但随着近几十年放疗技术的发展及国际上大量针对缩小放疗范围、降低放疗剂量的临床试验的开展，使得放疗成为儿童HL综合治疗中的一个重要手段。

2. 单纯化疗　由于放疗所致的远期不良反应严重影响儿童HL患者的生长发育和生活质量，因此开展了一系列舍弃放疗的研究。在Nachman等报道的一项重要的CCG研究中，对使用COPP和ABV混合方案的单独化疗与包括低剂量受累野放疗（involved field radiotherapy，IFRT）在内的综合疗法进行了比较，化疗后达到完全缓解的患者符合随机分组的条件，分别接受小剂量IFRT或不接受进一步治疗。研究显示，接受综合疗法治疗的患者的3年EFS估计值为92%，而接受单独化疗的患者为87%。这一差异在Ⅳ期疾病患者中更为显著，IFRT组EFS为90%，而单独化疗组EFS为81%。在10年临床结局的随访数据中表明，IFRT组EFS为91.2%，而单独化疗组为82.9%（P＝0.004）。此研究因单纯化疗组复发风险明显升高而早期关闭。

自从De Vita等于1972年报道之后，MOPP成为美国多年来一直使用的标准化疗方案，长期研究显示其增加不良反应风险，主要包括与急性髓系白血病相关的风险、在任何年龄接受治疗的90%以上的男童发生无精子症的风险，以及女童发生不育症的风险等。随后，一些研究证实了ABVD作为一线化疗的有效性，且ABVD方案治疗的患者第二恶性肿瘤和不孕症发生率低于MOPP治疗组。ABVD的主要不良反应是与博来霉素相关的肺毒性和继发于多柔比星的心血管毒性。多年来，MOPP和ABVD方案经历了各种修改，但目前使用的大多数化疗方案都源自这两种组合。

既往也有大量研究证实，单纯化疗是儿童HL的有效治疗方法。然而，在这些方案中，因舍弃放疗需多程化疗所致的化疗药物较高的累积剂量使幸存者易发生与烷化剂、蒽环类药物和博来霉素相关的较大急性和晚期毒性风险。

3. 放化疗联合　由于单纯放疗或单纯化疗导致患者产生严重的远期不良反应及降低EFS或OS，而研究表明放化疗结合的方式降低了单纯放疗的放疗剂量和单纯化疗的化疗疗程，从而减轻了单纯治疗所致的远期毒性且不影响生存率。因此，目前放化疗联合治疗已经成为儿童HL的综合治疗手段，特别是针对晚期和合并不良预后或大肿块的儿童患者使用综合治疗方案可获得更好的结局。目前针对儿童HL的治疗基本原则是以全身化疗为主，根据不同危险度应用2~6个疗程化疗后再进一步根据患者治疗反应予以联合或不联合肿瘤受累野的低剂量放疗。有研究提示如治疗早期肿瘤对化疗反应好，如2个疗程即能到CR，可避免放疗。但对中高危患者来说，化疗联合放疗疗效优于单纯化疗，建议化疗疗程结束后序贯肿瘤受累野放疗。

治疗前充分评估危险度以进行分层治疗，还应重视早期治疗反应以决定进一步治疗方案。近年来，由于PET/CT的发展及普及，建议采用PET/CT对儿童HL进行分期及疗效评价，根据患者在化疗前、化疗2~3个疗程后或中期的检查结果，使用Deauville评分标准，指导后续的治疗方案的制订，可根据患者对早期治疗的反应对HL进行强化或降级治疗，以期进一步提高疗效、降低治疗相关毒性。

（二）分层治疗基本原则

参照《CSCO儿童及青少年淋巴瘤诊疗指南》中COG的AHOD0431临床研究进行危险分层及分层治疗推荐。

1. 低危组　推荐3个疗程AV-PC或4个疗程ABVD化疗后，根据患者情况决定加或不加剂量为21Gy的IFRT。目前推荐VAMP、AV-PC和ABVD等方案3~4个疗程后±放疗是低危组患者的标准选择。

2. 中危组　推荐4个疗程ABVE-PC或6个疗程COPP/ABV化疗后，根据患者情况决定加或不加剂量为21Gy的IFRT；或6个疗程ABVD化疗联合剂量为21Gy的IFRT。

3. 高危组　推荐2个疗程ABVE-PC化疗后评估患者对治疗的反应，若为快反应（2个疗程化疗后CR或者PET/CT阴性，Deauville评分即为1分或2分，否则为慢反应）则再次给予2个疗程ABVE-PC化疗后针对起病时的大肿块区域进行剂量为21Gy的RT；若为慢反应则调整为2个疗程IFO+VNB（Ⅳ期）化疗后再次给予2个疗程ABVE-PC化疗后，针对2个疗程治疗后的PET/CT阳性区域和任何>2.5cm的病灶进行剂量为21Gy的RT。针对此组患者，高强度化疗+RT是标准选择。

4. 复发或难治性HL　复发难治儿童HL采用积极挽救治疗仍然可获得较好的生存，化疗方案的选择取决于既往治疗，但通常采用非交叉耐药的联合化疗。目前尚无标准挽救化疗方案，鼓励患者参加临床试验，包括单克隆抗体、免疫检查点抑制剂等。

（1）复发时为低危且初诊治疗未行放疗：推荐按初诊中危或高危方案挽救化疗联合放疗，或2~4个疗程IGEV化疗+大剂量化疗联合自体造血干细胞移植。

（2）其他复发难治HL：推荐挽救化疗+大剂量化疗联合自体造血干细胞移植，或维布妥昔单抗、纳武利尤单抗、帕博利珠单抗，患者可选择参加临床试验。

（三）常用化疗方案

常用化疗方案见表17-3。

表17-3 常用化疗方案汇总表

药物	剂量	给药途径	给药时间	给药周期
AV-PC				
多柔比星（ADM）	25mg/m²	静脉推注	D1~2	
长春新碱（VCR）	1.4mg/m²（最大2mg）	静脉推注	D1, 8	每3周重复
泼尼松（Pred）	40mg/m²	分3次口服	D1~7	
环磷酰胺（CTX）	600mg/m²	静脉滴注	D1~2	
VAMP				
长春碱（VLB）	6mg/m²	静脉推注	D1, 15	
多柔比星（ADM）	25mg/m²	静脉推注	D1, 15	每4周重复
甲氨蝶呤（MTX）	20mg/m²	静脉推注	D1, 15	
泼尼松（Pred）	40mg/m²	分3次口服	D1~14	
ABVE-PC				
多柔比星（ADM）	25mg/m²	静脉推注	D1~2	
博来霉素（BLM）	5mg/m²（D1）10mg/m²（D8）	静脉推注	D1, 8	
长春新碱（VCR）	1.4mg/m²（最大2mg）	静脉推注	D1, 8	每3周重复
依托泊苷（VP16）	125mg/m²	静脉滴注	D1~3	
泼尼松（Pred）	40mg/m²	分3次口服	D1~7	
环磷酰胺（CTX）	600mg/m²	静脉滴注	D1~2	
IV				
异环磷酰胺（IFO）	3000mg/m²	静脉滴注	D1~4	每3周重复
长春瑞滨（NVB）	25mg/m²	静脉滴注	D1, 5	
ABVD				
多柔比星（ADM）	25mg/m²	静脉推注	D1, 15	
博来霉素（BLM）	10mg/m²	静脉推注	D1, 15	每4周重复
长春碱（VLB）	6mg/m²	静脉推注	D1, 15	
达卡巴嗪（DTIC）	375mg/m²	静脉滴注	D1, 15	
COPP/ABV				
环磷酰胺（CTX）	600mg/m²	静脉滴注	D1	
长春新碱（VCR）	1.4mg/m²（最大2mg）	静脉推注	D1, 8	
丙卡巴肼（PCZ）	100mg/m²	分3次口服	D1~7	
泼尼松（Pred）	40mg/m²	分3次口服	D1~14	每4周重复
多柔比星（ADM）	35mg/m²	静脉推注	D8	
博来霉素（BLM）	10mg/m²	静脉推注	D8	
长春碱（VLB）	6mg/m²	静脉推注	D8	

续表

药物	剂量	给药途径	给药时间	给药周期
OEPA				
长春新碱（VCR）	1.4mg/m² (最大2mg)	静脉推注	D1，8，15	每4周重复
依托泊苷（VP16）	125mg/m²	静脉滴注	D3～6	
泼尼松（Pred）	60mg/m²	分3次口服	D1～15	
多柔比星（ADM）	40mg/m²	静脉推注	D1，15	
OPPA				
长春新碱（VCR）	1.4mg/m² (最大2mg)	静脉推注	D1，8，15	每4周重复
丙卡巴肼（PCZ）	100mg/m²	分3次口服	D1～15	
泼尼松（Pred）	60mg/m²	分3次口服	D1～15	
多柔比星（ADM）	40mg/m²	静脉推注	D1，15	
COPDAC				
环磷酰胺（CTX）	650mg/m²	静脉滴注	D1，8	每4周重复
长春新碱（VCR）	1.4mg/m² (最大2mg)	静脉推注	D1，8	
达卡巴嗪（DTIC）	250mg/m²	静脉滴注	D1～3	
泼尼松（Pred）	40mg/m²	分3次口服	D1～15	
COPP				
环磷酰胺（CTX）	650mg/m²	静脉滴注	D1，8	每4周重复
长春新碱（VCR）	1.4mg/m² (最大2mg)	静脉推注	D1，8	
丙卡巴肼（PCZ）	100mg/m²	分3次口服	D1～15	
泼尼松（Pred）	40mg/m²	分3次口服	D1～15	
CVP				
环磷酰胺（CTX）	500mg/m²	静脉滴注	D1	每3周重复
长春碱（VLB）	6mg/m²	静脉推注	D1，8	
泼尼松（Pred）	40mg/m²	分3次口服	D1～8	
IGEV				
异环磷酰胺（IFO）	2000mg/m²	静脉滴注	D1～4	每3周重复
长春瑞滨（VRB）	25mg/m²	静脉推注	D1，5	
吉西他滨（GEM）	800mg/m²	静脉滴注	D1，4	
甲泼尼龙（MP）	100mg/m²	静脉滴注	D1～4	

七、放射治疗

儿童HL经综合治疗后大多数可治愈。虽然早期儿童HL可以通过单纯放疗治愈，但对生长中的儿童进行全剂量放疗会导致不良的治疗相关的迟发效应，包括但不限于与功能和美容不良相关的骨生长异常、内分泌异常，同时第二恶性肿瘤的风险显著增加。如何最大限度地减少这些问题一直是临床试验的主题。儿童HL的放射治疗在过去主要参照成人HL的治疗方法，但随着临床研究的深入，鉴于儿童生长和发育的特殊性及放射治疗的长期毒性，针对儿童HL的治疗以降低照射剂量和缩小照射野并联合化疗为主。随着人们对化疗的逐渐认识及放疗技术的发展，放射野经历了从之前的以较大的、全面的照射野为主的全淋巴结照射（total node irradiation，TNI）、次全淋巴结照射（subtotal node irradiation，STNI）到后来的受累野照射（involved field radiotherapy，IFRT），再到现在更为精准的小野照射即累及部位照射（involved site radiotherapy，ISRT）、累及淋巴结照射（Involved Node Radiotherapy，INRT）。放射治疗剂量也从之前的35～44Gy降低到现在的20～30Gy。放化疗联合治疗的综合治疗模式既保留了儿童HL的治疗效果，又降低了单纯治疗带来的远期不良反应。

放疗的原则是最大限度消除肿瘤的同时尽量减少正常组织受到的辐射损伤。在实施放疗前，需要评估患者的病灶范围、敏感性、放疗的剂量和部位，以及可能的不良反应。对于儿童患者，尽量采用最低有效剂量以降低长期毒性。针对儿童HL的放射治疗需根据不同分期、危险度及早期治疗反应进行分层治疗。需要注意的是，参照不同研究的不同化疗方案则疗效评估标准略有不同。

（一）放射治疗适应证

参照不同研究进行分层治疗时应特别注意，不同研究方案对应的危险度分层方法略有不同，应按该方案设计进行调整。

1. 对于低危患者在初始化疗周期后，达到完全缓解的患者可避免放疗，转为常规随访，而缓解不良的患者则需要接受IFRT。根据St.Jude的研究中儿童低危HL采用2个疗程VAMP方案化疗后评估达CR者不做放疗，仅再给予2个疗程VAMP，而评估未达CR者再给予2个疗程VAMP并加放疗，结果显示2组之间EFS和OS无差异。在GPOH-HD95

的研究中儿童低危HL经2个疗程OEPA或OPPA方案治疗获得CR者去除放疗，而未获得CR者加放疗，结果显示2组之间EFS和OS无差异。AIEOP MH'96的研究中儿童低危HL经过3个疗程ABVD方案化疗后评估达CR且不合并纵隔受累者不放疗，其余情况患者均加放疗，结果显示达CR未放疗组15年OS和EFS分别为100%和84.5%。而COG-AHOD0431研究中儿童低危HL经过3个疗程AV-PC方案化疗后评估达CR者不做放疗，未达CR者加放疗，结果显示2组的4年EFS分别为77.5%、82.8%，虽然无统计学差异，但是在亚组分析中提示1个疗程化疗后PET阳性，治疗结束时获得CR没有进行放疗的患者，其2年EFS仅为65%，4年EFS仅为49.0%，因此研究建议1个疗程化疗后PET阳性或无PET结果的患者，均需接受21Gy的放疗。

2. 对于中危患者，增加化疗强度的同时，需根据患者治疗反应决定加或不加放疗。根据COG AHOD0031的研究，儿童中危HL采用2个疗程ABVE-PC治疗后评估快反应继续行2个疗程化疗后PET阴性且实现CR的患者，放疗与不放疗EFS无显著差别，但进一步分析提示本组中伴有贫血或Ⅰ～Ⅱ期巨大肿块未放疗者预后差。在CCG-5942的研究中，儿童中危HL经过6个疗程COPP/ABV化疗后评估达CR者，随机分成放疗组和不放疗组，评估为PR者均接受放疗，结果显示不放疗组10年EFS显著低于放疗组，分别为82.9%、91.2%（$P = 0.004$），2组间OS无统计学差异。在GPOH-HD 95的研究中，对于中危儿童HL采用2个疗程OEPA/OPPA加2个疗程COPP方案化疗后评估达CR者不放疗，未达CR者加放疗，结果显示尽管2组间OS无差异，但5年和10年EFS不放疗组均低于放疗组，分别为74.4% *vs* 91.4%和68.5% *vs* 91.4%（$P < 0.001$）。

3. 对于高危患者，高强度化疗加放疗是标准选择。在 COG AHOD0831 的研究中，对于高危儿童 HL，给予 2 个疗程 ABVE-PC 化疗后评估疗效达 CR 者为快反应，PR 或 SD 者为慢反应，对于快反应组再予以 2 个疗程 ABVE-PC 化疗后针对大病灶部位加放疗，对于慢反应组再予以 2 个疗程 IV 化疗加 2 个疗程 ABVE-PC 化疗后针对大病灶部位和慢反应部位加放疗，最终结果显示 4 年 EFS 和 OS 分别为 80.3% 和 96.5%。在 COG-59704 的研究中，对于高危儿童 HL，给予 4 个疗程增强剂量的 BEACOPP 方案化疗后评估疗效，快反应组男孩再予以 2 个疗程 ABVD 方案化疗后加放疗（IFRT），女孩则予以 4 个疗程 COPP/ABV 方案化疗；慢反应组再予以 4 个疗程增强剂量的 BEACOPP 方案化疗后加放疗（IFRT），结果显示 5 年 EFS 94%。然而，治疗期间严重感染、远期不育和第二恶性肿瘤等并发症妨碍了此方案作为儿童高危 HL 的最佳选择。

（二）放射治疗禁忌证

患者治疗前需进行全面评估，若患者存在以下情况则不适合进行放射治疗：存在精神异常无法配合治疗、重要脏器（心、肺、肝、肾等）严重损害、重度骨髓抑制、恶病质、严重的全身感染或放疗部位严重感染。

（三）放射治疗技术

目前常用的放疗方式有 3D-CRT、IMRT、TOMO 和质子治疗等。这些技术可以实现精确的剂量分布和定位，降低正常组织的辐射损伤。其中 IMRT 是在三维适形的基础上实现照射野内的剂量强度调节，使得靶区适形度及剂量分布相较于 3D-CRT 更优。TOMO 则是结合计算机断层影像引导技术、采用螺旋 CT 扫描方式治疗肿瘤，特点是高效、精准、对周围正常组织损伤更小。由于质子具有特征性的布拉格峰，能够在肿瘤区域形成更高的剂量，而周围正常组织的剂量迅速跌落，因此质子治疗剂量分布更为集中，对周围正常组织的损伤更小，但成本较高，且仅在部分医疗机构提供。

（四）放射治疗前准备及制膜定位

1. 放疗前准备

（1）评估：肿瘤范围及周围组织器官情况，沟通可能出现的并发症，及时处理合并症（如血糖、血压、贫血、重要器官功能障碍等）。

（2）教育：头颈部放疗前口腔科处理龋齿、残根牙，长发患者需剪短头发，盆腔放疗讨论放疗对生育的影响，必要时至生育门诊咨询。

2. 制膜、定位

（1）制膜：头颈部、上纵隔放疗则选择头颈肩膜固定，胸腹盆则选择体膜或负压带固定，可根据患者情况考虑发泡胶制作及个性化头枕固定。

（2）体位：一般采用仰卧位，头部、上肢和下肢分别固定，根据患者放疗部位要求可将双侧上肢放于身体两侧或环抱于头顶。

（3）定位：根据患者放疗部位确定参考中心，使用铅点及"十"字画线标记，利用 CT、MRI 或 PET/CT 进行扫描定位，精确标记病灶位置。对于呼吸运动影响较大的部位可采用呼吸管理技术，如深吸气屏气技术或 4D-CT 扫描定位。

（五）放射治疗靶区勾画

根据患者病灶位置和范围，结合治疗前后影像资料进行靶区勾画。将治疗前后的影像检查（CT 或 PET/CT）与定位 CT 相融合更有利于靶区勾画的精准性。需要特别注意的是，放疗前的定位 CT 扫描需包括所有危及器官的全部范围（如肺、心脏等），以便准确计算正常组织的受照射剂量。

定义靶区：包括原发病灶区域及其邻近淋巴结区。主要包括：GTV、CTV、ITV、PTV和OAR，勾画靶区时需重点参考治疗前肿瘤影像（如增强MRI、PET/CT、增强CT、内镜检查）、手术记录术中所见、病理报告（类型、淋巴结状态、切缘情况等）。

（1）GTV：化疗前的GTV包括在任何治疗前影像学显示淋巴瘤浸润异常的淋巴结和非淋巴结组织。化疗后的GTV包括化疗前受累在化疗后影像学仍然显示异常的部位。

（2）CTV：化疗后的CTV应包括最初受累的组织（即化疗前的GTV），且必须考虑化疗所导致的轴向径线的减少，上下界遵照化疗前侵犯淋巴结的上下界。在勾画CTV时需要考虑肿瘤可能的扩散途径和治疗前影像资料的质量情况，必要时需结合多种影像资料尤其是化疗前PET/CT影像，以共同确定CTV勾画的精准性，需要根据化疗后退缩，避开邻近未受累器官（如肺、骨、肌肉、肾）。需要注意的是，当两个受累部位在解剖上邻近时（即5cm以内），它们之间的正常组织则需要包括在CTV中。

（3）ITV：由于考虑到患者的形变及呼吸运动所导致的变化，ITV需在CTV的基础上进行额外的扩边。ITV的大小基于不同个体的4D-CT或透视决定。儿童HL患者接受纵隔放射治疗时，可使用深吸气屏气技术以减少心脏和肺的受照射剂量。

（4）PTV：包含ITV或CTV（如果没有勾画ITV），并包括每日的摆位误差。由于儿童患者可能不能很好地配合摆位，在勾画PTV时需适当加以考虑。在进行膈下结构照射时，使用放疗计划软件在CTV周围生成5mm的等距扩边，通常不能完全覆盖受照部位，这时需考虑加大扩边的范围或适当进行个体化扩边。

（六）放射治疗剂量及危及器官限量

1. 放疗剂量　具体放射治疗剂量需根据病灶大小、位置、化疗反应和疾病相关风险因素进行个体化调整。目前针对儿童HL的放射治疗指南推荐根据危险分层进行治疗，对于低危或中危患者，建议所有部位的放疗剂量为21Gy，慢反应部位[通常根据特定的解剖学和（或）PET标准定义]可接受最高9Gy的加量（总剂量为21～30Gy），PR部位应接受9～19Gy的加量（总剂量为30～40Gy）。对于高危患者，指南不建议对所有病灶部位均进行放射治疗，建议对于原发大肿块区域给予21Gy的剂量。对慢反应部位和低危或中危疾病的PR部位推荐的放疗剂量是相同的。残留病灶放疗仅应在由研究协议规定或作为标准放疗之后进行加量治疗。

对于复发或难治性疾病患者，如果没有计划进行大剂量治疗（high-dose therapy，HDT）或自体干细胞挽救治疗（autologous stem cell rescue，ASCR），建议放疗剂量为30Gy。如果计划进行HDT/ASCR，则复发或难治性病灶通常可在移植后采用30Gy的放疗剂量，对于不再有活性的初始病灶部位，考虑采用21Gy的放疗剂量。如果多线治疗后PET阳性（Deauville 4～5），移植前可考虑采用放疗以达到代谢完全缓解，对PET阳性部位可考虑局部加量10～15Gy至总剂量40～45Gy。

2. 危及器官限量　在制订放疗计划时，应遵循最小毒性原则，尽量降低对正常组织和器官的损伤。每个危及器官的剂量限制应根据其公认的容许剂量进行调整。常见重要危及器官限量如下：心脏平均剂量5～10Gy，V15 10%～25%，V30 < 15%；肺平均剂量8～12Gy，V5 35%～45%，V20 20%～28%；甲状腺V25 < 62.5%；唾液腺平均剂量 < 24Gy；

乳腺平均剂量4～15Gy，尽可能减少＞4Gy照射剂量的体积，V10＜10%。

（七）放射治疗计划评估

放疗计划完成后需评估靶区的剂量分布是否均匀，以确保病灶区域受到足够剂量的辐射治疗。评估危及器官受到的剂量是否符合限制标准，以避免对正常组织和器官造成严重损伤。必要时需根据评估结果对放疗计划进行相应调整以达最优化。

（八）放射治疗的不良反应

放射治疗可能导致一些急性或长期不良反应。急性不良反应包括皮肤红斑、脱屑、瘙痒、局部水肿、疼痛以及消化道症状（如恶心、呕吐、腹泻）。这些急性不良反应通常在放疗结束后逐渐缓解。对于急性反应，可以采用相应的对症治疗，如使用皮质类固醇、抗组胺药物、镇痛药等。长期不良反应包括生长发育障碍、内分泌功能障碍、心血管疾病、肺功能损害、肌肉萎缩、骨骼异常及第二恶性肿瘤等。为降低长期不良反应的风险，需尽量降低放疗剂量，合理选择放疗部位，并采用先进的放疗技术。此外，定期随访和监测患者的生长和发育、内分泌功能等，可以及时发现和处理潜在的长期并发症。

【病例介绍】

患者，男性，15岁。诊断为结节硬化型经典霍奇金淋巴瘤ⅡB期，中危组。予以6个疗程ABVD方案化疗，2个疗程化疗后PET/CT疗效评估CR。化疗结束后行右颈部、锁骨上累及野放疗，PTV 21.6Gy/12Fx/2.5W。

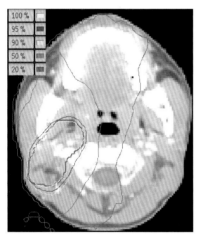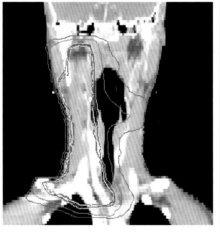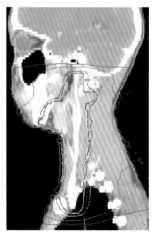

图17-1　霍奇金淋巴瘤放射治疗计划图

红色线为PTV

八、预后及随访

患者的临床分期、危险分层、病理分型、年龄、性别、肿瘤负荷、症状和体征等均会影响其的预后。总体来说，随着现代医疗技术的发展及综合治疗的成熟，儿童HL的治愈率达90%以上。考虑到儿童HL长生存中治疗带来的长期不良反应对生活质量的影响，应由了解这些风险和并发症的肿瘤科医师与初级保健医师联合对患者进行随访，尤其是在治疗后的前2年。建议在1～2年每3～4个月进行1次病史采集和体格检查，之后每6～12个月进行1次，直至第3年，之后每年进行1次，直至第5年。包括血常规、肝及肾功能、红细胞沉降率、C反应蛋白（CRP）等。如果患者的颈部接受了放疗，则应每年评估甲状腺功能；若接受了含博来霉素或肺部放疗的治疗方案，或者有显著的肺部受累，则应考虑肺功能检查。在治疗完成后，可以接受每3～6个月对原始病变部位进行CT增强扫描或MRI扫描，时间最长可达2年。如果之前的PET结果为阳性（Deauville 3～5），则建议在所有治疗（包括放疗）结束时进行PET/CT或PET/MRI扫描，以确认CR。一旦评估阴性，不应重复PET/CT。此外，为了尽量减少假阳性结果，在放疗结束后至少等待8～12周再进行PET评估。总之，作为放疗医师，需要全面、深入地了解儿童霍奇金淋巴瘤的诊疗原则和技术细节，与其他相关医师紧密协作，确保患者得到科学、精细化的治疗，以提高治愈率，改善患者的生活质量和预后。

（杨丽娜　岳金波）

第十八章　儿童常见非霍奇金淋巴瘤

第一节　伯基特淋巴瘤

一、概述

伯基特淋巴瘤（Burkitt lymphoma，BL）是影响儿童和青少年的、最具侵袭性的非霍奇金淋巴瘤（non-Hodgkin lymphoma，NHL）之一。总体而言，BL占所有NHL的1%～5%，占儿童NHL的30%～50%。BL发病率因年龄、性别和地理位置而异。男性比女性更常见，比例为4∶1。BL常与乙型肝炎、恶性疟原虫、EB和HIV病毒感染有关，其中EB病毒感染见于90%的BL患者。

BL常有第8号染色体 *MYC* 基因的平衡易位，进一步研究发现这种染色体易位涉及位于 *MYC* 的8q24和免疫球蛋白重链基因位点14q32，免疫球蛋白轻链基因位点2p12或免疫球蛋白轻链基因位点22q11。BL既往分为地方性BL、散发性BL和免疫缺陷相关性BL这3种亚型，表18-1总结了3种传统亚型流行病学的临床特征。在2022年WHO根据EBV状态对BL亚型进行新的分类，分为EBV阳性和EBV阴性BL。与EBV阳性的BL相比，EBV阴性的肿瘤更频繁地激活 *p53* 和细胞周期蛋白D3，表明EBV感染对伯基特淋巴瘤基因组有强大的影响，可能影响治疗反应。

表18-1　3种传统亚型流行病学的临床特征

特点	地方性BL	散发性BL	免疫缺陷相关性BL
好发年龄	4～7岁的儿童好发	各年龄段	各年龄段，但中老年人（40～70岁）更常见
男∶女	2∶1	成人：（2～3）∶1 儿童：比例更高	男性更易发病
临床特征	下颌，面部的骨骼，肾脏，腹部	腹部（派尔集合淋巴结）	淋巴结和骨髓
流行地理区域	非洲和新几内亚的疟疾带	全球	全球
EB病毒感染	＞90%的患者	15%～30%的患者	25%～40%的患者
预后	接受积极化疗后，90%的儿童和50%～60%的成人无病存活		

二、病理学表现

BL 和其他类型的 B 细胞侵袭性淋巴瘤形态学相类似，鉴别起来较困难，因此，应由有经验的血液病理医师进行切片。BL 的典型形态学特征是中等大小的 B 细胞，单一性、染色质粗，核仁明显。细胞质深，嗜碱性，通常含有脂泡。肿瘤的增殖率高，有丝分裂象多及细胞凋亡率高。常存在"星空"现象，巨噬细胞中可见吞噬的细胞碎片。最近研究发现在以促炎微环境为特征的 BL 患者中，病程常为自限性，拥有较好的预后。

BL 的特征表型是所有 B 细胞抗原（CD19、CD20、CD79a、CD22 和 PAX5）和许多生发中心抗原（如 CD10、Bcl-6、CD38、HGAL 和 MEF2B）的表达。肿瘤细胞的生发中心标记物 GCET1 呈不同程度的阳性，与 EBV 阴性呈负相关，但 LMO2 始终呈阴性。虽然该病存在 *MYC* 突变或重排，但 *MYC* 表达很少缺失，*MYC* 阳性表达＞80% 的 B 细胞。除此之外，Ki-67 的增殖指数接近 100%，反映了 BL 的高增殖率。BL 细胞的 CD5、CD23、CD138、BCL-2、CD44 和末端脱氧核苷酸转移酶（terminal deoxynucleotidyl transferase，TdT）通常为阴性。在约 20% 的患者中，Bcl-2 的弱表达仍可用于诊断 BL。

三、临床表现

多数患者表现为迅速增大的肿块，由于肿瘤倍增时间短、生长快，肿瘤有时会很快溶解，伴随血清 LDH 升高。地方性 BL 可侵犯颌面部导致面部畸形，累及脑膜或脊髓导致脑膜刺激征，侵犯腹膜后淋巴结、肝、肠、肾等脏器，患者可出现腹部包块、腹痛等症状，但骨髓受累并不常见。散发性 BL 最常见的临床表现是腹部肿块，累及回盲部，酷似急性阑尾炎或肠梗阻。骨髓和中枢神经系统侵犯的比例分别为 30% 及 15%。免疫相关的 BL 主要累及淋巴结、骨髓和中枢神经系统，有时外周血也可受累。结外累及 CNS 在 BL 多见，注意询问有无头痛、视物模糊等可疑 CNS 侵犯表现，患者可伴有发热、乏力、出血等症状。

四、辅助检查

（一）实验室检查

血常规、肝肾功能、电解质、LDH、EBV 血清学、免疫功能（体液免疫＋细胞免疫），病毒学指标（乙肝病毒、戊肝病毒、梅毒螺旋体、艾滋病病毒、EB 病毒、CMV、TORCH 抗体）及针对特定病例的疟疾筛查，大小便常规。

（二）组织病理检查

肿瘤细胞中等大小，形态相对单一，弥漫浸润生长，"星空现象"和高增殖指数（Ki-67 的增殖指数接近 100%）是其特征。病理免疫组织化学抗体应包括 sIgM、CD45（LCA）、CD20、CD3、CD10、Ki-67、c-MYC、Bcl-2、Bcl-6、TdT。FISH 检查明确是否存在 *c-MYC* 异位。

（三）骨髓检查

两个部位骨髓穿刺，骨髓活检，骨髓涂片，包括形态学、流式免疫分型、病理及免疫组织化学，有骨髓侵犯者行染色体核型检查，组织病理 FISH 结果不理想时，可行骨髓细胞 FISH 检测 *MYC* 异位。

（四）鞘注及脑脊液检查

发病时怀疑 CNS 受累者应进行脑脊液检查，包括常规检查、生化检查，有条件时行流式免疫分型检测。

（五）影像学检查

颈、胸、腹、盆腔CT，明确肿瘤侵

犯范围。有条件者可直接行PET/CT检查
（图18-1，图18-2）。必要时行MRI检查。

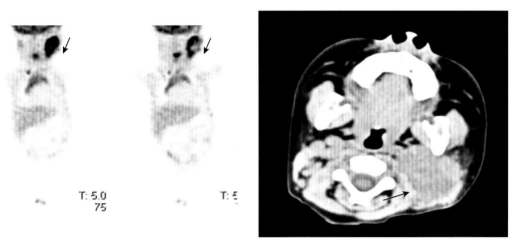

图18-1　PET/CT扫描

可见核素浓聚，颈部CT提示肿大淋巴结（治疗前）

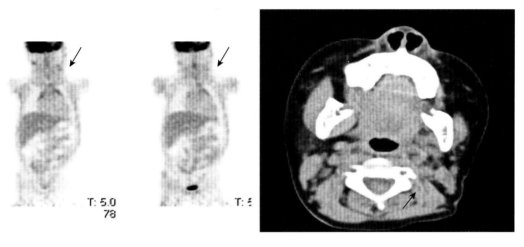

图18-2　PET/CT扫描

原左侧颈部FDG高代谢灶消失，提示病灶活动受抑（治疗后）

五、诊断与临床分期

（一）分期

　　BL的临床分期主要参照IPNHLSS（表18-2）。IPNHLSS是St. Jude儿童和青少年NHL分期系统的修订版。早期在1980年提出的原版St. Jude儿童和青少年NHL分期系统时，X线检查是唯一的影像学诊断方法，且ALCL还不是一种独立的病理类型。2009年，国际儿童淋巴瘤多学科专家小组在德国召开的第三届国际儿童和青少年非霍奇金淋巴瘤研讨会上提出制定和修订国际儿童NHL

分期系统。最终版本在2015年10月第5届国际儿童和青少年非霍奇金淋巴瘤研讨会上进行解读。儿童和青少年的BL风险分层包括肿瘤负荷的程度，以及基线LDH水平和CNS受累情况。

表18-2　国际儿童非霍奇金淋巴瘤分期系统（IPNHLSS）

分期	肿瘤侵犯范围
Ⅰ期	单个肿瘤（淋巴结、结外骨或皮肤），除外纵隔或腹部病变
Ⅱ期	单个结外肿瘤伴区域淋巴结侵犯
	横膈同一侧的病变，2个淋巴结区域膈肌同侧≥2个淋巴结区域侵犯
	原发于胃肠道肿瘤（常在回盲部）± 相关肠系膜淋巴结受累，肿瘤完全切除。如果伴随恶性腹水或肿瘤扩散到邻近器官应定为Ⅲ期
Ⅲ期	膈肌上和（或）膈肌下≥2个结外肿瘤（包括结外骨或结外皮肤）
	膈肌上下≥2个淋巴结区域侵犯
	任何胸腔内肿瘤（纵隔、肺门、肺、胸膜或胸腺）
	腹腔内或腹膜后病变，包括肝、脾、肾和（或）卵巢，不考虑是否切除
	任何位于脊柱旁或硬脑膜外病变，不考虑其他部位是否有病变
	单个骨病灶同时伴随结外侵犯和（或）非区域淋巴结侵犯
Ⅳ期	神经系统受累或骨髓浸润或同时受累Ⅳ期

注：对每一分期和骨髓、中枢侵犯的程度和检查方法均需要特定简称描述。

（二）危险度分级

国际上对于儿童NHL的治疗主要根据危险因素进行分层治疗（表18-3，表18-4）。分组名称不同于分期，因为它考虑了手术切除的程度。需要注意的是，不同协作组分层标准不同。目前公认的危险分层为法-美-英（French American British，FAB）/LMB-96系统和柏林-法兰克福-梅恩斯特（Berlin-Frankfurt-Münster，BFM）系统。

表18-3　FAB/LMB-96方案危险分层定义

分组	定义
A	完全切除的Ⅰ期和腹部Ⅱ期
B	多发腹部外肿块
	不可切除的Ⅰ期、Ⅱ期和Ⅲ期
	Ⅳ期（骨髓肿瘤细胞<25%，无中枢侵犯）
C	成熟B-ALL[骨髓肿瘤细胞>25%，和（或）中枢侵犯]

表18-4　NHL-BFM95方案危险分层定义

分组	定义
R1	完全切除的Ⅰ期和腹部Ⅱ期
R2	不可切除的Ⅰ/Ⅱ期，Ⅲ期伴LDH<500U/L
R3	Ⅲ期伴LDH 500～999U/L
	LDH<1000U/L的Ⅳ期或B-ALL，无中枢侵犯
R4	LDH>1000U/L的Ⅲ期，Ⅳ期，B-ALL，任何中枢侵犯

（三）骨髓侵犯定义

骨髓穿刺细胞形态学：骨髓幼稚细胞或淋巴瘤细胞≥5%，适用于所有组织学亚型；每一期、每一类型骨髓肿瘤侵犯程度和检查方法均需要特定简称描述（表18-5）。需要行双侧骨髓穿刺和活检进行分析定义骨髓侵犯。

表18-5　骨髓侵犯定义

状态	描述
BMm	骨髓形态学阳性（特指淋巴瘤细胞百分比）
BMi	骨髓免疫表型方法阳性（免疫组织化学或流式细胞术分析：特指淋巴瘤细胞百分比）
BMc	骨髓细胞遗传学或FISH分析阳性（特指淋巴瘤细胞百分比）
BMmol	骨髓分子生物学技术阳性（PCR基础：特指侵犯水平）

（四）外周血侵犯同样采用相同方式表达

如PBMm，PBMi，PBMc，PBMmol。

（五）CNS侵犯定义

影像学技术证实CNS肿块（如CT、MRI）。

不能用硬膜外病变解释的脑神经瘫痪；脑脊液细胞形态学检测到幼稚细胞；定义CNS侵犯应特指为：CNS阳性/肿块，CNS阳性/瘫痪，CNS阳性/幼稚细胞。

脑脊液（CSF）状况：CSF阳性：以脑脊液淋巴瘤细胞形态学为依据（表18-6）。

表18-6　脑脊液侵犯定义

状态	描述
CSFm	脑脊液形态学阳性（特指幼稚细胞数/μl）
CSFi	脑脊液免疫表型方法阳性（免疫组织化学或流式细胞术分析：特指淋巴瘤细胞百分比）
CSFc	脑脊液细胞遗传学或FISH分析阳性（特指淋巴瘤细胞百分比）
CSFmol	脑脊液分子生物学技术阳性（PCR基础：特指侵犯水平）

六、临床治疗

BL的治疗方案，主要采用高剂量、短疗程、按不同危险因素进行的分层治疗。国际上比较有共识的方案主要包括柏林-法兰克福-梅恩斯特（Berlin-Frankfurt-Münster，BFM）和LMB协作组方案，随着这两组方案的应用，儿童BL的预后得到了大幅度的提高。

（一）化疗原则

化疗原则见表18-7，表18-8。

表18-7　FAB/LMB-96协作组方案治疗策略

分组	定义	方案
A	完全切除的Ⅰ期、Ⅱ期	COPAD-COPAD
B	不可切除的Ⅰ～Ⅱ期	COP-COPADM-COPADM-CYM-CYM-COPADM
	不可切除的Ⅰ期，Ⅱ期和Ⅲ期	
	Ⅲ～Ⅳ期（骨髓肿瘤细胞＜25%，无中枢侵犯）	
C	A组和B组早期反应不好 [骨髓肿瘤细胞＞25%，和（或）中枢、睾丸侵犯]	COP-COPADM-COPADM-CYVE-M1-M2-M3-M4

表18-8　BFM95方案治疗策略

分组	定义	方案
R1	完全切除的Ⅰ期、Ⅱ期	A（地塞米松、甲氨蝶呤、依托泊苷、异环磷酰胺、阿糖胞苷、鞘内注射）-B（地塞米松、甲氨蝶呤、环磷酰胺、阿糖胞苷、多柔比星、鞘内注射）
R2	不可切除的Ⅰ、Ⅱ期，Ⅲ期伴LDH＜500U/L	V（地塞米松、环磷酰胺、鞘内注射）-A（长春新碱、地塞米松、甲氨蝶呤、依托泊苷、异环磷酰胺、阿糖胞苷、鞘内注射）-B（地塞米松、甲氨蝶呤、环磷酰胺、阿糖胞苷、多柔比星、鞘内注射）-A-B

分组	定义	方案
R3	Ⅲ期伴LDH 500～999U/L	V（地塞米松、环磷酰胺，鞘内注射）-AA（长春新碱、地塞米松、甲氨蝶呤、依托泊苷、异环磷酰胺、阿糖胞苷，鞘内注射）-BB（地塞米松、甲氨蝶呤、环磷酰胺、阿糖胞苷、多柔比星，鞘内注射）-CC（地塞米松、长春地辛、阿糖胞苷、依托泊苷）-AA-BB
	LDH＜1000U/L的Ⅳ期伯基特白血病，无中枢侵犯	
R4	LDH＞1000U/L的Ⅲ期、Ⅳ期、伯基特白血病，伴或不伴中枢侵犯	V（地塞米松、环磷酰胺，鞘内注射）-AA（长春新碱、地塞米松、甲氨蝶呤、依托泊苷、异环磷酰胺、阿糖胞苷，鞘内注射）-BB（地塞米松、甲氨蝶呤、环磷酰胺、阿糖胞苷、多柔比星，鞘内注射）-CC（地塞米松、长春地辛、阿糖胞苷、依托泊苷）-AA-BB-CC

（二）放疗原则

目前，国际上儿童BL的放疗尚无统一标准，主要参照国际淋巴瘤放疗协作组指南，指导受累淋巴结/部位照射的靶区勾画。累及部位照射（involved site radiotherapy，ISRT）作为化疗敏感的非霍奇金淋巴瘤标准靶区勾画方法。ISRT分为结内病变和结外病变照射。结内病变射野包全化疗前最初的所有可以受累边界，但排除邻近的正常组织。照射时充分考虑器官运动形成的ITV，之后形成PTV。对于结外淋巴瘤，行ISRT时常遵循特有的生物学行为，照射全部的器官或解剖结构，但眼、肺、骨、皮肤等结外器官可考虑部分器官照射。多数情况下，不需要进行未受累淋巴结的预防照射。GTV：化疗前影像学上可见大体肿瘤（PET/CT：化疗前淋巴结高代谢区域；CT：化疗前受累淋巴结）。CTV：包括初始GTV（任何治疗手段之前），正常组织如双肺、肾脏、肌肉，如果很明确未在受侵犯则应排除在CTV之外。水平面：退缩转移淋巴结的回归，遵照化疗后，勾出化疗前初始淋巴结的体积（包含两方面的因素，淋巴结的位置和范围），将治疗前淋巴结推移的正常组织排除在靶区外。冠状面：勾画出化疗前初始淋巴结的上下界，上下界遵循化疗前转移淋巴结的上下界。累及部位放疗，DT 20～30Gy，根据对化疗反应，放射治疗剂量可适当调整。

【病例介绍】

患者，男，9岁。诊断：左上颌窦伯基特淋巴瘤Ⅱ期B组，R2，按照LMB-96化疗6个疗程，2个疗程化疗后评价疗效为PR，6个疗程化疗后评价疗效为SD。6个疗程化疗后开始针对受累部位放疗，IMRT，DT 30Gy/15Fx，后残留病灶加量6Gy/3Fx，总剂量36Gy/18Fx。

七、预后及随访

散发性和AIDS相关性的BL不同于地方性BL对化疗具有显著敏感性，预后相对不佳，尤其成人病例。在儿童短期、高强度的化疗，有时联合CNS预防可获优异的生存率：局部病变的患者5年生存率＞90%，广泛病变儿童（包括白血病的表现）CR率＞90%，4年EFS率在伴白血病表现的患者为65%，Ⅳ期淋巴瘤为79%。积极的化疗使成人患者获得好的转归，CR率65%～100%，总生存率50%～70%。一些研究表明，老年人、晚期、较差的身体状态、肿块＞10cm而无法切除、BM及CNS侵犯，外周血存在肿瘤细胞、贫血、血清LDH水平升高为不良的预后因素，儿童患者年龄＞15岁提示预后不良、转归良好的预后因素为可切除的腹部肿瘤，不能获得CR是很差的预后征象。少数

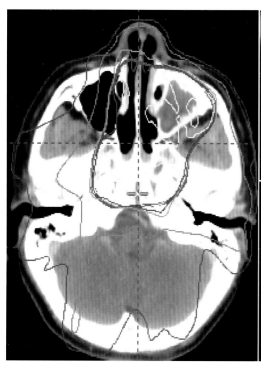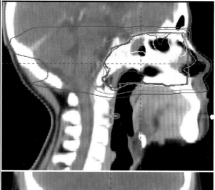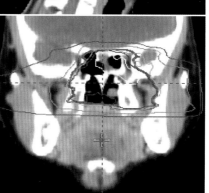

图18-3　放射治疗计划图

红色线为PTV

BL患者表现为白血病，原先分类为FAB-急性淋巴细胞白血病（ALL）L3型。除此之外，既往研究认为HIV感染与不良临床结局相关，但随着抗反转录病毒治疗的改善、支持治疗的进步和低强度方案的使用，HIV感染不再是伯基特淋巴瘤的预后因素。

建议随访至停药后5年。停药前2年：每3个月一次简单评估，每6个月一次大评估。停药3个月首次检查：瘤灶检查最好做PET/CT。停药2年以后：每6个月评估一次。视情况加做内分泌激素及智商测试等检查。

（周　芊）

第二节　弥漫性大B细胞淋巴瘤

一、概述

弥漫性大B细胞淋巴瘤（diffuse large B-cell lymphoma，DLBCL）属于成熟B细胞淋巴瘤，是NHL中常见的病理类型。DLBCL在0～14岁的儿童中，占NHL的20%，而在15～19岁的青少年中，DLBCL约占NHL的37%。DLBCL伴随更多BL的特点，男童多见，但起病较BL相对缓慢，恶性程度低于BL，预后优于BL。近年来随着短疗程、高强度化疗联合利妥昔单抗等靶向治疗，本类型疾病的疗效有明显提高，5年EFS可以达到80%以上。

二、病理学表现

DLBCL组织病理学表现为相对单一形态的肿瘤细胞弥漫性浸润，破坏淋巴结或结外组织的正常结构，并可浸润至周围组织。肿瘤细胞比淋巴细胞大，具有泡状核、嗜碱性细胞质和中至高增殖分数，细胞核大小等于或大于正常巨噬细胞，胞质量较少，常呈嗜碱性或嗜双色性。肿瘤细胞形态具有异质性的特点，可类似于中心母细胞或免疫母细胞，或者伴有浆细胞分化，偶见异型肿瘤细胞。DLBCL起源于成熟B淋巴细胞，通常表达CD19、CD20、CD22、CD79α、PAX-5等B淋巴细胞标记，50%～75%表达胞质或表面免疫球蛋白。

根据免疫表型分型或DNA微阵列，DLBCL可细分为几个亚类，包括生发中心B细胞样（germinal center B cell，GCB）、活化的B细胞样（active B cell，ABC）和第3型。其中，GCB型起源于生发中心细胞，ABC型来自后生发中心细胞，第3型其基因表达与GCB样和ABC样不同，但预后与ABC样相似。DLBCL的分型是影响其预后的重要因素。其中GCB型的IHC表现为：CD10（＋）、无论Bcl-6和MUM1表达如何或CD10（－）、Bcl-6（＋）和MUM1（－），其他情况均为non-GCB型。明确诊断及分期后，应行FISH检测Bcl-2、Bcl-6、MYC基因重排，还应行IHC检测以明确Bcl-2、Bcl-6、MYC的表达情况，这将有助于判断患者预后并选择治疗方案。高级别B细胞淋巴瘤伴MYC和Bcl-2和（或）Bcl-6基因易位，其遗传学特征为同时存在MYC和Bcl-2、Bcl-6基因重排（双打击），或同时存在MYC、Bcl-2和Bcl-6基因重排（三打击）；双表达DLBCL指MYC和Bcl-2的IHC表达阳性（MYC蛋白表达＞40%，Bcl-2蛋白表达＞50%）；两者均提示预后不良。

大多数儿童DLBCL为GCB亚型，与成人DLBCL相关的癌基因改变（如Bcl-2和Bcl-6基因易位）在儿童DLBCL中非常罕见，而MYC癌基因重排在儿童DLBCL中更为常见，在儿童和青少年的DLBCL中，MYC易位的发生率为1/3。

原发纵隔B细胞淋巴瘤（primary mediastinal B-cell lymphoma，PMBL）是DLBCL的独特亚型，其起源于胸腺B细胞，表达B细胞标记，CD23常阳性，通常不表达免疫球蛋白，与分隔性肺泡纤维化相关。

三、临床表现

DLBCL常合并发热、盗汗、体重下降等全身症状，肿瘤主要位于淋巴结内，一般呈局限性病灶，临床上以迅速增大的无痛性肿块为典型表现，常见颈部、锁骨上窝、腋窝、腹股沟等部位淋巴结肿大，无明显触痛。结外发生部位常见于胃肠道、皮肤、骨骼、纵隔、肺、肝、脾、生殖器及韦氏环，腹部是常见的侵犯部位，临床上表现为腹部包块、腹痛、腹胀、恶心、呕吐，可导致胃肠道出血，罕见肠穿孔。

DLBCL极少侵犯骨髓和中枢神经系统，原发中枢的DLBCL在儿童亦极为罕见，临床主要表现为颅内占位所致症状，包括头痛、呕吐、视物不清、脑神经受累表现及肢体活动障碍等。EBV阳性DLBCL临床表现与DLBCL相似，可伴有先天性免疫缺陷，临床常表现为反复发热和EBV感染，治疗过程中容易出现严重的感染，临床需注意与EBV相关淋巴增殖性疾病相鉴别。PMBL是一种特殊类型的DLBCL，与结节硬化性霍奇金淋巴瘤有很多相似性，好发于女性，临床以前纵隔肿物为主要表现，肿块较大，压迫气道可出现咳嗽、气促、呼吸困难，严重时可表现为上腔静脉压迫综合征。

四、辅助检查

（一）实验室常规检查

DLBCL患者多数血常规、血生化、凝血功能改变不显著，广泛期病变可伴有贫血。

（二）影像学检查

患者进行治疗前需进行全身影像学检查以明确受累部位，协助分期。应常规检查颈部、胸部、腹部、盆腔CT、MRI作为分期的依据。如患者有颅脑及脊髓等CNS受累的症状或表现，应进行头颅及脊髓MRI检查，其较CT及PET/CT更具有优势。近年来，PET/CT已逐渐成为淋巴瘤分期和再评估的重要工具，较普通影像评估检查增加10%～15%的阳性部位的检出率。

（三）骨髓和脑脊液检查

DLBCL患者骨髓侵犯者极为少见。由于淋巴瘤骨髓转移发生部位可能不同，建议同时应至少做胸骨及髂骨两个部位的骨髓穿刺，以增加阳性率。脑脊液检查：是诊断淋巴瘤患者CNS侵犯的重要依据，除了常规和生化检查，须同时做离心甩片法检查及流式细胞学检查。脑脊液流式细胞检测阳性便可诊断为CNS侵犯。

五、诊断与临床分期

（一）诊断

WHO有关淋巴造血组织肿瘤分类中规定了淋巴瘤的诊断标准，除了典型的临床表现、实验室检查以外，全部患者需进行肿瘤组织病理活检，病理组织的形态学、免疫组织化学、细胞遗传学和分子生物学共同进行本病的诊断。同时结合影像学、脑脊液、骨髓等检查进行分期诊断。

（二）临床分期

1. 目前采用国际儿童NHL分期系统（IPNHLSS）进行分期及危险度分组，IPNHLSS（参照表18-2）以St. Jude分期系统为基础，并进行了更新，以便更好地描述疾病部位并纳入包括功能成像在内的现代诊断工具。

2. 危险分层　国际上对于儿童DLBCL的治疗主要根据危险因素进行分层治疗。分组名称不同于分期，因为它考虑了手术切除的程度。需要注意的是，不同协作组分层标准不同。目前公认的危险分层为法-美-英（French American British，FAB）系统（表18-3）和柏林-法兰克福-梅恩斯特（Berlin-Frankfurt-Münster，BFM）系统（表18-4）。

六、临床治疗

儿童DLBCL的治疗以化疗为主，根据患者的分期、分组进行分层治疗。

（一）治疗策略

1. 系统治疗策略　主要是短疗程冲击、多药联合、中枢预防，在经过用于稳定患者质量效应及肿瘤溶解综合征的低剂量前期治疗后，患者接受2～8个周期的包括类固醇脉冲、大剂量甲氨蝶呤联合四氢叶酸钙解救、烷化物和蒽环类、阿糖胞苷和依托泊苷的化疗。需要注意的是，中枢预防是治疗中必不可少的部分，尤其是在伴有或不伴有中枢神经系统阳性疾病的白血病患者中。三联鞘内注射和大剂量甲氨蝶呤静脉滴注是中枢侵犯治疗及预防治疗的主要方案，即便是中枢侵犯的患者也不需要行中枢神经系统的放射治疗。

目前国际上公认最有效的治疗方案为FAB/LMB-96方案（表18-9）和NHL-BFM-95方案（表18-10），但中山大学肿瘤中心的临床研究证实改良的NHL-BFM90方案（B-NHL-BFM90）在中国儿童DLBCL患者中取得了良好的疗效（表18-11）。

2. 分子靶向药物治疗　利妥昔单抗（rituximab，R）是一种针对CD20的非偶联嵌合抗体，在儿童成熟B-NHL的表达率接近100%。大量研究证实，利妥昔单抗联合化疗能显著提高高危成熟B-NHL患者EFS，目前利妥昔单抗联合化疗是高风险患者的标准治疗。

表18-9　FAB/LMB-96方案治疗策略

分组	定义	方案
A	完全切除的Ⅰ期和腹部Ⅱ期	COPAD-COPAD（无须鞘注）
B	多发腹部外包块	COP-COPADM-COPADM-CYM-CYM
	不可切除的Ⅰ期、Ⅱ期和Ⅲ期	
	Ⅳ期（骨髓肿瘤细胞＜25%，无中枢侵犯）	
C	成熟B-ALL[骨髓肿瘤细胞＞25%，和（或）中枢侵犯]	COP-COPADM1-COPADM2-CYME1-CYME2-M1-M2-M3-M4

表18-10　NHL-BFM-95方案治疗策略

分组	定义	方案
R1	完全切除的Ⅰ期和腹部Ⅱ期	A（地塞米松、甲氨蝶呤、依托泊苷、异环磷酰胺、阿糖胞苷，鞘内注射）-B（地塞米松、甲氨蝶呤、环磷酰胺、阿糖胞苷、多柔比星，鞘内注射）
R2	不可切除的Ⅰ/Ⅱ期，Ⅲ期伴LDH＜500U/L	V（地塞米松、环磷酰胺，鞘内注射）-A（长春新碱、地塞米松、甲氨蝶呤、依托泊苷、异环磷酰胺、阿糖胞苷，鞘内注射）-B（地塞米松、甲氨蝶呤、环磷酰胺、阿糖胞苷、多柔比星，鞘内注射）-A-B
R3	Ⅲ期伴LDH 500～999U/L	V（地塞米松、环磷酰胺，鞘内注射）-AA（长春新碱、地塞米松、甲氨蝶呤、依托泊苷、异环磷酰胺、阿糖胞苷，鞘内注射）-BB（地塞米松、甲氨蝶呤、环磷酰胺、阿糖胞苷、多柔比星，鞘内注射）-CC（地塞米松、长春地辛、阿糖胞苷、依托泊苷）-AA-BB
	LDH＜1000U/L的Ⅳ期或B-ALL，无中枢侵犯	
R4	LDH＞1000U/L的Ⅲ期，Ⅳ期，B-ALL，任何中枢侵犯	V（地塞米松、环磷酰胺，鞘内注射）-AA（长春新碱、地塞米松、甲氨蝶呤、依托泊苷、异环磷酰胺、阿糖胞苷，鞘内注射）-BB（地塞米松、甲氨蝶呤、环磷酰胺、阿糖胞苷、多柔比星，鞘内注射）-CC（地塞米松、长春地辛、阿糖胞苷、依托泊苷）-AA-BB-CC

表18-11　B-NHL-BFM90方案治疗策略

分组	定义	方案
R1	Ⅰ期和Ⅱ期	V（无大肿块则省略）-A-B-A-B
R2	任何LDH水平的Ⅲ期	V-AA-BB-AA-BB-AA-BB
	Ⅳ期伴LDH＜500U/L	
R3	Ⅳ期LDH＞500U/L，R2患者AA和BB治疗后达PR	V-AA-BB-CC-AA-BB-CC

3. PMBL患者的治疗　针对儿童PMBL患者，由于缺乏大量随机试验数据，其最佳一线治疗尚未确定。NCCN指南建议所有患者优先参加临床试验，可考虑使用剂量调整的EPOCH-R（6个周期）或R-CHOP（6个周期）±RT或LMB改良的B/C化疗联合利妥昔单抗作为一线治疗的选择。需要注意的是，儿童患者使用RT的数据尚不足，其不是儿童PMBL患者治疗方案的一部分。在开始初始治疗之前，部分患者可能尚未明确诊

断，在等待确诊PMBL时，可以使用短疗程的COP方案进行治疗。

（二）放疗原则

在成人DLBCL的治疗中，放疗是不可或缺的一部分，多项研究证实足量化疗联合放疗可进一步提高疗效。但儿童DLBCL的治疗原则与成人不同，考虑到DLBCL对化疗敏感，加之放射治疗对儿童生长发育及第二恶性肿瘤的影响，放疗不作为常规治疗选择。针对化疗后残留肿块，可手术切除或活检进一步明确性质，若为肿瘤残留病灶，可采用局部放疗巩固疗效，放疗剂量通常为30～40Gy，针对化疗后进展行挽救放疗可给予更高剂量40～50Gy。

【病例介绍】

患者，女性，16岁。因发现右颈部肿块伴鼻阻入院，行PET/CT检查提示：全身多发（双侧颈部、锁骨区、腋窝、上肢、纵隔、双肺门、肝胃间隙、腹膜后、肠间隙、盆腔、双侧腹股沟）淋巴结肿大伴代谢明显异常增高，考虑为淋巴瘤可能；鼻咽部、咽旁间隙、口咽、喉咽软组织增多，伴代谢明显异常增高，考虑为淋巴瘤累及可

能。行腋窝淋巴结切除活检病理诊断：弥漫大B细胞淋巴瘤，Non-GCB型。诊断：弥漫大B细胞淋巴瘤，Ⅲ期，B组，8个疗程R-CHOPE方案化疗后PET/CT疗效评估为PR，双侧颈部，右侧腋窝肿瘤残留，行累及野放疗后残留病灶加量照射，剂量：PTV（累及野）36Gy/20Fx/4W，PGTV（残留病灶）45Gy/25Fx/5W（图18-4，图18-5）。

七、预后及随访

在现代治疗模式下，儿童DLBCL的EFS率可达85%～90%。FAB/LMB-96研究中，采用分层治疗模式，低、中、高危患者4年EFS率分别为98.3%、90.9%～93.4%、78%。影响DLBCL预后的主要因素有年龄、分期、分型、风险分组、*MYC*重排、是否存在骨髓及中枢神经系统侵犯等。若患者治疗结束后疗效评价为CR，则进入随访阶段，此后2年内每3个月复查1次，第3～5年每6个月复查1次，5年后每年复查1次，终身随访。当临床出现可疑复发征象时应立即检查，对于新出现的病灶应尽量进行活检，明确病理诊断。

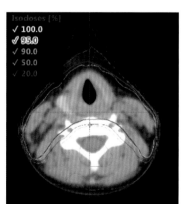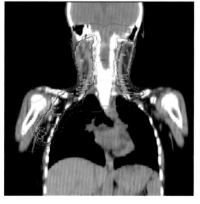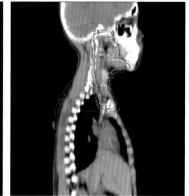

图18-4　弥漫大B细胞淋巴瘤放射治疗计划图

第1个疗程放疗，红色线为PTV

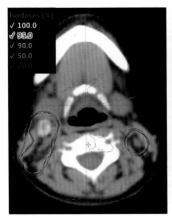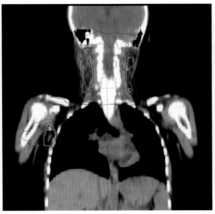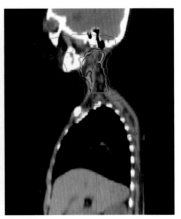

图 18-5　弥漫大 B 细胞淋巴瘤放射治疗计划图

第 2 个疗程缩野加量放疗，红色线为 PTV

（杨丽娜　周芊）

第三节　淋巴母细胞淋巴瘤

一、概述

淋巴母细胞淋巴瘤（lymphoblastic lymphoma，LBL）是一组起源于淋巴母细胞的恶性肿瘤，是 NHL 的一种亚型，好发于儿童及青少年，占儿童 NHL 的 35%～40%。根据前体细胞起源的不同，分为 T 淋巴母细胞淋巴瘤（T-LBL）或 B 淋巴母细胞淋巴瘤（B-LBL）。

LBL 与急性淋巴细胞白血病（acute lymphocytic leukemia，ALL）在细胞形态学、免疫表型、基因型、细胞遗传学，以及临床表现和预后等临床及实验室特征上极为相似，二者为同一类疾病的不同阶段，因此当前 WHO 分类将二者共同归于前体淋巴细胞肿瘤，命名为前体 T/B 淋巴母细胞白血病/淋巴瘤（T/B-ALL/LBL）。当临床以肿瘤性病灶起病而无骨髓及外周血浸润或骨髓中肿瘤性淋巴母细胞＜25% 时则诊断为 LBL；反之则诊断为 ALL。需注意的是，LBL 中 80% 为 T 细胞起源，而 ALL 中 80% 为 B 细胞起源。近年来，通过采用与 ALL 类似的治疗方案，LBL 的疗效得到显著提高，生存率可达 80% 以上。

二、病理学表现

LBL 主要病理学表现为淋巴结结构部分或全部破坏，肿瘤常侵犯淋巴结包膜、结外脂肪和纤维组织。肿瘤细胞呈弥漫性致密的相对单一性浸润生长，呈小到中等大小，核质比高，核圆形、卵圆形或曲形核，核染色质细腻如粉尘状，核仁通常不明显，胞质稀少淡染，核分裂多见。细胞学特征与 FAB 分型中的 L1 或 L2 型幼稚淋巴细胞相对应。瘤细胞间很少有其他反应性细胞成分，部分病例可见"星空现象"。

LBL 的确诊除了结合病理检查之外，需要结合典型形态学和免疫分型证实其为祖细胞来源并进一步进行谱系分析以及组织化学染色和（或）分子遗传学分析以完善诊断分型。末端脱氧核苷酸转移酶（TdT）表达是判断淋巴瘤幼稚细胞起源的最佳标志，文献报道其阳性率可达 90%～95%。而对于具有典型淋巴母细胞形态学但 TdT 阴性的淋巴瘤，CD1a 或 CD34 阳性、CD79a 和 CD3 阳性，或CD4和CD8阳性可用于判断其幼稚属性。除TdT外，检测T淋巴母细胞最特异的标志是CD99、CD34、CD1a，其中CD99最有价值。LBL主要分为两大类：T-LBL和B-LBL，两者在病理生物学行为上有所不同。

1. T-LBL　发生于胸腺组织，肿瘤细胞来源于前胸腺细胞、胸腺细胞，常表现为瘤细胞浸润淋巴结、胸腺、脾脏等器官。分子病理特征方面，T-LBL可表现为染色体易位、增加或缺失，与*Notch1*、*Pten*等基因的突变有关。肿瘤细胞特征性地表达TdT，且表达与T-ALL相似的T细胞抗原组合（CD2、CD3、CD4、CD5和CD8）。T-LBL与T-ALL有许多相同的临床和生物学特征，T-ALL有更早期的分化阶段，T-LBL则具有更成熟的免疫表型。

2. B-LBL　肿瘤细胞来源于骨髓，多表现为骨髓浸润。B-LBL由圆形或卷曲的细胞组成，细胞核、染色质细腻，细胞核不明显，细胞质少且弱嗜碱性。肿瘤细胞特征性地表达TdT、CD10、CD19、CD20、CD22和CD79a，大多亦可表达CD10，部分可表达CD34，表面Ig染色通常阴性；而PAX5通常被认为是B细胞系最敏感和特异的标志。与儿童最常见的急性B-ALL的免疫表型相同。研究报道，B-LBL来源于较B-ALL稍成熟阶段的前体B细胞。

本病与多种基因异常有关，包括抗原受体基因、染色体异常、抑癌基因失活以及癌基因的激活等。通过染色体核型分析、FISH方法、融合基因定量RT-PCR、IgH/TCR重排检测、新一代测序（NGS）的方法进行相关检查。

三、临床表现

儿童淋巴母细胞淋巴瘤主要临床表现包括发热、乏力、消瘦、淋巴结肿大、皮肤瘤、呼吸道受压症状、胸腺肿大、腹部肿块、骨痛等。不同病理类型的淋巴母细胞淋巴瘤临床表现也有所不同。

1. T-LBL　好发于年长儿童，中位发病年龄为9～12岁，男性多见，男女之比（2.5～3）：1。临床多以颈部淋巴结肿大伴前纵隔巨大肿块为主要表现，淋巴结肿大则以颈部及锁骨上淋巴结常见，也可有胸膜及心包浸润。前纵隔包块可引起呼吸系统症状，如咳嗽、喘鸣、呼吸困难、水肿、颈静脉压力升高及急性呼吸窘迫。病变发展迅速，多数患者就诊时即处于Ⅲ～Ⅳ期，易于侵犯结外器官，特别是骨髓和中枢神经系统。据报道18%的T-LBL患者有骨髓浸润表现，而3%的患者有中枢神经系统（CNS）受累。

2. B-LBL　发病年龄较小，中位年龄小于6岁，发病无明显性别特征。临床上常表现为淋巴结肿大，以皮肤、软组织、骨、骨髓和中枢神经系统受侵常见，通常伴随B组症状、LDH升高。与T-LBL相比，B-LBL常常处于相对局限的部位或有相对稳定的病情。在EORTC所开展的临床试验中，43%的B-LBL患者有骨髓浸润，而NHL-BFM研究中报道骨髓浸润发生率为32%，二者报道B-LBL患者中枢神经系统受累的比例分别为6%和5%。

四、辅助检查

（一）实验室检查

血常规：白细胞可正常或轻度增多，可有贫血，多为正细胞正色素性贫血。当骨髓受累时，可有白细胞总数升高或减低，外周血出现幼稚细胞，可伴有贫血和（或）血小板减低。血生化：肝肾功能、LDH、电解质，往往表现为尿酸、乳酸脱氢酶增高，这两项指标对疾病缓解情况及预后有提示作用。凝血功能：可出现凝血功能异常，凝血酶原和纤维蛋白原减少，从而导致凝血酶原时间延长和出血。

（二）影像学检查

治疗前需常规进行全身影像学检查以

明确受累部位及协助分期。X线检查：骨片（有骨、关节肿痛者）。B超：至少包括颈部淋巴结B超、腹部B超及病灶部位相关B超。CT：至少包括胸腹盆CT平扫（若做PET/CT，可不做常规CT检查，仅做病灶部位检查），病灶部位需行增强CT检查，怀疑中枢神经系统病变的行头颅和（或）脊髓MRI检查。相对于超声、CT、骨髓活检等传统检查方法，PET/CT可以发现无临床表现的隐匿病灶，有利于对疾病进行更准确的分期。有条件者尽可能行全身PET/CT检查。

（三）骨髓和脑脊液检查

骨髓检查：骨髓受累时，骨髓中幼稚淋巴细胞一般＜25%，通过流式细胞术、细胞遗传学、基因重排等检查有助于诊断和分型。流式细胞仪检测可以发现隐性的骨髓受累。骨髓活检对骨髓侵犯的检出率高于骨髓形态学检查。脑脊液检查：常规行脑脊液常规、生化及脑脊液找肿瘤细胞了解有无CNS的侵犯。流式细胞仪检测肿瘤细胞免疫分型可提高CNS侵犯检出率。

五、诊断与临床分期

（一）诊断

根据患者临床表现、病史、影像学检查，结合受累组织活检，进行组织病理学、免疫表型、细胞遗传学和分子生物学的检测确诊。

（二）临床分期

既往按照St Jude分期系统，综合患者全身影像学、脑脊液及骨髓等检查进行临床分期。随着医学发展，儿童NHL新的病理亚型的增加，在原有分期系统上进行了补充和改良，产生了新的分期系统：修订国际儿童NHL分期系统（IPNHLSS）（表18-12）。LBL的治疗需根据危险因素进行分层治疗，因此危险分层也十分重要。

表18-12 危险分层

危险分层	定义
低危组	Ⅰ期和Ⅱ期
中危组	Ⅲ期和Ⅳ期（除外高危组）
高危组	1. 中危组患者诱导Ⅰa（VDLP）第33天疗效评估符合以下任意一点：肿瘤缩小＜70%；骨髓淋巴瘤细胞＞5%；脑脊液仍找到淋巴瘤细胞；肿瘤进展
	2. 完成诱导方案后肿瘤活性残留或进展

六、临床治疗

（一）化学治疗

化疗原则：LBL属于高度侵袭性淋巴瘤，无论是Ⅰ期还是Ⅳ期患者，均应按全身性疾病治疗。基于LBL生物学特性类似于ALL，近年来国际上采用类似ALL的化疗方案后显著改善了预后，目前主要采用NHL-BFM-90/95方案进行治疗（表18-13）。

表18-13 NHL-BFM-90/95方案

危险分层	治疗
低危组	诱导方案Ⅰ（VDLP，CAM）
	巩固方案M（6-MP+HD-MTX×4）
	维持治疗（6-MP+MTX）
	总治疗时间为2年
中危组	诱导方案Ⅰ（VDLP，CAM）
	巩固方案M（6-MP+HD-MTX×4）
	再诱导方案Ⅱ（VDLP，CAM）
	维持治疗（6-MP+MTX）
	总治疗时间为2年
高危组	诱导方案Ⅰ（VDLP，CAM）
	强化巩固方案（Block1+Block2+Block3）×2
	再诱导方案Ⅱ（VDLP，CAM）
	选择性局部放疗
	维持治疗（6-MP+MTX）
	总治疗时间为2年（有条件移植患者3个Block后行异基因造血干细胞移植）

（二）放射治疗

随着医学研究的进展，全身化疗方案变得更加有效，放疗在儿童NHL治疗中的作用逐渐下降。由于NHL患者的总生存期明显提高，考虑到放射治疗的远期不良反应（如CNS放疗对神经认知的影响、第二恶性肿瘤的风险、心血管疾病的风险等），越来越多的研究开始评估区域放疗的必要性。NHL-BFM-90方案中对所有初诊、CNS无侵犯的T-LBL患者均需行预防性颅脑照射。然而在NHL-BFM-95方案中取消了中枢阴性患者的预防性颅脑照射，中枢复发未见增加。但是，对于起病时存在CNS侵犯的患者，需要在维持化疗前行全脑放疗。目前儿童NHL中枢神经系统以外受累部位的放射治疗适应证已逐渐变得有限。但对于诱导化疗后未达到完全缓解的患者，可考虑受累野放疗。

七、放射治疗

颅脑放疗原则：NHL-BFM-90方案中对所有初诊、中枢无侵犯的T-LBL患者均需行颅脑12Gy预防照射。然而在NHL-BFM-95方案中取消了中枢阴性患者的预防性照射，中枢复发未见增加。因此，目前T-LBL患者治疗中可采用HD-MTX和鞘内注射化疗药物以取代预防性颅脑照射。但对于起病时存在CNS侵犯的患者，需要在维持化疗前行全脑放疗，2岁以上18Gy，1～2岁12Gy。各医院可根据自身情况改良。对于少见的首发CNS病变或CNS复发的LBL患者，颅脑放疗12～18 Gy仍是必要的。

局部放疗原则：可用于缓解疼痛或占位效应，以及复发性疾病患者在骨髓移植前后巩固局部疾病区域。如在上腔静脉综合征、急性气道阻塞或脊髓压迫的紧急情况下，局部放射治疗可快速缓解症状。LBL的放疗疗效尤其显著，其症状通常在放疗后48小时内得到改善，通常每次1.5～2 Gy，总剂量6.0～7.5Gy就足以缓解症状，也可以采用超分割方案（每次1.2～1.5 Gy，每日2次，总剂量6～10 Gy）。

八、预后及随访

患者的临床分期、危险分层、病理分型、年龄、性别、肿瘤负荷、症状体征等均会影响其预后。近年来，通过采用与ALL类似的分层治疗方案，LBL患者的生存率显著提高，5年EFS可达到75%～90%。治疗完成后需定期随访，首次随访在治疗结束后3个月，需复查血生化指标、LDH、骨髓常规、MRD、彩超、CT等，若有条件最好完善PET/CT检查。治疗结束前2年需每3个月进行1次简单评估，包括骨髓穿刺、瘤灶的影像学检查（相关B超、增强CT或MRI）、肝功能和LDH；每6个月进行1次大评估，包括骨髓穿刺、瘤灶的影像学检查、免疫功能、肝功能和LDH等。治疗结束3年后，每6个月评估1次，主要做骨髓穿刺和瘤灶的影像学及肝功能和LDH，视情况加做内分泌激素及智商测试等检查。

（杨丽娜）

第四节　间变性大细胞淋巴瘤

一、概述

间变性大细胞淋巴瘤（anaplastic large cell lymphoma，ALCL）是一种来源于T细胞的特殊病理类型，约占所有外周T细胞淋巴瘤的15%，占儿童NHL的10%～15%，并以男性占多数（男：女=1.5：1）。本病患者常出现t（2；5）（p23；q35）染色体易位，易位导致细胞内ALK基因异常表达，与肿瘤的发生、生物学特性及预后相关。因此，2017年的WHO分类将ALCL分为 *ALK* 基因阳性间变性大细胞淋巴瘤（ALK⁺ALCL）和 *ALK* 基因阴性间变性大细胞淋巴瘤（ALK⁻ALCL）。在儿童和青少年患者中以ALK⁺ALCL多见，超过90%的患者为该类型，而成人患者中仅40%~50%为ALK⁺ALCL。此外，原发皮肤间变性大细胞淋巴瘤（primary cutaneous ALCL，PC-ALCL）和乳腺移植相关间变性大细胞淋巴瘤（breast implant-associated ALCL，BI-ALCL）也属于ALCL，属于独特的临床亚型。

二、病理学表现

（一）病理特点和分型

本病肿瘤细胞强表达CD30，在窦内生长的大细胞肿瘤。这些肿瘤细胞大且具有多形性，通常有丰富的胞质，有偏心的、马蹄形或肾型细胞核，核旁经常可见嗜酸性区域，这些肿瘤细胞被称为标志性细胞，出现于所有ALCL的形态学亚型中。尽管典型的标志性细胞为大细胞，但也可见到形态相似的小细胞。ALK⁺ALCL具有广泛的形态谱，各亚型均伴有程度不同的炎性背景。2008年WHO分类中描述了5个主要的形态学亚型，见表18-14。

表18-14　2008年WHO形态学亚型分类

分型	比例/%	形态学特征
普通型	60	由前述具有标志性细胞特点的多形性大肿瘤细胞为主组成。当淋巴结结构没有完全破坏时，肿瘤特征性地在窦内生长，也可侵犯副皮质区。类似癌样的黏附样生长方式很像转移瘤
淋巴组织细胞型	10	肿瘤细胞经常比普通型的小，丛集于血管周围。肿瘤细胞中混有大量反应性的组织细胞，特点为有细颗粒的嗜酸性胞质，和小、圆、形态一致的细胞核。伴有数量不等的浆细胞。组织细胞可以遮盖肿瘤细胞，还可见到组织细胞吞噬红细胞的现象，故易误诊为反应性组织细胞病。诊断的关键是免疫组织化学染色使用CD30和ALK抗体，可以凸显散在于组织细胞中的、易集中于血管周围的肿瘤细胞
小细胞型	5~10	小到中等大小的肿瘤细胞占绝大多数，有不规则的细胞核和丰富的胞质。标志性肿瘤细胞散在其中很难检测到。但血管周围分布的标志性细胞有助于诊断。小的肿瘤细胞CD30染色可仅为弱阳性，ALK染色常仅限于肿瘤细胞的细胞核阳性。这组患者易与外周T细胞淋巴瘤（非特指）混淆
霍奇金样型	3	很像结节硬化型经典霍奇金淋巴瘤。CD15的表达非常罕见，但有PAX5异常表达时对HL-ALCL的诊断是个挑战
混合型	15	在单一淋巴结中可见到不止一种形态类型

注：能够识别变异的病理亚型非常重要，否则有误诊的可能。复发患者的形态学特征也可以与原发时不同。

（二）免疫表型

肿瘤细胞的细胞膜和高尔基体区域CD30染色阳性，大的肿瘤细胞染色最强，小的细胞可为弱阳性。肿瘤细胞表达一个或多个T细胞抗原，还有部分患者由于丢失了T细胞抗原而成为"裸细胞"表型，但在基因水平可以找到其来源于T细胞系的依据。由于T细胞表型与裸细胞表型相比临床特征无明显差别，故将两者视为同一疾病。CD3在超过75%的病例中为阴性，CD2，CD5，CD4在70%的患者中为阳性，CD8常为阴性，2/3的患者CD43阳性。肿瘤细胞不同程度地表达CD45和CD45RO，并强烈表达CD25。大部分ALK⁺ALCL患者表达上皮细胞膜抗原（epithelial membrane antigen，EMA）和细胞毒颗粒相关蛋白（TIA-1），颗粒酶B，穿孔素。EBER和潜伏膜蛋白1（latent membrane protein 1，LMP1）阴性。

多数有t（2；5）/NPM-ALK易位的患者，ALK的免疫组织化学染色特征性地出现在胞质、细胞核和核仁中。这是由于NPM不停地穿梭于核仁与胞质之间，作为载体将新合成的蛋白质运转至核仁。NPM带有寡聚功能的结构域，正常情况下会发生自身的寡聚，也可以与NPM-ALK形成异聚体，从而导致NPM-ALK蛋白在核内的聚集。ALK还可以与其他伙伴基因易位，目前报道的包括染色体1、2、3、9、17、19、22，均可导致ALK的异常表达，ALK免疫组织化学染色可分布在胞质、胞核或包膜等不同区域。较为常见的有t（1；2）（q25；p23），表达TPM3-ALK蛋白，ALK染色局限在肿瘤细胞的胞质，并且细胞膜的染色更强。较为罕见的t（2；17）（p23；p23），表达CLTCL-ALK蛋白，由于融合蛋白中的网格蛋白重链蛋白参与了囊泡表面网格蛋白衣的构建，显示出独特的颗粒状胞质染色模式。位于Xq11-12的MSN基因被证实为一个新的ALK融合基因，特点是ALK染色局限于细胞膜。而其他的易位，ALK染色在胞质，包括由t（2；3）（p23；q11），inv（2）（p23q35），t（2；19）（p23；p13），t（2；17）（p23；q25），t（2；22）（p23；q11_2）和t（2；9）（p23；q33）导致的TFG-ALK，ATIC-ALK，TPM4-ALK，ALO17-ALK，MYH9-ALK，TRAF1-ALK。

三、临床表现

儿童和青少年间变性大细胞淋巴瘤常有B组症状，结外受累常见，多伴有全身症状，可以噬血细胞综合征起病；由于临床表现时起时伏，易诊断延迟；CNS和骨髓受累不常见；一部分病例可以表现为外周血白血病细胞受累，此类患者常表现为严重的呼吸衰竭。

（一）一般症状

患者经常伴随B组症状，特别是高热。大部分患者（70%）在确诊时已达Ⅲ～Ⅳ期。

（二）淋巴结侵犯

淋巴结肿约在90%的患者中出现，外周淋巴结最常受累，其次是腹膜后淋巴结和纵隔肿物，淋巴结播散的方式既可为连续的，也可不连续，侵犯的淋巴结可为无痛性肿大，也可伴有红、肿、热、痛。

（三）结外侵犯

ALK+ALCL患者较其他亚型的NHL患者更多（60%患者）、更早地出现包括皮肤、骨、软组织、肺在内的结外侵犯。结外侵犯的临床表现多种多样。

1. 软组织和皮肤　是最常出现的结外受累部位，可为多个或单个瘤灶，表现为皮下结节、大溃疡、多发或弥漫的丘疹样红黄色皮损等。

2. 骨　骨侵犯也很常见，从小的溶骨性损害到骨瘤样的大瘤灶均可见。

3. 肺　肺部病变可为结节样或浸润样，其中约20%的患者伴有恶性渗出。

4. 骨髓　骨髓侵犯的患者不足15%，骨髓活检比骨髓穿刺阳性率更高。用PCR的方法检测NPM-ALK可以在50%患者的骨髓中检测到肿瘤的微小播散。

5. 中枢神经系统（CNS）　患者在诊断时很少出现CNS侵犯，多见于晚期患者。CNS疾病可以表现为脑膜侵犯（通过在脑脊液中找到ALCL细胞确诊）和（或）出现颅内肿物。

6. 其他部位　睾丸受累在ALCL中极为罕见，胰腺、肾脏、肝脏、肠道的侵犯也较少见。

（四）高细胞因子血症

本病比其他类型的淋巴瘤更易出现高细胞因子血症（hypercytokinemia），甚至引发炎性因子风暴和噬血细胞综合征（hemophagocytic Syndrome，HPS）。

四、辅助检查

（一）实验室检查

血常规：ALCL 患者白细胞增多、血小板增多、CRP 增高均较为常见。部分患者，特别是病理为小细胞亚型的患者，侵袭性强，可侵犯骨髓和外周血，出现白血病的表现。还需检查大小便常规、血生化全项（包括尿酸、LDH 和电解质）、肝炎全套、梅毒及人类免疫缺陷病毒（HIV）等。

（二）骨髓常规

建议胸骨及髂骨两个部位骨髓穿刺或活检。ALCL 骨髓侵犯的患者不足15%，通过骨髓活检和进行免疫组织化学染色，可获得比骨髓穿刺更高的阳性率。少数小细胞亚型的患者侵犯骨髓达到白血病阶段，可进行流式细胞术检查。还有少数患者可在骨髓中见到噬血现象。

（三）脑脊液检查

脑脊液穿刺后通过脑脊液常规、细胞离心法找肿瘤细胞。

（四）流式细胞检查

流式细胞术用于本病的免疫核型检测，但需要注意肿瘤细胞有可能落到淋巴细胞门以外，以免漏诊。此外，有的病例还表达 CD13、CD56 等，因此需要注意与其他类型的白血病相鉴别。

（五）影像学检查

患者进行治疗前需进行全身影像学检查以明确受累部位，完成分期。颈部、胸部、腹部、盆腔 CT 作为分期的依据应常规检查。对有骨受累表现的患者（如骨痛，肿胀等）可做骨扫描检查。如患者有 CNS 受累的症状或表现，应进行头颅 MRI 或 CT 扫描。近年来，PET/CT 已逐渐成为本病分期和再评估的重要工具。

（六）微小播散和微小残留病检测

由于儿童90%的患者为 *NPM-ALK* 基因融合所致，只有少部分患者是 *ALK* 基因与其他伙伴基因异位融合所致，故通常采取 RT-PCR 的方法检测患者骨髓和（或）外周血中 *NPM-ALK* 融合基因的表达，来检测和监测患者的 MDD 和 MRD。但在决定使用此方法前，需先观察患者病理 *ALK* 的染色分布，如果 *ALK* 的阳性染色不是核浆分布，提示 *ALK* 的伙伴基因不是 *NPM*，那么监测 *NPM-ALK* 融合基因就失去了意义。需先采用二代测序等方法明确 *ALK* 的伙伴基因，再通过二代测序或 RT-PCR 的方法来监测 MDD 和 MRD。

五、诊断与临床分期

（一）诊断

根据患者临床表现、增强 MRI/CT 进行影像学诊断，骨髓或脑脊液受累诊断基于传统形态学。

（二）临床分期

儿童或青少年间变性大细胞淋巴瘤临床分期主要参照 IPNHLSS。IPNHLSS 参见本章第一节表18-2。

六、临床治疗

目前国际上儿童 ALCL 的治疗原则并不统一，总体以化疗为主，尚无数据证实一线治疗中最优的化疗方案。

（一）化疗原则

1. 儿童 ALCL 的治疗主要根据危险因素进行分层治疗（表18-15）。

表18-15　儿童ALCL的分层治疗方案

分层	定义	方案
A	完全切除的 I 期	按 Course P、Course AV1、Course BV1、CourseAV2 方案顺序进行
B	预后好的一组。没有皮肤浸润、纵隔受累；病理没有淋巴组织细胞变异的证据，非小细胞变异亚型；骨髓没有噬血现象，不合并噬血细胞综合征；非 ALCL 白血病阶段；骨髓和外周血 NPM-ALK（−）	按照 Course P、AV1、BV1、AV2、BV2、AV3、BV3 方案顺序进行。于 Course P 治疗第 5 天评估治疗反应。AV2 方案化疗后评估缓解情况。BV3 方案化疗后再评估，若持续完全缓解，维持方案应用长春碱，每周 1 次，共 12 个月；若有残留病灶，更换方案
C	预后差的一组。皮肤活检证实有皮肤损害（不是 I 期）；有纵隔和（或）肺脏受累；病理有淋巴组织细胞变异，或为小细胞变异亚型；骨髓可见噬血现象，或合并噬血细胞综合征；ALCL 白血病阶段；骨髓或外周血 NPM-ALK（＋）	按 Course P、AV1、BV1、AV2、BV2、AV3、BV3 方案顺序进行。于 Course P 治疗第 5 天评估治疗反应。AV2 方案化疗后评估缓解情况。BV3 方案化疗后再评估，若持续完全缓解，维持方案应用长春碱，每周 1 次，共 24 个月；若残留病灶，更换方案
D	有 CNS 受累的患者	有 CNS 受累的患者可参阅成熟 B 细胞淋巴瘤 C 组有 CNS 受累的方案化疗

2. 进展/复发ALCL治疗：一线治疗失败后，进展/复发儿童和青少年ALCL的总体生存率为40%～60%。目前并无标准二线治疗方案。高危复发患者（复发时间＜停药后1年，CD3阳性或既往使用过VBL）通过各种治疗手段使疾病缓解后进行异基因造血干细胞移植，各种手段包括强化疗、阿雷替尼、克唑替尼和维布妥昔单抗等，可以单独使用，也可以联合使用；低危复发患者（复发时间＞停药后1年，CD3阴性且既往未曾使用过VBL）长春碱单药治疗24个月（5年EFS可达81%）。

（二）放疗原则

放疗不作为首选治疗，但当其出现化疗后未控或者复发，压迫重要结构（如脊髓）造成很大的影响的情况下，需补充局部放射治疗。如需要放射治疗，多采用ISRT。ISRT分为结内病变和结外病变照射。结内病变射野包全化疗前最初的所有可以受累边界，但排除邻近的正常组织。照射时充分考虑器官运动形成的ITV，之后形成PTV。对于结外淋巴瘤，行ISRT时常遵循特有的生物学行为，照射全部的器官或解剖结构，但

眼、肺、骨、皮肤等结外器官可考虑部分器官照射。多数情况下，不需要进行未受累淋巴结的预防照射。放疗前做好充分评估，根据患者配合度选择合适体位和固定装置。

1. 靶区勾画　GTV：化疗前影像学上可见大体肿瘤（PET/CT：化疗前淋巴结高代谢区域；CT：化疗前受累淋巴结）。PET/CT发挥了不漏靶的重要作用。CTV：包括初始GTV（任何治疗手段之前），正常组织如双肺、肾脏、肌肉，如果很明确未在受侵犯则应排除在CTV之外。水平面：退缩转移淋巴结的回归，遵照化疗后，勾出化疗前初始淋巴结的体积（包含两方面的因素，淋巴结的位置和范围），将治疗前淋巴结推移的正常组织排除在靶区外。冠状面：勾画出化疗前初始淋巴结的上下界，上下界遵循化疗前转移淋巴结的上下界。PTV根据各单位情况外扩。

2. 照射剂量及放疗实施　ALK阳性的ALCL，I～II期，化疗后：ISRT 40Gy分20次，单次2Gy，可根据具体情况残存病灶补量照射。NOS/ALK阴性的ALCL，化疗后：ISRT 40～50Gy，分20～25次，单次2Gy。放疗实施过程中，需要MVCT、CBCT、KV

等监测摆位误差，特别是配合不好的患者，避免因体位变化带来的靶区不准确以及不良反应增加。常见急性期不良反应为造血系统、消化系统以及皮肤的损伤。

【病例介绍】

患者，男，13 岁。诊断：ALK 阳性间变性大细胞淋巴瘤 Ⅳ 期 D 组。按照 LMB-96 化疗 12 程，5 程化疗后 PET/CT 评价疗效 PR。12 程化疗后复查 MRI 示脑干异常信号已吸收，双大脑白质散在异常信号同前相仿，考虑脱髓鞘改变，余处病变较前好转。于 2019 年 2 月 19 日—2019 年 3 月 18 日行全脑放疗，X 线，IMRT，PTV 30.6Gy/17Fx（图 18-6）。

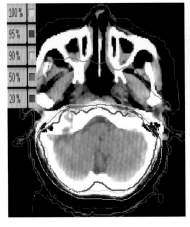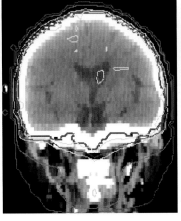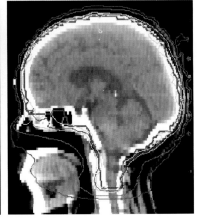

图 18-6　放疗计划图

全脑照射，红色线为 PTV

七、预后及随访

与 ALK 阴性 ALCL 相比，ALK 阳性疾病似乎对化疗有更好的反应。有文献报道，在儿童人群中，ALK 阳性疾病累及骨髓的患者的 5 年 PFS 率为 41%，而未累及骨髓的患者的 5 年 PFS 率为 100%。目前国际上各大协作组认为影响儿童 ALCL 预后的主要因素有：B 组症状、纵隔受累、内脏受累、皮肤受累、中枢神经系统侵犯、胸肺侵犯、CD68 高表达、CD163 高表达、微小肿瘤细胞播散（MDD）等。

建议随访至停药后 5 年。停药前 2 年：每 3 个月一次简单评估，每次做瘤灶的影像（B 超为主或 CT 平扫）、肝功能、LDH，骨髓或外周血 NPM-ALK。每 6 个月一次大评估，每次做瘤灶的影像（B 超、增强 CT 检查或 MRI）、免疫功能、肝功能和 LDH、骨髓穿刺（如果有骨髓侵犯），骨髓或外周血 NPM-ALK 等。停药 3 个月首次检查：瘤灶检查最好做 PET/CT。停药 2 年以后：每 6 个月评估一次，主要做瘤灶的影像（B 超和 CT 平扫）及肝功能和 LDH。视情况加做内分泌激素及智商测试等检查。

（周　芊）

第五节　鼻腔 NK/T 细胞淋巴瘤

一、概述

鼻腔 NK/T 细胞淋巴瘤（natural killer T cell lymphoma，NKTL）指发生于淋巴结外的一种外周 T 细胞淋巴瘤，是结外（鼻型）NK/T 细胞淋巴瘤最常见的类型。结外（鼻型）NK/T 细胞淋巴瘤可发生于全身任何淋巴结外器官，以上呼吸消化道最多见，鼻腔为甚，其次是韦氏环和胃肠道，因其以鼻腔为原型，也常称为鼻腔NK/T细胞淋巴瘤。结外（鼻型）NK/T细胞淋巴瘤在亚洲及南美洲发病率较高，发病率约为0.25/10万，是国内最常见的T细胞淋巴瘤，占全部外周T细胞淋巴瘤的40%～50%，占全部非霍奇金淋巴瘤的20%～30%，仅次于弥漫大B细胞淋巴瘤，但该病在欧美等国家较少见，约为0.06/100 000。鼻腔NK/T细胞淋巴瘤高发年龄为40～50岁，儿童及青少年发病率较低，但有来自亚洲的报道称儿童青少年的占比稍高。总体上，男性发病率高于女性，比例为（2～4）∶1。

鼻腔NK/T细胞淋巴瘤的发病机制尚不完全清楚，但研究表明EB病毒感染与其发生存在密切关系，被认为是EB病毒相关淋巴瘤。其次，根据其区域分布的不均衡，研究发现其发病机制与多个基因改变关联，如携带 *IL18RAP*、*HLA-DPB1* 和 *HLA-DRB1* 易感基因的人群发病风险明显增高。此外，环境污染、农药及化学毒剂暴露也会增加患病风险。

二、病理学表现

结外（鼻型）NK/T细胞淋巴瘤原发于结外，病理上以非典型淋巴样增生组成、弥漫性淋巴细胞浸润为特点，特征表现为血管中心性生长病变，伴有血管破坏、组织缺血、血管周围透明样坏死，坏死病变为60%～80%。在细胞学上，肿瘤细胞大小不等，主要为中等大小细胞，大细胞少见。

结外（鼻型）NK/T细胞淋巴瘤典型的免疫组织化学表型包括：来自NK细胞的CD56阳性；至少一个细胞毒相关蛋白阳性，如颗粒酶B，TIA-1和穿孔素；EB病毒感染指标EBER阳性。此外，B细胞相关抗原阴性，如CD19、CD20、CD22和CD79a等，其他T细胞和NK细胞抗原呈阴性，如CD4、CD5、

CD8、CD16和CD57等。对于CD56阴性，若CD3阳性和EB病毒阳性，仍可诊断；若均阴性，则不能诊断。尽管如此，CD56阳性和阴性结外（鼻型）NK/T细胞淋巴瘤的临床特征和预后并无明显区别，而EB病毒DNA拷贝数高低与预后具有较明显的关联。

三、临床表现

鼻腔NK/T细胞淋巴瘤除具有肿瘤局部浸润和远处结外器官受侵的临床表现外，还具有淋巴瘤临床特征，如约1/3的患者有B组症状。常见的首发症状有鼻塞、鼻腔分泌物和鼻血，当肿瘤进一步进展，侵犯邻近组织器官后会引起头痛、颜面部肿胀、眼球突出、硬腭穿孔和上颌牙龈肿痛等，伴有溃疡坏死性病变时，会出现恶臭、感染坏死等表现。若出现颈部淋巴结转移，则可表现为颈部肿块。因此，患者常首诊于耳鼻咽喉和头颈外科。鼻腔NK/T细胞淋巴瘤较少出现颈部淋巴结受累及远处结外器官受侵，临床大部分患者诊断时为早期，晚期少见。远处结外器官受侵以皮肤最常见，少部分患者会发展为噬血细胞综合征，其特征表现为高热、全血细胞减少、脾大、凝血功能障碍、高铁血症等，一旦发生噬血细胞综合征，往往预示较差的预后。

四、辅助检查

影像学检查包括内镜、MRI和CT，以及PET/CT。该病主要累及鼻腔、鼻窦及其邻近组织结构，呈破坏性生长。因此，内镜、CT和MRI均能很好地发现病变，因内镜存在检查空间限制，主要用于发现病灶并取活检，难以显示全部肿瘤轮廓。

1. MRI　具有极佳的组织分辨率，能清晰地显示鼻腔、鼻窦及其周围组织结构，有助于辨别肿瘤累及范围，是最常用和最重要的技术之一。NK/T细胞淋巴瘤在MRI上表

现为等长T1、稍长T2信号，早期信号尚均匀，在T2WI脂肪抑制序列上表现为高信号，增强后序列，肿瘤轻、中度强化，强化不均匀。因常累及鼻旁窦，导致鼻旁窦炎症，在T1和T2序列上会干扰肿瘤信号，常需要T1WI增强压脂来更好地判读肿瘤侵犯范围。颈部受累淋巴结表现为T1WI中等信号、T2WI稍高信号，强化明显。对于MRI扫描条件，位相上要求包括轴位、冠状位和矢状位。扫描序列上需包括T1WI、T2WI、T2WI脂肪抑制、T1WI增强脂肪抑制。推荐薄层扫描（≤3mm）。

2. CT　在观察鼻腔、鼻窦上也很重要，如直观清晰地发现病灶，尤其是对骨质破坏的显示直观、清楚，此外，应用软件进行多平面薄层重建，结合MRI，可更好地观察肿瘤的侵犯情况。增强扫描时，颈部受累淋巴结的显示也很清晰。

3. PET/CT　除原发灶及颈部淋巴结的影像学检查外，淋巴瘤还需评估全身病情，包括胸部、腹部及盆腔增强CT等。部分患者甚至需要进行骨髓穿刺活检明确是否存在骨髓浸润。PET/CT是功能性显像，常使用^{18}F标记葡萄糖，NK/T细胞淋巴瘤通常有较明显的显像剂摄取，表现为高代谢。

常规检查除血细胞分析、肝及肾功能、心电图外，还需完善血浆EB病毒DNA，血清乳酸脱氢酶等检查评估肿瘤风险。

五、诊断与临床分期

（一）诊断

鼻腔NK/T细胞淋巴瘤临床表现特异性不高，往往作为炎症进行处理，延误治疗。因此，除详细采集病史和体格检查外，相关内镜和影像学检查非常重要，最终确诊仍依赖病理诊断，组织病理是鼻腔NK/T细胞淋巴瘤诊断的"金标准"。

内镜可直观观察鼻腔、鼻咽黏膜情况，快速发现病灶并取活检，帮助确诊。对于鼻腔原发灶，首选增强MRI检查，其对颈部受累淋巴结也能很好鉴别。此外，根据病情严重程度，还需完善胸部、腹部等组织器官检查以明确是否存在远处器官受侵。若条件允许，推荐常规完善PET/CT，PET/CT在肿瘤病变发现的敏感性和准确性上较常规影像学检查更好，能更好地明确分期，指导治疗。除以上分期检查外，还需常规完善乳酸脱氢酶、血浆EB病毒DNA、HBV、HIV等检查，以更好地明确预后风险，指导治疗。

（二）临床分期

鼻腔NK/T细胞淋巴瘤的分期仍主要采用Ann Arbor分期系统：Ⅰ期指原发肿瘤局限，伴有或不伴有邻近组织器官侵犯，但无淋巴结及远处侵犯；Ⅱ期指合并有膈肌上淋巴结受侵；Ⅲ期指合并有膈肌上下淋巴结受侵；Ⅳ期指合并远处结外器官侵犯。参照2014年Lugano分期标准进行修正（表18-16）。

表18-16　结外（鼻型）NK/T细胞淋巴瘤2014年Lugano分期标准

分期	特征
Ⅰ期	仅侵及单一淋巴结区域（Ⅰ），或侵及单一结外器官不伴淋巴结受累（ⅠE）
Ⅱ期	侵及≥2个淋巴结区域，但均在膈肌同侧（Ⅱ），可伴同侧淋巴引流区的局限性结外器官受累（ⅡE）（如甲状腺受累伴颈部淋巴结受累，或纵隔淋巴结受累直接延伸至肺脏受累）
Ⅱ期大包块	Ⅱ期伴有大包块者
Ⅲ期	侵及膈肌上下淋巴结区域，或侵及膈上淋巴结+脾受累（ⅢS）
Ⅳ期	侵及淋巴结引流区域外的结外器官

注：以上采用的是MRI、CT或PET/CT作为分期检查方法。大包块：2014年后淋巴瘤大包块描述不再以具体数据限定，只需明确记录最大病灶的最大径即可。

除分期系统外，还开发了预后指数和危险度分层系统来进一步细分鼻腔NK/T细胞淋巴瘤的预后风险，以更好判断预后和指导治疗。目前开发的预后模型主要有3个，包括中国医学科学院肿瘤医院开发的Nomogram模型-NRI，该模型包括了5个独立预后因素：年龄、LDH、临床Ann Arbor分期、一般体力状况和原发肿瘤浸润程度。另一个是来自国际多中心研究提出的PINK预后模型，该模型仅包括了接受非阿霉素化疗的患者，该模型包括4个参数：年龄、临床Ann Arbor分期、远处淋巴结转移和原发肿瘤部位，后将EB病毒DNA指标纳入优化为PINK-E（表18-17）。

表18-17 结外（鼻型）NK/T细胞淋巴瘤预后模型

预后模型	危险因素	风险指数	风险分组
NRI	年龄＞60岁（vs≤60岁）	1	0=低危
	Ⅱ期（vs Ⅰ期）	1	1=中低危
	Ⅲ～Ⅳ期（vs Ⅰ期）	2	2=中高危
	ECOG评分≥2分（vs 0～1分）	1	3=高危
	LDH高（vs 正常）	1	≥4=极高危
	PTI（vs 无PTI）	1	
早期调整NRI	年龄＞60岁（vs≤60岁）	1	0=低危
	Ⅱ期（vs Ⅰ期）	1	1=中低危
	ECOG评分大鱼=2分（vs 0～1分）	1	2=中高危
	LDH高（vs 正常）	1	≥3=高危
	PTI（vs 无PTI）	1	
PINK	年龄＞60岁（vs≤60岁）	1	0=低危
	Ⅲ～Ⅳ期（vs Ⅰ～Ⅱ期）	1	1=中危
	远处淋巴结受侵（vs 无受侵）	1	≥2=高危
	非鼻腔（vs 鼻腔）	1	
PINK-E	PINK 基础上增加：		
	EB病毒DNA阳性（vs 阴性）	1	

注：PTI（primary tumor invasion），原发肿瘤侵犯超出原发结外部位，侵及邻近组织器官。

六、临床治疗

鼻腔NK/T细胞淋巴瘤的诊治推荐多学科联合团队（MDT）的协作，团队基本组成包括放疗科、血液科/肿瘤内科、头颈/耳鼻咽喉外科、放射诊断科和病理科，必要时可纳入核医学科、营养科和心理科等科室。MDT团队的主要讨论对象包括局部晚期及复发转移患者，严重治疗不良反应（放疗、化疗及手术）患者等疑难危重患者。

鼻腔NK/T细胞淋巴瘤早期和晚期的治疗原则差异非常大，即使早期，也需根据预后风险进一步细分，根据风险分层施以治疗，总体上以放疗和化疗的综合治疗为主（表18-18）。对于晚期，则以化疗为主，或参加临床试验为主。

表18-18　各期鼻腔NK/T细胞淋巴瘤治疗策略

分期	风险分层		Ⅰ级推荐	Ⅱ级推荐	Ⅲ级推荐
ⅠE期	早期低危；无危险因素		受累部位放疗（2B类）	受累部位放疗±含门冬酰胺酶方案化疗（3类）	
ⅠE期或者ⅡE期	早期中危和高危；≥1个危险因素	适合化疗	受累部位放疗序贯含门冬酰胺酶方案化疗（2A类）；或含门冬酰胺酶方案诱导化疗序贯受累部位放疗（2A类）；或"夹心"放化疗（门冬酰胺酶方案，非SMILE方案，2A类）	含SMILE方案夹心化放疗（2A类）同期放化疗（含门冬酰胺酶方案，2B类）；参加临床试验	
		不适合化疗	受累部位放疗（2B类）	参加临床试验	
Ⅲ～Ⅳ期			SMILE、P-GemOx、DDGP、COEP-L或AspaMetDex方案联合自体造血干细胞移植（2B）	临床试验；异基因造血干细胞移植（3类）；姑息放疗	
复发/难治性			SMILE、P-GemOx、DDGP、LOP或AspaMetDex等含左旋门冬酰胺酶方案；临床试验；化疗后局部进展（难治）或复发的患者推荐以放疗为主的综合挽救治疗	自体造血干细胞移植（敏感复发）（2B类，有合适供者的前提下可考虑）；异基因造血干细胞移植（3类）；临床试验；姑息放疗	西达本胺（2B类）盐酸米托蒽醌脂质体（2B类）免疫检查点抑制剂

注：早期肿瘤风险分层的危险因素根据早期调整NRI标准决定，包括年龄＞60岁，LDH增高，PTI，ECOG评分≥2分，Ⅱ期。该治疗策略参考"中国临床肿瘤学会（CSCO）淋巴瘤诊疗指南2023"。上述提及化疗方案包括P-GemOx方案：培门冬酰胺酶+吉西他滨+奥沙利铂，每21天重复。COEP-L方案：CTX＋VCR＋VP-16＋PDN＋培门冬酰胺酶，每21天重复。LOP方案：培门冬酰胺酶＋VCR＋PDN，每21天重复。DDGP方案：地塞米松+顺铂+吉西他滨+培门冬酶，每21天重复。改良SMILE方案：甲氨蝶呤＋亚叶酸钙＋异环磷酰胺＋美司钠＋地塞米松＋依托泊苷＋左旋门冬酰胺酶，每28天重复。AspaMetDex方案：左旋门冬酰胺酶+甲氨蝶呤＋地塞米松，每21天重复。

鼻腔NK/T细胞淋巴瘤对放疗敏感，局部控制率高。对于早期、低危患者，单纯放疗即可获得满意疗效，即使对于早期中、高危患者，若存在化疗禁忌或不愿化疗，单纯放疗仍可获得较好疗效。对于早期中、高危或Ⅱ期，推荐放化疗综合治疗，化疗的加入可进一步提高总体疗效，但目前的放疗和化疗联合尚未确定最佳模式。对于晚期，往往以全身失败为主，但局部控制仍能改善患者结局及生存质量，若全身治疗有效，仍需考虑原发灶的局部放疗。

化疗是鼻腔NK/T细胞淋巴瘤的重要治疗手段，在各期都发挥作用，尤其是晚期（表18-18）。在非晚期，化疗主要与放疗联合，包括诱导化疗、辅助化疗及夹心放化疗3种模式，化疗周期数未确定。含门冬酶类和吉西他滨方案较蒽环类方案效果好。

七、放射治疗

放射治疗是早期鼻腔NK/T细胞淋巴瘤的重要治疗手段。即使化疗达CR的早期患者，若不放疗，仍有非常高的复发率，因此推荐行根治性放疗。对于放疗，照射范围及照射剂量是治疗成败的关键。

1. 放疗前准备：放疗前，除需完善基本信息外，还需评估患者营养状况、口腔状况及对后续放疗可能出现的合并症进行评估。

2. 放疗适应证：Ⅰ～Ⅱ期均需接受根治性放射治疗。对于晚期，可行姑息放疗。

3. 放疗体位参照第五章：儿童肿瘤放射治疗体位固定。

因鼻腔 NK/T 细胞淋巴瘤常有累及鼻前庭，鼻翼及颌面部皮肤，肿瘤表浅，为保证上述区域处方剂量及剂量均匀，在模具制作时需放置组织补偿物。

4. 放疗靶区勾画：靶区勾画包括肿瘤靶区勾画及危及器官勾画，包括 GTV、CTV、PTV 和 PRV。GTV 是以临床查体、影像学检查及内镜检查所显示的肿瘤侵犯范围。CTV 是根据肿瘤生物学行为及患者实际情况个体化确定的范围，包括确诊时的 GTV，若放疗前接受了化疗或手术，即使影像学评价 CR，考虑到可能存在的微小残留，CTV 仍需包括化疗或手术前的 GTV 范围，然后再根据骨及空气进行解剖修裁。PTV 是在肿瘤靶区外设置的一个空间范围，目的是为保证所有靶区都能接受处方剂量照射，包括了放疗流程中可能出现的所有误差，如摆位误差、机械误差等，各中心需根据自身放疗质控数据确定，PRV 则是危及器官的外扩范围。

5. GTV 及 CTV 勾画原则：参考"国际淋巴瘤放射治疗协作组（2021）"发布的指南共识，具体见表 18-19。

表 18-19　结外鼻型 NK/T 细胞淋巴瘤靶区勾画

肿瘤状态	勾画范围
肿瘤局限于单侧或双侧鼻腔，无原发肿瘤浸润	化疗前/手术前的 GTV+5mm，并包括原发灶浸润的高风险区域（整个鼻腔，同侧上颌窦内侧壁，前组筛窦，硬腭，后鼻孔）
原发肿瘤扩散到邻近组织器官： 1. 侵犯后鼻孔或鼻咽 2. 侵犯前组或后组筛窦 3. 侵犯上颌窦（常为内侧壁） 4. 侵犯皮下软组织或面部皮肤 5. 侵犯眼眶	肿瘤原发灶 CTV 需根据肿瘤浸润进行相应的包绕： 1. 包括整个鼻咽腔 2. 包括整个后组筛窦 3. 包括整个受侵的上颌窦 4. 包括受累的软组织并覆盖组织补偿物 0.5~1cm 5. 包括化疗或手术前 GTV+3mm。
淋巴结受累 1. 无淋巴结受累 2. 咽后淋巴结阳性 3. 颈部淋巴结阳性	淋巴结 CTV 1. 颈部淋巴结的预防照射是不必要的；可考虑照射靠近原发灶的第一梯队可能或可疑的淋巴结（如咽后淋巴结） 2. 包括咽后淋巴结和双侧Ⅱ区淋巴结 3. 包括双侧颈部淋巴结

6. 危及器官（OAR）勾画：参考第十四章鼻咽癌相关章节内容。

7. 放疗剂量及危及器官限量：鼻腔 NK/T 细胞淋巴瘤的根治剂量为 50～60Gy，推荐在 50Gy 时复查，行疗效评价，若残留，则肿瘤病灶补量 5～10Gy，无残留，则不需推量。颈部预防照射剂量推荐不低于 40Gy。

8. 对于采用诱导化疗+放疗模式的患者，若诱导化疗后达CR，有研究指出照射剂量可适当降低，由于缺乏高级别循证证据，因此，各单位可根据患者实际治疗情况予以个体化调整。危及器官剂量限制参考第十四章鼻咽癌相关章节内容。

9. 因鼻腔NK/T细胞淋巴瘤常累及鼻前庭、鼻翼、筛窦、额窦及颌面部皮肤，致使邻近组织器官紧邻高剂量区，如鼻翼软骨、上唇、角膜和眼睑等，在设置OAR剂量限制时需兼顾。

【病例介绍】

患者，女，17岁。诊断：鼻腔NK/T细胞淋巴瘤（ⅠEA期，PINK低危），外院化疗2周期后来我院。放疗计划：6MV-X线，IMRT，DT：PGTV 5600cGy/28Fx/6W，PTV 5040cGy/28Fx/6W。治疗前影像（图18-7，图18-8）。

靶区示意图（图18-9），放疗剂量曲线示意图（图18-10）。放疗后1个月余复查，MRI提示右侧鼻腔黏膜略增厚，未见确切占位病灶（图18-11）。PET/CT右侧鼻腔黏膜高摄取，Deauville评分1～2分（图18-12），疗效评价CR。放疗后2年复查，肿瘤持续缓解状态。

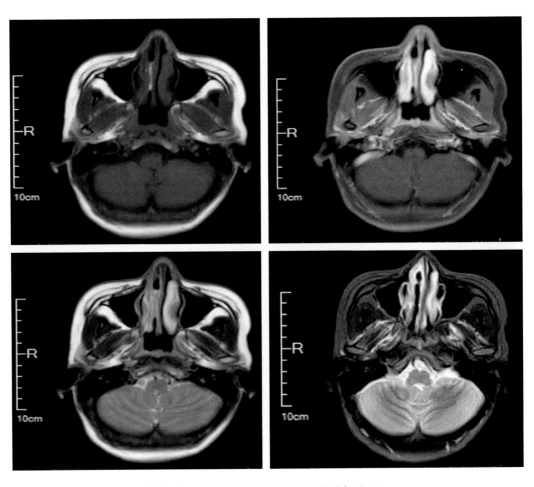

图18-7　鼻腔NK/T细胞淋巴瘤治疗前鼻腔MRI

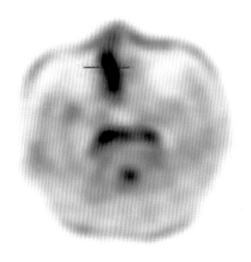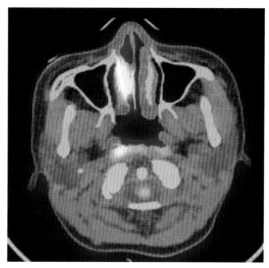

图 18-8 鼻腔 NK/T 细胞淋巴瘤治疗前鼻腔 PET/CT 影像

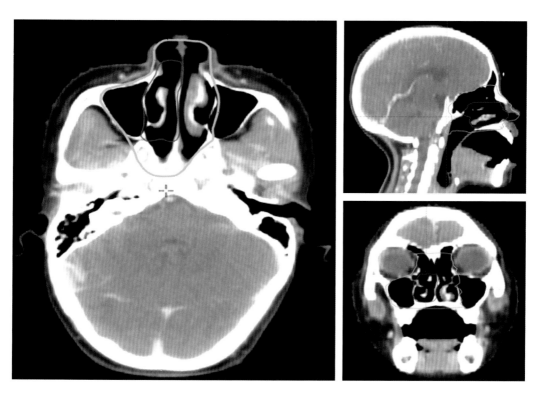

图 18-9 鼻腔 NK/T 细胞淋巴瘤放疗靶区示意图

红色线为 GTVtb；绿色线为 CTV

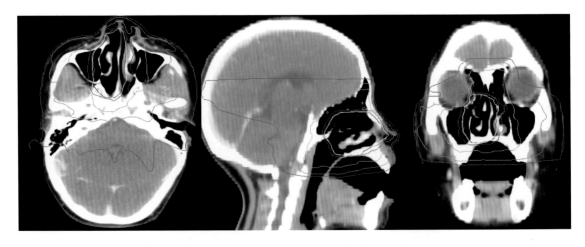

图 18-10　NK/T 细胞淋巴瘤放疗剂量曲线示意图

红色线为 PTV

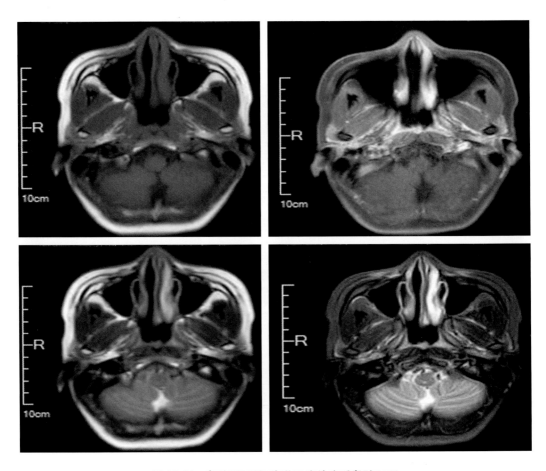

图 18-11　鼻腔 NK/T 细胞淋巴瘤放疗后鼻腔 MRI

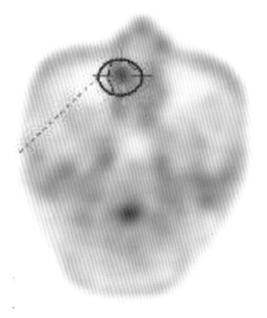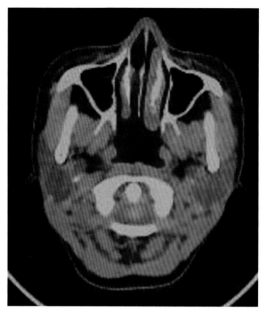

图 18-12 鼻腔 NK/T 细胞淋巴瘤放疗后鼻腔 PET/CT 影像

10. 放射治疗常见不良反应：包括急性期不良反应和远期不良反应。急性期放射不良反应主要包括：放射性皮炎、放射性黏膜炎、鼻腔和口腔干燥和骨髓抑制等，根据 RTOG 放射毒副作用进行分级并予以相应对症治疗，大部分患者能恢复，不会影响治疗。

远期不良反应主要为口干，位于鼻腔、口腔的小腺体及腮腺的损伤程度直接关系到患者口干程度，其中腮腺的损伤程度影响最大。此外，若肿瘤累及鼻腔前部，颌面部照射范围及剂量过高，会导致患者面部发育畸形。甲状腺损伤与甲状腺功能相关，这些器官都需要认真保护，如严格把握下颈部照射指征，预计无法避免的，需制订详细的随访监测计划，给予患者适应的康复方案，提高生存质量。此外，对于长期生存的患者，还需警惕第二肿瘤的发生。

八、预后及随访

1. 预后 儿童鼻腔 NK/T 细胞淋巴瘤的预后总体较好，但仍与风险指标密切关联，如原发肿瘤侵犯邻近组织器官的患者较局限期生存率降低约 20%。总体上，早期患者的 5 年生存率为 60%～80%，而晚期患者不足 50%。

2. 随访 治疗结束 2 年内，通常 3～6 个月复查一次；治疗结束 2～5 年，每 6～12 个月复查一次；5 年后，每年复查。随访内容主要包括病史及体格检查、鼻咽镜、EB 病毒 DNA、MRI，其他还包括胸部、腹部相关检查等。治疗结束初期，重点是治疗不良反应及疗效评估，可根据实际情况，增大复查频率，增加复查内容，如血常规、肝及肾功能、免疫功能和口腔卫生等。

（李 丛 黄 锣）

第十九章　淋巴细胞白血病中枢神经系统侵犯

一、概述

白血病细胞可侵及全身各个组织器官，临床常见髓外侵犯部位为中枢神经系统。中枢神经系统白血病（central nervous system leukemia，CNSL）是由白血病细胞浸润脑膜、脑神经及脊髓所致的髓外白血病，常见于急性白血病患者，尤其是急性淋巴细胞白血病（ALL），其发生率为10%～30%。在初诊白血病患者中很少出现CNS受累，尤其是目前儿童白血病采用了危险度分层治疗，强化疗方案及预防性鞘内注射有效地降低了CNSL的发生，提高了患者生存率。但仍有3%～5%的初诊患者及30%～40%的复发患者会出现CNS受累，伴CNS受累的白血病预后差，是导致白血病患者死亡的主要原因之一。

二、临床表现

中枢神经系统（CNS）症状通常表现为颅内压增高、脑膜刺激征。临床表现轻重不一，仅部分表现为呕吐、单侧或双侧面瘫、头痛、视觉症状、癫痫发作和易怒。

三、辅助检查

（一）常规检查

血常规、肝肾功能、铁蛋白、心电图、心脏彩超等检查。

（二）影像学检查

MRI：对有神经系统症状患者的影像学评估应包括头颅和脊髓的MRI。中枢神经系统受侵患者MRI可能显示硬脑膜或脑膜外膜弥漫性或局灶性结节增强，脑实质增强，以及对比增强T1加权序列脑神经增强。对怀疑淋巴母细胞淋巴瘤的患者，可考虑选择全身PET/CT检查。

（三）腰椎穿刺

对于所有新诊断的患者，诊断性腰椎穿刺是评估白血病中枢神经系统受累的标准。

（四）骨髓穿刺

MICM分型（骨髓细胞形态学、骨髓组织化学染色、免疫分型、染色体核型分析FISH检查、融合基因定性及定量RT-PCR）。骨髓干抽或骨髓坏死的患者应进行骨髓活检。

四、诊断与临床分期

（一）新诊断的ALL

需通过脑脊液和影像检查对其CNS状态进行评估和分级，CNS状态对于CNSL的诊断、预防和治疗具有重要指导意义。

1. 国内诊断标准　①存在CNS症状和体征（如颅高压的表现）；②存在CSF的改变：压力增高（>200mmH$_2$O或滴速>60滴/分）（1mmH$_2$O=0.009 8kPa）；白细胞数增多（>0.01×10^9/L）；③涂片见到白血病细胞；④CSF蛋白升高（>450 mg/L），或潘氏试验阳性。

2. 国外诊断标准　① CSF中白细胞数

目＞5个/μl（离心标本中发现幼稚白细胞）；②存在脑神经麻痹的表现。如果患者外周血中有白血病细胞，且腰椎穿刺术伴创伤，CSF中幼稚细胞数≥5个/μl，则诊断标准需满足Steinherz/Bleyer公式：CSF白细胞/CSF红细胞＞2（外周血白细胞/外周血红细胞）。

3. 脑脊液分级

（1）CNS1：需要同时符合以下3项。①脑脊液中无白血病细胞；②无CNS异常的临床表现，即无明显的与白血病有关的脑神经麻痹；③无CNS异常的影像学依据。

（2）CNS2：符合以下任何1项。①腰椎穿刺无损伤即脑脊液不混血，RBC：WBC≤100：1时，脑脊液中WBC计数≤5个/μl，并见到明确的白血病细胞；②腰椎穿刺有损伤即脑脊液混血（RBC：WBC＞100：1），CSF中见到明确的白血病细胞；③腰椎穿刺有损伤并为血性CSF，如初诊WBC＞50×10^9/L则归为CNS2。

（3）CNS3（即CNSL）：①CSF中RBC，WBC≤100：1，WBC＞5个/μl，并以白血病细胞为主，或白血病细胞所占比例高于外周血幼稚细胞百分比；②或有无其他明确病因的脑神经麻痹；③或CT、MRI显示脑或脑膜病变，并除外其他中枢神经系统疾病。

（二）其他诊断方法

无论国内还是国外诊断标准，CSF的常规细胞学检查仍然是诊断CNS受累的金标准。常规细胞学特异性约为95%，但其敏感性相对较低（＜50%），导致经常出现假阴性结果。低敏感性的原因是CSF细胞的特异性较差，仅从形态学角度很难区分良性与恶性细胞。并且多数CNS复发发生在最初诊断为CNS阴性的患者中，这表明迫切需要更精确的诊断方法。

目前建议对CSF行流式细胞分析，流式细胞术（flow cytometry，FCM）免疫分型是血液系统疾病诊断和分期的重要参考，FCM即使在细胞密度非常低的情况下也可在CSF标本中检测到血液病，目前的流式细胞仪分析可检测到至少0.01%的表型异常细胞，因此对CNSL的检测，FCM分析较细胞学具有更高的灵敏度。推荐在诊断时就应进行CSF的FCM分析检查。虽然FCM更灵敏，但仍受到抗体数量低的限制。此外CSF蛋白质组学、免疫球蛋白基因重排分析以及部分趋化因子和细胞因子也可用于CNSL的诊断和监测，但仍需进一步研究CNSL的发病机制，找到关键因素，指导下一步诊断。

五、临床治疗

对于初诊未合并CNSL的儿童，在进行全身化疗的同时，采用三联鞘内注射预防CNSL。CNS2者在诱导早期增加1～2次腰椎穿刺及鞘内注射至少17～26次，根据危险度分组予以鞘注。初诊时合并CNSL患者在进行全身化疗的同时，采用三联鞘内注射，诱导治疗期间每周一次直至脑脊液肿瘤细胞消失，之后在不同治疗阶段继续鞘内注射。如果治疗反应良好，可不予以放疗。如需放疗，可在完成延迟强化治疗后维持治疗前进行；＜2岁不建议放疗。而对于CNSL复发患者，需接受颅脑和包含C_2椎体的放疗。对于青少年初诊合并中枢神经系统白血病可以不放疗，在全身化疗骨髓缓解的患者出现脑膜白血病，在完成延迟强化治疗后、维持治疗前接受颅脑放疗。

（一）化疗

1. 全身化疗　国际上儿童ALL的治疗原则相似，系统化疗的全过程包括诱导缓解治疗、缓解后治疗、维持治疗，其间还包含了中枢神经系统白血病的预防和（或）治疗。Ph＋ALL及Ph-like ALL需要联合靶向治疗。

化疗的总疗程为2.0～2.5年。具体化疗方案参照《儿童急性淋巴细胞白血病诊疗规范（2018年版）》诊疗方案执行。其余白血病全身治疗可参照中国临床肿瘤学会每年更新的《儿童及青少年白血病诊疗指南》。

2. 鞘内注射　在诱导化疗的第1天开始三联鞘内注射是目前最常用的预防CNSL的方法，常用药物为甲氨蝶呤（MTX）、阿糖胞苷（Ara-C）和地塞米松。药物直接注射到CSF中，具有最大的CNS药物浓度和较低的全身毒性。预防性鞘内注射有效降低了CNSL的发生。

（二）放疗

1. 全脑放疗　在20世纪60年代和70年代，常规使用预防性全脑放疗（WBRT）和鞘内注射甲氨蝶呤可将CNS复发的风险降低至10%以下。目前，根据英国儿童放射治疗建议，WBRT放疗不再作为标准的治疗，但可用于复发或难治性中枢神经系统受累的患者，既可以单独使用，也可以用于强化治疗即全身照射（total body irradiation，TBI）前。在NCCN指南中指出由于担心迟发反应，应尽量避免全脑放疗。对于T细胞ALL，全脑放疗的时机尚不清楚。对于需要全脑放疗和TBI的患者，全脑放疗应在TBI之前或者之后作为推量照射。照射野范围包括全脑和C_2椎体下缘。国内CSCO儿童及青少年白血病诊疗指南推荐，对于儿童初诊时合并CNSL，在进行全身化疗和三联鞘内注射后如需放疗，可在完成延迟强化治疗后维持治疗前进行。患者年龄需≥2岁，放疗剂量为12～18Gy。放疗前需停用巯基嘌呤类和MTX，放疗期间的维持治疗由地塞米松＋VCR替换。对于CNSL复发患者，全脑放疗的剂量为18Gy。如果之前的放疗剂量超过18Gy（2岁以下为15Gy），则减少至15Gy。如果首轮放疗的间期短于24个月且之前的放

疗剂量超过15Gy（2岁以下为12Gy），则减少至15Gy。对于青少年初诊合并中枢神经系统白血病可以不放疗，在全身化疗骨髓缓解的患者出现脑膜白血病，在完成延迟强化治疗后、维持治疗前接受颅脑放疗，剂量为12Gy。

2. 全身放疗　TBI是移植前预处理的一种非常重要的手段，指利用高能X线对全身、半身进行放射治疗。在46%～53%行造血干细胞移植（hematopoietic cell transplantation，HSCT）的患者中，TBI通常与大剂量环磷酰胺（cyclo-TBI）一起使用，作为HSCT前预处理的常规应用。

（三）靶向治疗

目前一些新的靶向药物也逐渐应用于治疗CNSL，如帕纳替尼联合鞘内注射治疗allo-HSCT移植后再次出现CNSL的费城染色体阳性白血病（Ph^+ ALL）患者；鞘内注射利妥昔单抗后，患者CNS受累得到缓解。但以上研究报道例数较少，部分为个例报道，其有效性和安全性待进一步研究。

（四）HSCT

allo-HSCT是目前治疗CNSL较有效的方案，但allo-HSCT也有不足：可能继发巨细胞病毒血症、EB病毒血症和出血性膀胱炎、急性移植物抗宿主病（GVHD）、慢性GVHD，合并CNS的GVHD可表现为意识受损、精神和运动异常；仍有3%的患者会出现CNS复发，尤其是Ph^+白血病及移植前已存在CNSL受累的患者。

HSCT后CNSL复发的中位时间不到1年，而移植2年后再次复发的风险则逐渐降低。但移植前放疗和移植后预防性鞘内注射对移植后CNSL复发无影响。

（五）CAR-T细胞治疗

靶向B细胞抗原（如CD19、CD22或两

者）的嵌合抗原受体修饰T（CAR-T）细胞在复发/难治性急性B淋巴细胞白血病患者中显示出疗效。虽然CAR-T细胞主要用于治疗骨髓复发，但CAR-T疗法对中枢神经系统白血病有效，并且已经观察到CAR-T细胞能穿透血脑屏障。目前CAR-T细胞治疗为全身用药，不良反应较大。为减少全身不良反应，有研究者积极探索CAR-T细胞鞘内注射。

六、放射治疗

（一）放疗前准备

1. 评估患者配合程度，评估是否需要镇静。

2. 签署医患沟通及放射治疗同意书，做好患者及其家属宣教，取得患者及其家属配合。

（二）放射治疗技术

三维适形、IMRT、VMAT、TOMO和质子治疗均可实施全脑放疗。

（三）CT定位

1. 体位固定

（1）全脑照射：根据患者配合度选择合适体位和固定装置。患者取仰卧，颈部处于中立位或者过伸展位。如果患者为青少年，配合度高，可参照成人固定方式，取仰卧位，头颈联合的面罩固定。

（2）全身照射：建议采用一体板、发泡胶或真空垫、头膜、体膜固定，仰卧位、俯卧位、仰卧位和俯卧位相结合等。治疗时需要采用麻醉的患者建议使用仰卧位和俯卧位。

2. CT扫描

（1）头颈部：颅顶到C_3椎体下方1.0~2.5mm（为了识别颅底孔道，建议颅底扫描层厚为1mm）。有条件的单位可通过最定位MRI扫描融合。

（2）全身照射：目前的大孔径模拟定位CT的最大扫描长度为160cm，若患者为青少年，无法满足TBI患者的一次性全身扫描，比较常用的方法是先以"头先进"扫描头顶至大腿中段，再以"足先进"扫描大腿中段扫描至足趾；建议扫描层厚≤10mm；扫描得到的两幅模拟定位CT图像，一般进行图像融合至同一坐标系内。

（四）靶区勾画

1. 靶区勾画

（1）CTV：①颅脑CTV，使用骨窗勾画颅骨内全脑组织，确保CTV颅脑包括筛板、视神经、整个垂体窝、颞叶的最下层；勾画颅底诸孔如眶上裂、圆孔、卵圆孔、内耳道、颈静脉孔、舌下神经管。下界在C_2椎体下缘。②全身照射CTV，GTV/CTV/ITV：无须勾。

（2）PTV：①PTV颅脑，根据各单位情况外扩，大多数单位CTV颅脑外扩3~5mm。②PTV全身，TPS系统生成"Body"外轮廓后，内收5mm。

2. 危及器官的勾画

（1）全脑照射危及器官：眼球、晶状体、耳蜗以及腮腺和下颌下腺等需要剂量限制的器官。

（2）全身照射危及器官：①双肺，非低剂量TBI时勾画；在肺窗进行勾画；包含延伸超出肺门区域的小血管，将双肺作为一个整体器官进行评估；确保肋骨覆盖在照射野内；在常规2~4Gy低剂量TBI照射时，无须进行勾画。②双侧睾丸、胸壁，加量时需勾画。③双侧肾、晶体、腮腺、甲状腺、肝脏，不常规勾画，临床医师判断如需保护相应器官，则进行勾画。

（五）计划制订

1. 照射剂量

（1）全脑照射：国内CSCO儿童及

青少年白血病诊疗指南推荐，12～18Gy，1.5～1.8Gy/Fx；NCCN指南推荐18Gy，1.5～1.8Gy/Fx；英国儿童放射治疗建议，24Gy/15F，1.6Gy/Fx。

（2）全身照射：英国儿童放射治疗建议儿童白血病全身照射：14.4 Gy/8Fx，每次1.8Gy，每日2次，4天完成，间隔＞6小时或12Gy/6Fx，每次2Gy，每日2次，4天完成，间隔＞6小时TBI后，颅脑需要加量的地方：5.4 Gy/3Fx，每次1.8Gy，3天。

2. 放疗计划制订　放射治疗计划见图19-1。

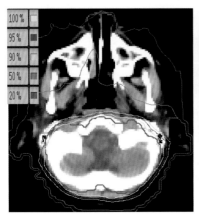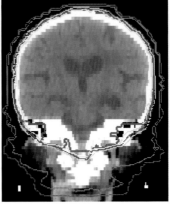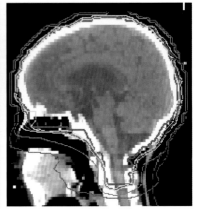

图 19-1　放射治疗计划图

红色线为PTV

（六）计划实施

放疗实施过程中，需要MVCT、CBCT、KV等监测摆位误差，特别是配合不好的患者，避免因体位变化带来的靶区不准确以及不良反应增加。

（七）常见不良反应

1. 全脑放疗　急性期反应为脱发、白细胞减少、脑水肿、头痛、疲劳、恶心、呕吐等，淡漠嗜睡综合征常发生在放疗后4～6周后，需要较长时间恢复；晚期反应为认知功能障碍、记忆力下降、智力损失、第二恶性肿瘤、生长发育受限等。

2. 全身放疗　TBI是一项具有挑战性的放疗技术。如无密切的医学监护和正确的技术应用，可能会导致患者严重的毒性，甚至危及生命。

（1）早期毒性：主要的早期毒性，在TBI治疗期间或者治疗后3个月内，包括：发热、头痛、疲劳、食欲缺乏；皮炎及脱发口腔干燥、腮腺炎、口腔黏膜炎、食管炎；恶心、呕吐、腹泻。

（2）晚期毒性：主要的晚期毒性，在放疗结束后数月或数年逐步显现，包括：白内障；甲状腺炎，甲状腺功能减退，无症状肺功能改变，间质性肺炎，放射性肺炎，肺病；心脏疾病；肝功能异常，肝静脉闭塞性疾病，肝窦阻塞综合征；肾功能不全；周围神经病，神经认知功能影响；内分泌失调，生长发育延迟，不孕/不育；继发性恶性肿瘤；干燥综合征；骨密度降低，胰岛素抵抗。TBI常见不良反应推荐以RTOG急晚期毒性反应进行分级记录。

七、预后及随访

中枢神经系统白血病对放射敏感，有效率在80%以上，单纯CNS复发患者的5年生存率比单纯骨髓复发或中枢神经系统合并骨髓复发的患者高（分别为59%、24%和39%）。类似的研究证实，诊断后大于18个月中枢神经系统复发的患者生存率优于诊断后18个月内复发的患者（83% *vs* 46%）。迟发效应包括神经发育障碍、生长迟缓、心脏毒性、第二恶性肿瘤风险、葡萄糖和胰岛素代谢受损，以及不孕、不育，需要密切长时间随访，及时处理。

停药前1年：每1～4个月进行一次全面评估。停药第2年：每2～6个月进行一次评估。在治疗完成后的第3年（及以后），每6～12个月或者根据临床具体情况进行复查。

（周　芊）

第二十章　淋巴细胞白血病侵犯睾丸

一、概述

白血病细胞可侵及全身各个组织器官，继发于白血病的睾丸肿瘤又称睾丸白血病，是一种白血病髓外浸润病变。睾丸浸润是白血病高危型的指标之一。有文献报道，在首诊的小儿急性淋巴细胞白血病中，1.1%～2.4%男孩伴有睾丸浸润，但在成人中非常罕见。同时，睾丸是仅次于中枢神经系统白血病髓外复发的器官，多见于急性淋巴细胞白血病化疗缓解后的男性幼儿或青少年。在急性淋巴细胞白血病临床缓解的儿童中，单纯性睾丸复发患者的预后取决于复发的时间（早期，诊断后＜18个月；中期，诊断后18～36个月；晚期，诊断后≥36个月），早期、中期及晚期复发患者的5年生存率分别为13.6%、52.2%和60.0%，且急性T淋巴细胞白血病睾丸复发者总体预后较急性B淋巴细胞白血病差。近年来，现代治疗方案已将急性白血病睾丸复发率从20世纪70年代的6%～12%降到2000年以来的0～2%。

二、临床表现

睾丸白血病早期可无任何表现，仅在睾丸活检中发现，因此睾丸白血病的早期诊断比较困难，易导致漏诊和误诊。睾丸白血病浸润后可呈无痛性肿大，局部变硬，呈结节状，缺乏弹性感，阴囊皮肤色泽改变，多呈青黑色或棕黑色，透光试验阴性。睾丸肿大多为单侧性，也可以双侧肿大，即使是单侧

肿大，另一侧通常也有亚临床的显微镜下改变。一般睾丸原发性肿瘤不伴有白细胞的明显增多和胸骨下段的压痛及肝、脾大，对无痛性睾丸肿大伴上述体征的患者，应考虑到睾丸白血病的可能。临床上，少部分患者可有睾丸肿大伴急性疼痛或胀痛、下坠感。此时，要与睾丸炎鉴别，对临床诊断为睾丸炎而大量抗生素治疗无效时应考虑睾丸白血病的可能。有文献报道睾丸白血病患者表现为睾丸肿大伴阴茎异常勃起者也应考虑白血病的可能。

三、辅助检查

（一）常规检查

血常规、肝肾功能、凝血项、肾图等检查。

（二）肿瘤标志物

血AFP、β-hCG等排除其他睾丸肿瘤。

（三）超声检查

临床最常用的睾丸白血病浸润的检查方法，检查中注意双侧对比，观察睾丸形态、大小、实质回声均匀度及血流信号。即使是在临床缓解期也需要重视动态随访。白血病睾丸浸润超声表现：睾丸增大或正常大小、实质回声弥漫性或局域性回声降低及血流信号较丰富。

（四）穿刺活检

初诊患者可不予活检。当全身化疗后骨

髓缓解的患者出现睾丸肿大时或B超提示有浸润表现时，应进行活检以确定是否睾丸白血病复发。

（五）骨髓穿刺

MICM分型（骨髓细胞形态学、骨髓组织化学染色、免疫分型、染色体核型分析FISH检查、融合基因定性及定量RT-PCR）。骨髓干抽或骨髓坏死的患者应进行骨髓活检。

（六）腰椎穿刺

需明确中枢情况，以便综合评估全身病情，制订治疗方案。

四、诊断

睾丸白血病的诊断须根据临床表现如睾丸单侧或双侧肿大，质地变硬或呈结节状，缺乏弹性感，透光试验阴性，结合超声检查发现睾丸呈非均质性浸润灶，以及活组织检查见白血病细胞浸润进行综合分析诊断。主要依据细胞形态、细胞免疫、细胞遗传进行分型，准确的诊断及规范的分期对判断疾病类型、制订治疗方案、评估预后有指导作用。

五、临床治疗

睾丸白血病治疗以全身化疗为主，任何局部睾丸治疗都应作为全身治疗的辅助手段。全身治疗方案可参照中国临床肿瘤学会每年更新的《儿童及青少年白血病诊疗指南》。

（一）化疗

目前睾丸白血病化疗后复发的原因可能是由于血-睾屏障阻止了大分子化疗药物进入睾丸，使得睾丸内化疗药物浓度降低，阻碍了睾丸白血病的治疗，进一步影响了患者的预后。近年来，有研究发现高剂量的化疗如大剂量甲氨蝶呤，对治疗睾丸白血病非常有效，可以克服血睾屏障，亦可减低睾丸白血病复发，随后通过改进的全身联合化疗方案有效地降低了睾丸复发的发生率。

睾丸复发的另一个可能原因是睾丸温度低于身体其他部位，这可能会降低化疗的细胞毒性作用，这也可以解释为什么卵巢复发比睾丸复发更罕见，因为卵巢位于腹部，温度高于阴囊。此外，有研究发现用雌二醇治疗可显著减少大鼠睾丸中白血病浸润的发生，雌激素可阻止间质细胞与白血病细胞结合，并可直接抑制淋巴母细胞浸润。

有研究报道，急性淋巴细胞白血病在诊断和复发时睾丸受累的发生率在成人中低于儿童，可能是由于睾丸血管内皮通透性和免疫抑制作用随青春期生理性发育而发生变化；血睾屏障的紧密连接也会随着年龄的增长而减弱，这是由于与精子上皮细胞黏附有关的基因和蛋白质的表达减少所致，这使得化疗药物能更好地渗透到成人的睾丸，成人通常也能承受高剂量甲氨蝶呤和阿糖胞苷的强化治疗。

（二）放疗

临床上，睾丸白血病应被认为是一种全身性疾病，仅通过睾丸照射或睾丸切除术治疗通常会在几个月内出现骨髓复发。20世纪70年代，在缓解诱导治疗后，睾丸照射（12～18Gy）主要用于减少睾丸复发和防止睾丸白血病侵犯骨髓。英国ALL研究发现，虽然睾丸照射完全预防了睾丸复发，未接受照射的患者睾丸复发率为13.8%。然而，在治疗方案中增加睾丸照射并没有提高骨髓缓解率或总生存率，而且睾丸照射与不孕和性腺功能障碍有关。因此，不建议睾丸进行常规预防性照射。目前国内CSCO《儿童及青少年白血病诊疗指南》推荐，患者在白血病初诊时发现睾丸受侵可以不放疗，以全身治疗为主。如果在巩固化疗结束后B超检查仍有病灶者需进行活检，若确定有白血病细胞残留者，需行睾丸放疗。一般行双侧睾丸放疗，剂量为18～24Gy，在全身强化疗结束后维持治疗前进行。

此外，患者出现睾丸白血病复发，也需放疗。双侧临床与活检均阳性者，一般行双侧睾丸放疗，18～24Gy，在全身强化疗结束后维持治疗前进行；对于单侧受累临床与活检阳性，而对侧活检阴性者，可行病侧切除，对侧采用15Gy放疗；对于年龄较小的幼儿采用15～18Gy放疗。

（三）手术

对于单纯性睾丸复发的患者除了全身化疗外，许多补救性方案建议睾丸照射或睾丸切除术。目前尚无足够的证据支持两种方式的优劣，但如果患者有大体积睾丸疾病或是单侧疾病，患者及其家属拒绝放疗，则睾丸切除术是合理的。德国AIEOP-BFM（Associazione Italiana di Ematologia e Oncologia Pediatrica-Berlin-Frankfurt-Münster）组建议单侧睾丸复发患者行睾丸切除术，对侧睾丸活检确认无累及后再进行预防性放疗（15Gy），这样大部分患者可保留内分泌功能。

（四）CAR-T细胞治疗

虽然CAR-T细胞主要用于治疗骨髓复发，但目前CAR-T细胞对睾丸复发的控制和它们对血-睾屏障的渗透也有报道。如果进一步研究证实CAR-T疗法对治疗睾丸复发有效，那么这种方法将非常有前景，因为CAR-T细胞可以控制髓质和髓外疾病，且对性腺毒性较小。

六、放射治疗

（一）放疗前准备

1.影像学检查，如盆腔MRI。

2.肿瘤标志物包括血AFP、β-hCG。

3.B超检查，如睾丸B超检查。

4.常规化验，如血常规及血生化、电解质、内分泌功能等检查。

5.评估患者配合程度，评估是否需要镇静。

6.签署医患沟通及放射治疗同意书，做好患者及其家属宣教，取得患者及其家属配合。

（二）放射治疗技术

通常采用电子线照射，IMRT及TOMO也可。

（三）CT定位

1. 体位固定　患者取仰卧位，"蛙腿"姿势（张开双腿）。患者确诊时曾行睾丸穿刺活检，睾丸皮肤有肿瘤污染可能，故放疗时需考虑提高睾丸皮肤剂量，可加用组织补偿，提高皮肤剂量。放疗过程中，需注意保护阴茎，可用胶布将其贴于耻骨联合上方，或将阴茎置于合适的荷包口袋中，健侧手指拉住口袋延长线，并做好标记，每次放疗前均贴于该位置。

2. CT扫描　从腰4椎体上缘到股骨中段水平（扫描层厚3mm）。

（四）靶区勾画

1. CTV　勾画整个阴囊区。最新的英国建议CTV包括睾丸、阴囊和腹股沟管上外侧至腹股沟深环。

2. PTV根据各单位情况外扩。

3. 危及器官的勾画，包括股骨头、肠道、膀胱、阴茎及尿道等需要剂量限制的器官。

（五）计划制订

1. 放疗计划制订　放射治疗计划见图20-1。

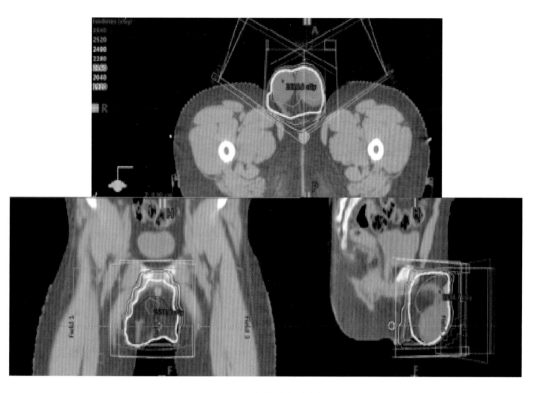

图20-1　放射治疗计划图

2. 照射剂量　一般为18～24Gy。

3. 计划实施　放疗实施过程中，需要MVCT、CBCT、KV等监测摆位误差，特别是配合不好的患者，避免因体位变化带来的靶区不准确及不良反应增加。

（六）放射治疗常见不良反应

急性期不良反应主要是急性放射性皮炎，治疗中应避免对放疗区域皮肤的摩擦及刺激，并涂抹放射性防护剂以减轻放射性皮肤损伤。而晚期不良反应主要是不育，继发第二恶性肿瘤等较少见。最新研究发现当睾丸平均剂量＜1Gy时，少精子症的风险为44%～80%，但75%～100%的患者在大于12个月后恢复。剂量＞1Gy时，12个月时少精率增加到＞90%。当睾丸平均剂量＜0.2Gy时，睾酮水平一般不受影响，但在接受0.2～12Gy的患者中，高达25%的患者出现睾酮异常。在40%的患者中，

12～19Gy的剂量可能与异常睾丸激素有关，而在至少68%的患者中，＞20Gy的剂量与异常睾丸激素急剧增加有关。睾丸平均剂量＜0.2Gy时，卵泡刺激素水平不受影响，而剂量＞0.5Gy时，风险在40%～100%。在放疗后10～24个月，33%～75%的患者在剂量＞0.5Gy时LH水平受到影响。

七、预后及随访

单纯性睾丸复发的患者预后取决于复发的时间，早期复发者较中期及晚期复发预后差，且急性T淋巴细胞白血病睾丸复发者总体预后较急性B淋巴细胞白血病差。睾丸白血病放疗局部控制好，通常在给予24Gy放射剂量后睾丸病灶迅速缩小，3个月内基本消失，但相当部分患者很快出现骨髓或其他部位复发，睾丸复发可能只是全身复发的先兆，失败模式主要是全身复发。睾丸对射线

敏感，双侧睾丸给予10～20Gy的照射后就会导致生殖功能丧失，并影响生长发育，但24Gy双侧睾丸照射后部分患者睾丸能够分泌激素，维持第二性征。

停药前1年：每1～4个月进行一次全面评估。停药第2年：2～6个月进行一次评估。在治疗完成后的第3年（及以后），6～12个月或根据临床具体情况进行复查。

（周　芊）

第五篇

儿童常见腹部肿瘤

第二十一章　神经母细胞瘤

一、概述

神经母细胞瘤（neuroblastoma，NB）是一种起源于交感神经系统胚胎神经嵴细胞的恶性肿瘤。NB是儿童时期最常见的颅外实体瘤。我国1岁以下儿童中，NB是最常见的肿瘤类型，占男孩所有病例的15.84%，占女孩所有病例的14.35%；在1～4岁的女孩和男孩中，NB是第二常见的肿瘤。越发达的地区，NB发病率越高。在0～14岁儿童群体中，NB发病率在最发达地区为13.15/1 000 000，在最不发达地区为5.34/1 000 000。NB临床表现及预后差异很大，一些患者表现为肿瘤自发成熟消退，一些患者表现为快速转移进展。高危NB总体预后不佳，是致死率最高的儿童实体肿瘤之一。

尽管有广泛的流行病学和遗传学研究，但参与NB发病机制的环境和遗传因素几乎是未知的。鉴于大多数NB出现的年龄较小，有学者认为在妊娠前或妊娠期间的环境暴露会增加患NB的风险。流行病学调查表明，胎儿接触利尿剂、镇静剂、激素、苯妥英钠、酒精和烟草可能会增加患NB的风险。然而，这些研究缺乏令人信服的统计学方法，未能证明这些物质是病因学上的危险因素。NB通常是偶发的，但1%～2%的患者有该病的家族史。家族性NB以常染色体显性孟德尔方式遗传，具有不完全外显率。家族性NB患者与散发的患者不同，通常在较早的年龄（通常是婴儿期）发病，或有多个原发肿瘤。

（一）肿瘤组织学检查

肿瘤切除或活检（切开活检或穿刺活检）。

NB是一种蓝色小圆细胞肿瘤，与非霍奇金淋巴瘤、尤因肉瘤、横纹肌肉瘤、未分化软组织肉瘤和原始神经外胚层肿瘤类似。NB的基本组织学类型包括神经母细胞瘤（neuroblastoma，NB）、节细胞性神经母细胞瘤（ganglioneuroblastoma，GNB）、神经节细胞瘤（ganglioneuroma，GN）。三个组织学类型反映了NB从不成熟向成熟分化的模式。NB细胞体积小，大小均匀，细胞核深染密集，胞质稀少，细胞常密集排列，由薄细纤维或束分隔，可发生坏死和钙化，常可见神经突起，有时候可见假菊形细胞团。GN则有成熟的神经节细胞、神经突起和Schwann细胞，有更多的纤维间质。GN或GNB的患者肿瘤通常位于局部，具有良好的生物学特征，预后较好。

根据Shimada等新修订的国际神经母细胞瘤病理学委员会分类（the International Neuroblastoma Pathology Committee Classification，INPC）方案，将神经母细胞瘤分为4个组织病理类型，即NB（Schwannian基质贫乏型）、GNB混杂型（Schwannian基质丰富型）、GN成熟型（Schwannian基质为主型）、GNB结节型（包括Schwannian基质贫乏型和Schwannian基质丰富型）。

有丝分裂/核分裂指数（mitosis karyorrhexis index，MKI）指：计数5000个肿瘤细胞中有核细胞分裂的细胞数占比，分为三级：①低度＜100/5000；②中度（100～200）/5000；③高度＞200/5000。INPC根据组织病理类型、年龄、分化程度和MKI将NB分为预后良好型（favorable Histology，FH）和预后不良型（unfavorable histology，UFH）（表21-1）。

表21-1 国际神经母细胞瘤病理分类和预后分组

组织病理类型	年龄/岁	分化程度和MKI	预后分组
NB	<1.5	未分化或高度MKI	UFH
		弱分化且MKI低度或中度	FH
		分化且MKI低度或中度	FH
	1.5~5	未分化或弱分化中度或高度MKI	UFH
		分化且MKI低度	FH
	≥5		UFH
GNB结节型			UFH
GN成熟型			FH
GNB混杂型			FH

注：MKI. 有丝分裂/核分裂指数；UFH. 预后不良型；FH. 预后良好型。

（二）骨髓穿刺/活检

骨髓穿刺或活检可获得病理结果，评估骨髓有无受累。

1. 骨髓穿刺　可见瘤细胞集结成团，形似菊花环。但如瘤细胞少而分散，则不易辨认。需要至少两个不同部位的骨髓样本，一般是双侧髂骨。

2. 骨髓活检（推荐）　进一步明确骨髓是否受累，包括组织形态学和免疫组织化学、抗神经节苷脂D2（ganglioside D2，GD2）抗体检测、骨髓微小残留病灶（minimal residual disease，MRD）检测等。免疫组织化学检测至少需包括突触素、酪氨酸羟化酶、嗜铬粒蛋白A、PHOX2B、CD56、PGP9.5和S-100中的两项。

（三）基因分子生物学检测

*MYCN*扩增、染色体倍性、11q畸变与危险度分层相关，推荐为必做项目。

1. *MYCN*扩增　*MYCN*扩增是NB的第一个，也是被最广泛接受的基因生物标志物。*MYCN*属于*MYC*致癌基因家族，它编码的转录调控因子参与其他基因的调控。*MYCN*扩增通常是*MYCN*基因异常拷贝的结果。*MYCN*的扩增已被证明与晚期和不良预后相关，是一个独立的预后因素。

2. 染色体倍性　染色体倍性是预测NB对化疗反应的一个重要指标。在转移性疾病的婴儿中，多倍体肿瘤患者的治疗效果优于二倍体患者。但24个月以上的患者大多数是二倍体，染色体倍性作为预后标志物可能无用。

3. 染色体结构变异　在NB中经常存在特定的染色体缺失，如11q、1p、2p、3p、4p、14q和17q等。11q畸变与不良预后相关。染色体1p缺失发生在30%～50%的NB原发肿瘤中，通常发生在1号染色体的远端1p36区域，与*MYCN*扩增密切相关，也与不良预后相关。在没有*MYCN*扩增的肿瘤中，1p杂合性的缺失是一个独立的预后标志。17q染色体的部分增益是另一种常见的基因改变，并与不良预后相关。

4. 基因突变　包括*ALK*、*TERT*、*RAS/MARK*等基因。特异性突变在神经母细胞瘤中很罕见，最常见的突变基因是*ALK*基因突变。

5. NB5基因检测　检测NB患者骨髓和血液中的5个基因（*CHGA*、*DCX*、*DDC*、*PHOX2B*、*TH*）的mRNA可评估疾病负担，提供预后信息。基因高表达的*NB5*基因阳性患者预后更差。

二、临床表现

根据原发肿瘤和转移灶的部位不同，NB的临床表现也不同。NB最常见的原发部位为肾上腺。首发症状或体征可能是可触及的腹部肿块、单侧颈部肿块、脊髓受压、肝转移引起的呼吸障碍或由盆腔肿块压迫引起的肠、膀胱功能障碍等。大约60%的NB患者在有症状时已经有淋巴结转移或血行转移。

（一）一般症状

发热、消瘦、体重下降、发育迟缓等。

（二）局部症状

腹部肿块是NB最常见的临床表现。腹部肿瘤可表现为腹部疼痛或胀满感，甚至便秘、排尿困难、恶心、呕吐等；胸部肿瘤可表现咳嗽、喘憋、呼吸困难等；颈部肿瘤可出现Horner综合征、一侧上肢疼痛、活动及感觉异常等；椎旁肿瘤经神经孔侵犯椎管，引起硬膜外脊髓压迫从而出现疼痛、运动或感觉障碍、大便失禁和（或）尿潴留等。

（三）转移瘤的症状

NB可转移至淋巴结、骨髓、骨骼、硬脑膜、眼眶、肝脏和皮肤，少数情况下也会转移至肺部和颅内。广泛的肝转移导致肝大，可引起膈向上挤压导致呼吸困难，产生下腔静脉阻塞，损害肾脏灌注，甚至导致胃肠道损害或弥散性血管内凝血。肿瘤转移至骨可表现为疼痛、跛行、拒绝行走、颅骨肿块，肿瘤浸润眶周骨可引起特征性的眶周瘀斑（浣熊眼）、眼球突出。皮肤转移在新生儿中很常见，通常皮肤呈蓝色（"蓝莓松饼"征），为可触及的无痛性皮下结节，可遍及全身。NB可浸润骨髓，引起各类血细胞减少，并导致感染、苍白、嗜睡、出血等并发症。颅内转移性疾病少见，在诊断时不到2%的患者可见，可能累及脑实质或脑膜，在婴儿中可能导致颅缝分离。

（四）副肿瘤综合征

1. 儿茶酚胺代谢率增高的症状　包括发作性多汗、兴奋、心悸、面部潮红、苍白、头痛、高血压及心动过速等。

2. 顽固性腹泻　肿瘤分泌血管活性肠多肽而表现，通常发生在神经节神经母细胞瘤或神经节神经瘤的儿童，较罕见。

3. 眼阵挛-肌阵挛综合征　表现为快速的舞蹈样眼球运动，累及肢体或躯干的肌阵挛，和（或）共济失调，亦罕见，发生于1%～3%的NB儿童，可能是由抗神经元抗体引起的，即使肿瘤治愈，神经功能缺损可持续存在。

三、辅助检查

（一）实验室检查

1. 儿茶酚胺及其代谢产物　在90%的病例中，NB与儿茶酚胺（或代谢物）的产生、分泌和分解代谢的升高或异常有关。香兰扁桃酸（vanilly mandelic acid，VMA）或高香草酸（homovanillic acid，HVA），可在尿液中测量，多巴胺可在血液中测量。VMA增高最常见的，少数病例HVA增高，或两者均增高。尿VMA可协助诊断神经母细胞瘤，还可用以检测对治疗的反应，特异性及敏感性都较好。

2. 神经元特异性烯醇化酶（neuron-specific enolase，NSE）　血清NSE也是神经母细胞瘤的重要标志物之一，敏感性较好，可以作为跟踪治疗反应的一个重要标志物。

3. 血清铁蛋白（serum ferritin，SF）　在多达50%的晚期疾病患者中发现血清铁蛋白水平升高，但在局部疾病的儿童中很少发现。经治疗达临床缓解时SF可下降至正常。

4. 血乳酸脱氢酶（lactate dehydrogenase，LDH）　是一种非特异肿瘤标志物，对预后有判断价值。有研究发现血清LDH明显升高（750～150 00U/ml）与较差的预后成独立相关因素。

（二）影像学检查

1. 原发部位检查　超声、增强CT或MRI常用于评估原发部位肿瘤的位置、范围、周围组织受累程度。肾上腺NB的典型影像学征象为肾上腺上软组织肿块中的钙化。椎旁原发的NB强烈推荐MRI检查（图21-1，图21-2）。

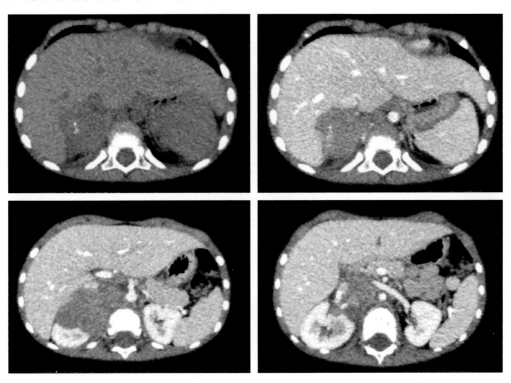

图21-1　右侧肾上腺神经母细胞瘤及腹主动脉旁淋巴结转移CT影像表现

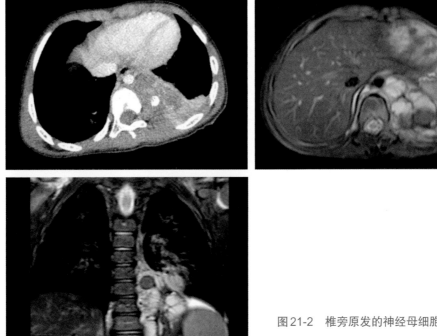

图21-2　椎旁原发的神经母细胞瘤CT及
MRI表现

2. 转移灶检查　超声、CT和MRI有助于评估可能的转移。腹部和肝脏建议CT或MRI检查，胸部建议CT检查。怀疑颅骨或脑转移的行头颅MRI检查。锝放射性核素骨扫描的灵敏性和特异性不高。NB肿瘤细胞表达去甲肾上腺素转运体，间碘苄胍（metaiodobenzylguanidine，MIBG）是一种胍乙啶衍生物，结构上类似于去甲肾上腺素，是NB理想的肿瘤显像剂和治疗剂。^{125}I-MIBG扫描在骨骼评估方面优于锝扫描，检测转移性病灶的敏感性和特异性更高，有条件的单位可行^{125}I-MIBG或^{123}I-MIBG检查。^{18}F-FDG PET/CT对神经母细胞瘤的特异性不如MIBG，PET/CT检查可对MIBG不摄取的神经母细胞瘤进行综合补充。国内受限于MIBG扫描的可及性，一般行PET/CT检查。目前，^{18}F-mFBG、^{18}F-DOPA和^{68}Ga-DOTA肽等PET示踪剂被用于神经母细胞瘤的放射核医学影像检查，显示出对神经母细胞瘤更高的特异性。

（三）其他检查

血常规、尿常规、凝血功能、肝肾功能、听力检测、心电图和心脏彩超等。

四、诊断与临床分期

（一）诊断

1. 具备下述一项即可确诊

（1）肿瘤组织光镜下获得肯定的病理学诊断。

（2）骨髓穿刺或活检发现特征性NB细胞（小圆细胞，呈巢状或菊花团状排列或抗GD2抗体染色阳性），并且伴有尿液VMA升高，血NSE升高。在患者情况允许的条件下，最好做肿瘤组织病理活检，并进行病理分型。单纯骨髓活检诊断不能进行病理分型。

2. 鉴别诊断　以腹部肿块为主要症状的，需与肾母细胞瘤、肝母细胞瘤等腹部肿瘤相鉴别。以纵隔肿块为主要表现的需与淋巴瘤、生殖细胞肿瘤等鉴别。以发热、骨痛、全身症状为主要表现的，需与急性白血病、骨髓炎等相鉴别。骨髓转移需与淋巴瘤、骨肉瘤、尤因肉瘤家族肿瘤、横纹肌肉瘤骨髓受累相鉴别。

（二）临床分期

1. 神经母细胞瘤国际委员会临床分期（International Neuroblastoma Staging System，INSS）系统　基于NB临床特性的异质性，将NB患者分层治疗是必要的。1988年神经母细胞瘤国际委员会提出了基于术后的INSS分期系统，1993年对INSS分期进行修改并发表。1993年以后，大多数研究者使用了INSS分期系统（表21-2）。

2. INRG分期系统　由于INSS分期是一个术后分期系统，严重依赖于肿瘤的可切除

表21-2　神经母细胞瘤国际委员会临床分期（INSS）

分期	肿瘤侵犯情况
1	局部病灶肉眼完全切除，伴或不伴镜下残留，同侧淋巴结镜下阴性（与原发肿瘤融合粘连且一并切除的淋巴结可能阳性）
2A	局部病灶肉眼未完全切除，同侧与肿瘤非粘连性淋巴结镜下阴性
2B	局部病灶肉眼完全或不完全切除，同侧与肿瘤非粘连性淋巴结镜下阳性，对侧淋巴结镜下阴性
3	不能切除的单侧肿瘤超过中线，伴/不伴有局部淋巴结侵犯；或局限性单侧肿瘤伴对侧区域淋巴结受累；或中线部位淋巴结向两侧浸润（不可切除）或淋巴结受累
4	任何原发肿瘤伴转移到远处淋巴结、骨、骨髓、肝脏、皮肤或其他器官（除4S期）
4S	年龄<1岁，局部原发肿瘤为1期、2A/B期，伴有仅限于皮肤、肝和骨髓的转移。骨髓涂片或活检，肿瘤细胞应该<10%，MIBG扫描骨髓应该是阴性。若骨髓更广泛受累，则为4期

注：中线为脊柱，越过中线是指侵犯到或越过脊柱的对侧缘。若存在多发原发病变，按照受累范围最广的病变进行分期

性和淋巴结受累的手术评估是否充分，因此存在一些不一致性。因此，2004年，由美国、澳大利亚、日本及欧洲等倡导成立了国际NB危险度协作组（International Neuroblastoma Risk Group，INRG），其目的是建立国际上大家认可的手术前分期系统和危险度分级，便于比较各国的治疗效果。此后该组织举行了多次国际会议，于2009年发表了基于影像学定义的危险因子（image-defined risk factors，IDRFs）和以此为依据的INRG分期系统（International Neuroblastoma Risk Group Staging System，INRGSS），INRGSS为术前分期，依据为放射影像，而不是手术，排除了外科医师水平及手术范围等对疾病评估的影响。

影像学定义的危险因素（IDRFs）表述见以下内容（表21-3）。

表21-3 神经母细胞瘤国际委员会危险度分期系统（INRGSS）	
分期	定义
L1	局限性肿瘤，没有涉及重要结构的IDRFs，只局限于1个体腔内
L2	局限性肿瘤，有一个或多个IDRFs
M	有远处转移病灶（除MS外）
MS	年龄小于18个月，转移病灶限于皮肤、肝脏、骨髓（<10%）

（1）单侧肿瘤延伸到两个体腔：颈部到胸腔，胸腔到腹腔，腹腔到盆腔。

（2）颈部：肿瘤包绕颈动脉和（或）椎动脉和（或）颈内静脉；肿瘤蔓延到颅底；肿瘤压迫气管。

（3）颈胸连接处：肿瘤包绕臂丛神经根；肿瘤包绕锁骨下血管和（或）椎动脉和（或）颈动脉；肿瘤压迫气管。

（4）胸部：肿瘤包绕主动脉和（或）主要分支；肿瘤压迫气管和（或）主支气管；低位后纵隔肿瘤，侵犯T_9和T_{12}肋椎连接处；明显的胸膜浸润。

（5）胸腹连接处：肿瘤包绕主动脉和（或）腔静脉。

（6）腹部和盆腔：肿瘤浸润肝门和（或）肝十二指肠韧带；肿瘤在肠系膜根部包绕肠系膜上动脉；肿瘤包绕腹腔干和（或）肠系膜上动脉起始部；肿瘤侵犯一侧或双侧肾蒂；肿瘤包绕腹主动脉和（或）下腔静脉；肿瘤包绕髂血管；盆腔肿瘤越过坐骨切迹。

（7）哑铃状肿瘤伴有脊髓压迫症状，椎管内肿瘤扩展导致超过1/3的椎管被侵犯，软脑膜间隙被闭塞，或脊髓MRI信号异常。

（8）邻近器官/组织受累：包括心包、膈肌、肾脏、肝、十二指肠、胰腺阻塞、肠系膜和其他内脏侵犯。

3. 危险度分组

（1）神经母细胞瘤国际委员会危险度分组：新INRG分类系统基于根据诊断时的年龄、INRG肿瘤分期、组织学分类、肿瘤的分化程度、DNA倍性，以及*MYCN*扩增和染色体11q畸变等风险因素，将NB患者分为极低危、低危、中危和高危组。通过基于风险因素的治疗分组，能将每个NB患者准确地归入相应的治疗组，实现分层治疗，避免出现治疗不足或过度治疗（表21-4）。

表21-4 神经母细胞瘤国际委员会危险度分组						
INRG 分期	诊断年龄（月）	组织学类型	肿瘤分化程度	MYCN	11q 缺失	DNA 倍性	危险度分组
L1/L2	—	GN成熟型，GNB混合型	—	—	—	—	极低危

INRG 分期	诊断年龄（月）	组织学类型	肿瘤分化程度	MYCN	11q缺失	DNA倍性	危险度分组
L1	—	除GN或GNB混合型以外任何类型	—	不扩增	—	—	极低危
				扩增	—	—	高危
L2	<18	除GN或GNB混合型以外任何类型	—	不扩增	无	—	低危
					有		中危
	≥18	GNB结节型、NB	分化型	不扩增	无	—	低危
					有		中危
			分化差/未分化	不扩增	—	—	中危
		—		扩增	—	—	高危
M	<18	—	—	不扩增	—	超二倍体	低危
						二倍体	中危
				扩增	—	—	高危
	≥18	—	—	—	—	—	高危
MS	<18	—	—	不扩增	无	—	极低危
					有		高危
				扩增	—	—	高危

注：GN.神经节细胞瘤；GNB.节细胞性神经母细胞瘤；NB.神经母细胞瘤；"—".表示任何

（2）神经母细胞瘤COG危险度分组：COG组织的临床研究及治疗推荐通常参照COG的危险度分组。2021COG危险度分组（第2版）基于根据诊断时的年龄、INSS分期、病理分型、DNA倍性、节段性染色体畸变（segmental chromosomal aberration，SCA）、有无症状，以及 *MYCN* 扩增情况等风险因素，将NB患者分为低危、中危和高危组。最新2024年NCCN神经母细胞瘤风险分层参照2021COG分级分组（表21-5）。

表21-5　2024 NCCN神经母细胞瘤风险分层				
临床分期	*MYCN* 扩增	年龄	其他特征（倍性/国际神经母细胞瘤病理学分类[INPC]/ 组织学/切除范围/临床症状）	风险分组
L1	不扩增	任意	任意	低危
	扩增	任意	完全切除	低危
	扩增	任意	未完全切除	高危
L2	未扩增	<18月	任何	中危
		18月～5岁	良好组织学类型（FH）	中危
			不良组织学类型（UH）	高危
		≥5岁	分化型	中危
			未分化、分化差型	高危
	扩增	任何	任何	高危

临床分期	*MYCN*扩增	年龄	其他特征（倍性/国际神经母细胞瘤病理学分类[INPC]/组织学/切除范围/临床症状）	风险分组
M	未扩增	<12月	任何	中危
	扩增			高危
	未扩增	12~18月（含12月）	UH, DNA指数（DI）=1 或染色体节段畸变（SCA+）	高危
			FH，DI>1 和 SCA-	中危
	扩增		任何	高危
	任何	≥18月	任何	高危
MS	未知	<12月	有症状	中危
	未扩增		UH, DI=1, 或 SCA+	中危
			无症状、FH, DI>1 和 SCA-	低危
	扩增		任何	高危
	未扩增	12~18月	UH, DI=1, 或 SCA+	高危
			FH, DI>1, 和 SCA-	中危
	扩增		任何	高危

注：SCA包括1p、11q、17q、3p、4p、1q和2p；有症状，考虑到活检的安全性，有明显凝血功能障碍或即将发生器官（呼吸、肝、肾等）衰竭的婴儿，尤其是肝大导致呼吸衰竭者，不立刻进行活检，有危急症状的婴儿应在活检前立即按中风险进行治疗，治疗后一旦症状缓解，应进行活检，并根据结果修订危险度分组。

五、临床治疗

NB治疗手段多样，包括手术、化疗、放疗、干细胞移植、免疫靶向药物、放射性核素治疗等，根据不同分期、风险分组、疾病所处阶段等选择不同的治疗方案。

（一）根据危险度分组的治疗策略

1. 极低危、低危患者的治疗 极低危及病灶局限且生物学行为良好的低危患者可仅进行手术治疗。有脊髓压迫或呼吸障碍、泌尿及消化道梗阻、严重凝血异常等症状或手术未能完全切除且存在肿瘤进展者需要进行化疗。INSS1期或2期疾病的低风险组患者仅接受手术治疗的预期4年生存率超过95%，而INSS4S的婴儿在支持治疗或短期化疗后的生存率超过90%。对于6个月以下发现的小的肾上腺NB（小于3.1cm实性肿块或者小于5cm囊性肿块）可采取观察，如过程中疾

病进展，再采用干预措施。

2. 中危患者的治疗 化疗前或化疗中（约4个疗程）择期手术，术后继续化疗至CR，总疗程一般不超过8个疗程，必要时行二次手术。维持治疗：13-顺式维甲酸（13-cis Retinoic Acid，13-cis-RA）160mg/m²，每月14天，共6个月。中危组患者经中等剂量化疗4~8个月并进行原发肿瘤切除术后，估计生存率超过90%。在低危或中危组中患者一般预后良好，而且许多患者年龄小于1岁，放疗仅用于生命或功能受到威胁的情况，偶尔需要用于化疗后仍无法切除的原发疾病或化疗无法控制的局部复发病例。

3. 高危患者的治疗 总体预后不佳。如今的治疗模式下，通过使用清髓治疗和维持治疗等，高危组的5年生存增加至50%左右。高危NB的治疗分为诱导治疗、巩固治疗、维持治疗3个阶段。

（1）诱导治疗：化疗+择期手术。诱

导治疗的目标是在一定时间内最大限度地降低肿瘤负荷，降低肿瘤耐药和临床进展的风险。

（2）巩固治疗：自体干细胞移植和瘤床放疗（推荐序贯自体干细胞移植）。自体干细胞移植相比常规化疗可以改善高危NB的EFS。双次移植相比单次移植能够显著改善高危NB的EFS和免疫治疗后的OS。目前也有将GD2单抗免疫治疗+化疗提前至巩固期放疗前进行桥接治疗。

（3）维持治疗：GD2单抗免疫治疗联合GM-CSF和13-cis-RA治疗。

（二）系统治疗

常用化疗药物包括铂类、环磷酰胺、多柔比星、依托泊苷、长春新碱和异环磷酰胺等。GD2单抗免疫治疗在神经母细胞瘤中被证实有显著获益。多项研究显示，与单独使用13-cis-RA相比，维持治疗联合GD2单克隆抗体能明显改善NB患者的预后。

（三）手术治疗

手术切除是神经母细胞瘤的主要治疗方法。手术既有诊断作用又有治疗作用。如果初诊患者生命体征不平稳，病情重，可以通过骨髓抽吸、生化检测或皮肤活检或肿瘤组织穿刺活检等明确诊断，如果同时穿刺活检获得的组织无法满足基因分子生物学分析，可考虑化疗后病情稳定时对原发灶或转移灶进行手术切除活检。无IDRFs者可在诊断Ⅰ期时手术切除治疗。存在IDRFs者推荐首先活检手术，通过化疗降低手术并发症的危险性后再进行Ⅱ期完全切除手术治疗。在保证安全的前提下尽量整体切除原发灶及区域内转移淋巴结，如果手术并发症不可接受，则可行部分切除，残留部分通过放化疗继续治疗。通过化疗使转移瘤灶局限，可行手术切除转移瘤灶，比如肝或肺孤立病灶，颈部转移灶可行病变淋巴结清扫术。

（四）放射治疗

神经母细胞瘤对放疗敏感。低危组和中危组患者中，放疗较少使用，而所有高危组患者均需在化疗结束后接受原发肿瘤部位的放疗。NB患者转移病灶可能导致严重后果，如中枢转移或眼眶转移影响视力甚至导致失明、脊髓压迫导致截瘫、骨转移导致剧烈疼痛等，姑息放疗可有效缓解症状，但对于新诊断的、未接受化疗的患者，通常先进行全身治疗。与传统的外照射相比，术中放疗允许在手术时对高危区域进行治疗，同时做到对附近正常组织的辐射剂量较小。

六、放射治疗

神经母细胞瘤低危组患者中，放疗只适用于局部复发，或脊髓受压、肝大引起呼吸窘迫等紧急情况。中危组患者中，放疗适用于化疗和手术后仍有进展或肿瘤残留者，针对年龄大于18个月，L2期伴有预后不良病理类型者推荐放疗。在高危组患者中，放疗属于巩固治疗的一部分，所有高危组患者均需接受原发肿瘤部位放疗。

既往全身照射（Total Body Irradiation，TBI）被用于干细胞移植的清髓方案中。由于TBI限制了清髓化疗的剂量，并且增加了患者的晚期不良反应，目前TBI在临床上几乎已经淘汰。在针对高危NB患者的CCG 3891研究中，原发部位复发是重要的复发模式，在539例患者中，349例复发，其中31例为单纯局部区域复发，148例为局部和远处同时复发，150例为单纯远处复发，接受强化化疗的患者5年局部复发率为33%±7%，接受移植的患者局部复发率为51%±5%，在*MYCN*扩增的患者中，接受继续化疗的患者估计5年局部复发率为25%±15%，接受移植的患者为70%±10%，对原发部位残留灶的放疗除了增加进行肠外营养管理的风险外，没有增加其余的急性毒性反应,在36例腹外原发的患者中,6例接受20Gy原发部位放疗(其中2例同时接受了10Gy TBI),30例未接受原发部位放疗(其中10例接受了10Gy TBI),两者5年的局部复发率分别为0±0、44%±15%(P=0.09)。

在Memorial Sloan-Kettering癌症中心的单中心研究中,4期NB患者接受了原发部位1.5Gy,2次/日,累计21Gy的放疗,5年局部控制率为84%。2001年这一研究的更新报告显示,99例患者原发部位复发率为10.1%,其中92例患者在照射时原发部位没有明显肿瘤残留。目前欧洲、美国及我国指南共识普遍推荐所有高危组患者在巩固治疗时进行原发部位放疗。

在一项研究中,30例高危神经母细胞瘤患者在接受诱导化疗和手术切除后进行放疗,原发部位24~30Gy,MIBG阳性转移部位使用24Gy剂量放疗,放疗后进行清髓化疗,自体干细胞移植和6个月的顺式维甲酸巩固治疗,结果5年PFS和OS分别为48%和59%,5年原发部位的局部控制率为84%,转移部位的5年局部控制率为74%,有0、1、2和>3个部位转移灶患者的5年PFS率分别为66%、57%、20%和0(P<0.000 1),而5年OS率分别为80%、57%、50%和0(P<0.000 1)。2018年美国Memorial Sloan-Kettering癌症中心的报道中,对159例患者244个转移灶进行类放疗,剂量1.5Gy,每日2次,累计21Gy,诱导后残留病灶给予30~36Gy放疗,结果5年局部控制率为81%,化疗后转阴部位局部控制率为92%,残留转移病灶局部控制率67%。而美国圣裘德儿童研究医院2022年的报告中,对诱导后有持续MIBG高摄取的转移灶进行放疗,采用1.8Gy常规分割的方式,累计23.4Gy,结果诱导后MIBG高摄取的转移病灶中,未放疗组84%复发,放疗组85%复发,差异无统计学意义。目前针对转移灶是否放疗国际上

尚有争议,我国指南推荐对持续存在的转移灶进行放疗,NCCN指南推荐对诱导化疗后仍然有MIBG/FDG代谢的病灶和(或)持续存在的>1cm³的软组织肿块进行放疗,而SIOP指南不推荐对转移病灶进行放疗。

(一)放疗前准备

1. 完善检查,如原发部位的增强CT或MRI。通过MIBG扫描或PET/CT评估可能残留的原发灶或持续存在的转移灶。通过头颅MRI评估有无颅骨或脑转移。完善血常规、血生化、NSE和尿VMA等。

2. 评估患者配合程度,评估是否需要镇静。

3. 做好沟通,签署医患沟通及放射治疗同意书。

(二)放射治疗技术

既往二维放疗时代,针对腹盆腔病变多采用前后对穿野照射,后纵隔肿瘤多采用两后斜野并加用楔形板的技术。三维适形放疗或调强放疗可以更好地保护周围的正常组织和器官。目前多采用调强放疗。一般选择≥4MV X射线。对于浅表病变,可以考虑使用电子线照射。质子放疗也可考虑。

(三)放疗时机

我国指南目前推荐高危患者放疗在序贯移植两次移植之间进行,国际上推荐在移植完成后进行。对持续残留的转移灶的放疗建议与原发灶同时进行。不做造血干细胞移植的患者在诱导治疗结束后巩固放疗。

(四)靶区勾画

1. 原发病灶放疗 术后放疗的靶区范围基于术前影像学和手术医师术中描述、术后病理证实情况。GTV包括术前原发肿瘤瘤床和转移淋巴结,不包括未受累的淋巴结引流区。有研究表明预防性淋巴引流区照射无法为高危NB患者带来获益。CTV一般在GTV的基础上外扩0.5~1.5cm(NCCN指南推荐

外扩1cm，SIOP指南推荐外扩0.5cm），在未受侵的器官处进行修回。涉及呼吸动度的靶区建议行4D-CT定位，勾画ITV。如照射野包括一部分椎体，则应将整个椎体包括在照射野内，以减少脊柱侧凸的可能。PTV根据各单位标准，体位固定方式和图像验证方法进行外扩。

2. 转移灶放疗　根据诱导化疗后MIBG、CT或MRI等影像学表现确定GTV，CTV

一般外扩0.5～1.5cm（NCCN指南推荐外扩1cm），对解剖屏障进行修回，同时要根据转移的不同部位个体化制定CTV范围，需考虑到肿瘤可能的侵犯范围，例如椎体转移则一般包含整个椎体。NB脑实质转移行局部放疗后，中枢神经系统复发风险高，在脑实质转移时，可考虑行全中枢放疗。PTV根据各单位标准，体位固定方式和图像验证方法进行外扩（图21-3）。

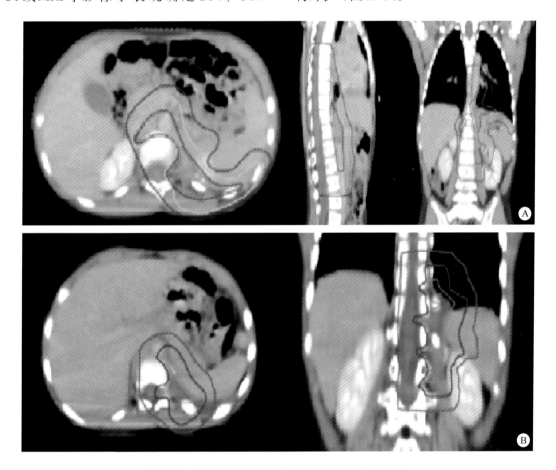

图21-3　神经母细胞瘤原发部位术后放疗靶区勾画

A. 内圈红色为原发灶瘤床GTVtb，绿色为GTVtb外扩1.5cm得到CTV，外圈红色为PTV；B. 橘色为残留病灶GTV，蓝色为对残留病灶GTV外扩1cm得到CTVboost，紫色为PTVboost

（五）治疗计划制订

1. 剂量分割　放疗剂量：20～25Gy，采用分次照射，单次剂量不超过1.8Gy。目前

大多数研究机构认可21.6Gy/12Fx，1次/天或21Gy/14Fx，2次/天，大体残留肿瘤病灶可考虑局部推量至30～36Gy，部分回顾性研究中，针对残留病灶提高剂量能够提高局

部控制率，但目前有前瞻性分析显示在进行了骨髓移植的患者中，21.6Gy的剂量是足够的，对残留病灶推量不能使患者获益。目前NCCN指南及SIOP指南均推荐21.6Gy，不再进行推量。SIOP指南关于是否推量的进一步前瞻性随机对照研究正在进行中（HR-NBL2，NCT04221035）。4S期合并肝脏肿大的患者，通常分2~4次给予2~6Gy的放疗。NCCN指南推荐对肝大和眼眶或视路病灶导致失明的患者行紧急放疗，剂量为4.5Gy/3Fx。

2. 危及器官限量　根据肿瘤部位对其周围的危及器官进行限量，尽量降低危及器官受照剂量。神母细胞瘤最常见的原发部位为腹部。

（1）针对肾脏：应尽量减少肾脏的剂量，以降低慢性肾功能衰竭的风险，根据原发肿瘤在右侧或左侧，指定同侧和对侧肾的限量，NCCN指南推荐患侧肾脏D_{mean}≤18Gy，V14.4≤100%，V18≤75%，对侧肾V18≤25%，D_{mean}≤14.4Gy。

（2）针对肝脏：应尽量减少肝脏的剂量，以降低窦性阻塞综合征的风险，NCCN指南推荐D_{mean}<18Gy；NCCN指南推荐双侧肺V20≤30%，患侧肺V20≤30%，对侧肺V20≤10%。

（3）如果PTV外扩至锥体，整个椎体剂量需注意保持其对称性，避免脊柱侧凸的发生。在PTV总剂量为21.6Gy时，NCCN指南推荐椎体剂量≥18Gy（图21-4）。

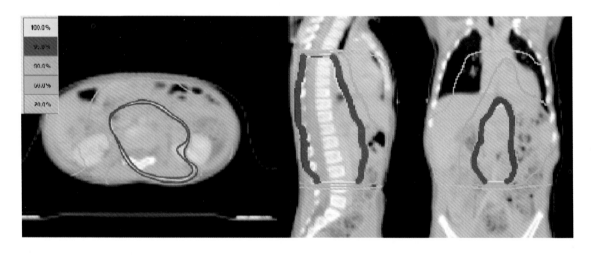

图21-4　神经母细胞瘤原发部位术后放疗计划

红色线为PTV

（六）放射治疗不良反应

放疗的不良反应取决于放疗的部位。NB患者常表现为腹部大肿块，放疗通常影响肠、肝、肾、骨、脊髓等组织结构，放疗期间可能会引起恶心和呕吐，止吐药物能有效改善症状，腹泻和腹痛发生的频率较低。如果放疗范围包含了较多造血骨髓，可能导致骨髓抑制。放疗还可能影响肾功能，导致对干细胞移植高剂量化疗的耐受性降低。

放疗的远期不良反应尤其值得关注。对管状骨的干骺端放疗会导致骨生长障碍，而对骨干的辐射则会影响骨的形状和厚度。当治疗靠近椎体时，对整个椎体进行放疗可降低脊柱侧凸的风险。对颅骨、眼眶或颅内进行放疗后，可能出现神经认知功能障碍和内分泌异常。

（七）靶向放射性核素治疗

MIBG是一种胍乙啶衍生物，结构上类似于去甲肾上腺素，对交感神经系统来源肿瘤细胞如神经母细胞瘤细胞有高亲和力。碘[131]标记的MIBG（[131]I-MIBG）被用于治疗包括神经母细胞瘤在内的神经内分泌肿瘤。1986年，Treuner等首次报道了[131]I-MIBG在神经母细胞瘤治疗中的应用。一项荟萃分析纳入了26例临床试验，883例患者，结果显示[131]I-MIBG单药治疗的客观缓解、疾病稳定、疾病进展和轻微缓解的概率分别为39%、31%、22%和15%，[131]I-MIBG联合其他治疗方法的客观缓解率为28%，1年生存率和5年生存率分别为64%和32%，在[131]I-MIBG单药治疗的研究中，血小板减少和中性粒细胞减少的发生率分别为53%和58%，在[131]I-MIBG联合其他方法的研究中，血小板减少和中性粒细胞减少的发生率分别为79%和78%。

七、预后及随访

（一）预后

NB的一些临床和生物学特征与预后相关。直到20世纪90年代初，在诊断时年龄大于18个月的患者中，INSS 4期疾病的长期生存率低于15%。神经母细胞瘤国际委员会危险度分组根据年龄、分期、组织学类型、分化程度、MYCN、11q异常和染色体倍性等进行分组，极低危组、低危组、中危组、高危组的5年EFS分别为＞85%、75%～85%、50%～75%、＜50%。随着多年的发展，在目前治疗模式下，依据COG分组，低危组、中危组、高危组的5年EFS分别为90.7%、85.1%、51.2%，5年OS分别为97.9%、95.8%、62.5%。我国CCCG-NB-2015方案实行结果：低危组、中危组、高危组5年EFS分别为97.1%、87.3%、47.3%，5年OS分别为97.8%、92.9%、57.3%。

（二）随访

1. 体格检查、肿瘤标志物　治疗中每疗程复查尿VMA，血NSE和SF；停治疗后第1～2年每3个月1次，第3年每4～6个月1次，第4年每6个月1次。

2. 原发肿瘤部位及转移瘤灶部位的影像学检查　治疗中每2个疗程复查CT/MRI；停治疗后第1～2年每3个月1次，第3年每4～6个月1次，第4～5年每6～12个月1次；诊断时和停化疗前行PET/CT或MIBG检查。

3. 骨髓穿刺　有骨髓或骨骼侵犯者，治疗中每2个疗程1次；停治疗后第1～3年每3个月1次，第4～5年每4～6个月1次。

（王雨晴　王　珊）

一、概述

肾母细胞瘤（nephroblastoma）又称 Wilms 瘤（wilms Tumor，WT），是一种胚胎性肾脏肿瘤。1899年，Max Wilms（1867—1918）在专著 *Die Mischgeschwuelste* 中描述了一系列肾脏肿瘤病例。正是由于Wilms的专著，此类肾脏肿瘤由他冠名。

肾母细胞瘤是儿童中最常见的肾脏肿瘤类型。全球14岁及以下人群肾脏肿瘤发病率为8.3/1000 000，肾母细胞瘤发病率为7.5/1000 000。全球15～19岁人群中，肾母细胞瘤发病率为0.3/1000 000。肾母细胞瘤发病率随年龄的增长而逐渐下降，女性发病率稍高于男性。亚洲人群中肾母细胞瘤发病率较低。双侧肾母细胞瘤患者占4%～13%，诊断时年龄较小，更容易合并先天畸形。肾母细胞瘤目前国际上诊治方案主要有两类，包括北美地区COG（前身为美国国家肾母细胞瘤研究所（National Wilms Tumor Studies，NWTS）的治疗方案和欧洲SIOP的治疗方案。

二、病理学表现

（一）肾母细胞瘤的病理分型

典型的肾母细胞瘤包括原始肾胚芽、上皮和间叶成分，被称为"三相结构"，是肾母细胞瘤最有特征性的组织学特点。3种成分在各肿瘤间比例不相同，细胞分化程度也不相同，部分肿瘤包含一种成分，呈单相病变；部分包含两种成分，呈双相病变。如果其中一种成分占肿瘤样本的2/3以上，则根据主要成分指定类型。混合型（41%）最为常见，其次是胚芽型（39%）、上皮型（18%）和间叶型（1%）。

1. 原始肾胚芽成分　细胞小，圆形或短梭形，胞质少，细胞核相对小、不规则，染色质分布均匀，稍粗糙。肿瘤细胞排列紧密，可呈多种结构，如蛇形、结节性及基底细胞样、弥漫性等。核分裂活跃。胚芽存在于绝大多数肾母细胞瘤中，也可为肿瘤的唯一成分，病理报告中应该说明所占比例。

2. 上皮成分　大多数肾母细胞有上皮成分的分化，排列成菊形团样、原始小管样或乳头样。异源性的上皮分化也可见到，最多的是黏液和鳞状上皮，纤毛上皮偶可出现。

3. 间叶成分　黏液性和梭形细胞这些成分几乎在所有的标本中可见，可出现肌纤维和成纤维细胞，并呈各种程度的分化。几乎所有的间叶分化形式，包括脂肪组织、软骨、骨、成熟神经节细胞和神经胶质组织可以看到。

4. 核间变　间变定义为细胞核的显著增大伴染色质增多，并且出现多极多倍体性核分裂。间变的核必须至少比切片中无间变区域瘤细胞的核大3倍。增大的核染色质也必须增加，显示明确的DNA增加。异常核分裂必须反映整个DNA数量明确增加，必须等于或大于正常分裂中期的细胞核。单纯染色体在分裂后期纺锤体的延迟，虽然为"异常分裂"，但是不应认为是核间变。当标本有限如为活检标本时，明显的核增大伴染色质增多或者出现一个多极核分裂可能足以提示间变。核间变的发生率为5%，与年龄相关，2岁之内少见，5岁时为13%，此后一直维持在这一水平。核间变的重要性在于与肿瘤治疗反应相关，而不是与肿瘤侵袭性相关。目前研究显示间变的肿瘤细胞与化疗耐药相关，因而在术前化疗过的手术切除标本中检出率较高。

（二）SIOP推荐的肾母细胞瘤亚型的组织学标准

根据化疗诱导的变化（chemotherapy induced change，CIC），化疗后各病理成分占肿瘤组织的百分比，SIOP对肾母细胞瘤进行病理学分型（表22-1）。

表22-1 SIOP推荐肾母细胞瘤亚型的组织学标准

肿瘤分型	CIC（%）	病理特征（占肿瘤的百分比）（%）		
		上皮成分	间叶成分	原始肾胚芽成分
完全坏死型（completely necrotic）	100	0	0	0
消退型（regressive）	>66	0～33	0～33	0～33
混合型（mixed）	<66	0～65	0～65	0～65
上皮型（epithelial）	<66	66～100	0～33	0～10
间叶型（stromal）	<66	0～33	66～100	0～10
胚芽型（blastemal）	<66	0～33	0～33	66～100

（三）分子生物学

1. 肾母细胞瘤相关综合征 部分肾母细胞瘤与先天性畸形相关。与肾母细胞瘤相关性最高的综合征包括WAGR综合征、Beckwith-Wiedemann综合征和Denys-Drash综合征等。在其他遗传疾病的罕见个体中也有报道。

2. WT1 WT1基因位于11号染色体（11p13）的短臂上，是锌指蛋白家族的一个发育调节转录因子，对正常肾脏和性腺发育至关重要。肾母细胞瘤伴WAGR综合征的患者染色体核型分析显示11p13存在缺失，该缺失包括了无虹膜基因PAX6和肾母细胞瘤基因WT1。WAGR综合征患者发生肾母细胞瘤的风险约为50%。Denys-Drash综合征是由WT1基因的锌指DNA结合区域的点突变引起的，特征是假性雌雄同体、肾小球病、肾衰竭，有95%的肾母细胞瘤发生风险。然而，对散发性肾母细胞瘤的分析显示，只有5%～10%的病例有WT1突变的证据。

3. WT2 WT2基因定位到染色体11p15，因为在Wilms肿瘤中检测到11p15位点的杂合性缺失（loss of heterozygosity，LOH），所以这个位点被称为WT2，它的种系突变会导致Beckwith-Wiedemann综合征。Beckwith-Wiedemann综合征是一种过度生长障碍，表现为高出生体重、巨舌症、脏器肿大、偏身肥大、新生儿低血糖、耳畸形、易患肾母细胞瘤和其他恶性肿瘤。约5%患有该综合征的人会发展为肾母细胞瘤。

4. FWT1和FWT2 肾母细胞瘤的家族性易感性是罕见的，仅在1.5%的肾母细胞瘤患者中发生。对家族系的分析显示，家族性Wilms的肿瘤易感基因在FWT1（17q）和FWT2（19q）位点。

5. WTX 在2007年，有研究报道在约1/3的肾母细胞瘤中发现了X染色体上的一个基因失活，即WTX基因。有WTX突变的

肿瘤没有 *WT1* 突变。*WTX* 是肾母细胞肿瘤抑制基因，在正常肾脏发育中起着重要作用。在散发性肿瘤中，*WTX* 经常通过单一体细胞突变而发生改变，对男性和女性患者的影响是一样的。

6. 1p和16qLOH　NWTS3、NWTS4研究中发现16q和1p染色体的LOH与较差的预后相关。在NWTS-5中，前瞻性地评估了2021例患者的1p或16q染色体LOH与不良预后的相关性。在FH型肾母细胞瘤中，有1p或16qLOH的Ⅰ/Ⅱ期患者复发风险明显升高，而有1p或16qLOH的Ⅲ/Ⅳ期患者复发风险无明显升高，由此可推测，Ⅰ/Ⅱ期患者中两药联合化疗不足以克服该突变的影响，而Ⅲ/Ⅳ期患者中三药联合化疗的强化治疗克服了克服该突变的影响，1p和16q均有LOH的患者，不管分期如何，复发和死亡风险均显著升高。

7. 1q增益　FH型肾母细胞瘤患者中有1q增益者预后较差。

三、临床表现

肾母细胞瘤没有特异性症状。常见临床表现为无症状的腹部包块。约1/3的患者有腹痛、食欲缺乏、呕吐、全身乏力等症状，约30%的患者有血尿，小于10%的患者有凝血功能障碍，约有25%的患者有高血压表现。13%～28%的肾母细胞瘤患者合并先天畸形，双侧肾母细胞瘤合并先天畸形的概率更高。常合并的先天畸形有泌尿生殖系统畸形，主要是隐睾、尿道下裂、双集合系统或融合肾、无虹膜、智力发育障碍、偏身肥大等。在已知患有易感临床综合征的儿童中，可能在常规筛查中发现肾母细胞瘤。

四、辅助检查

（一）常规检查

血常规、尿常规、凝血功能、肝及肾功能、乳酸脱氢酶（LDH）、铁蛋白、听力检测、心电图和心脏彩超等。

（二）影像学检查

1. 原发部位检查　腹部超声、增强CT（有肾功能不全时禁用造影剂）或MRI常用于评估原发部位肿瘤的位置、范围、周围组织受累程度，血管内有无瘤栓等。肾母细胞瘤中约4%的患者伴有下腔静脉或心房瘤栓，11%的患者伴有肾静脉瘤栓。术前增强CT（图22-1）和MRI不仅可以确定原发肿瘤部位，确定对侧肾脏有无病变，还可以观察腹部脏器有无转移，确定有无腔静脉瘤栓。

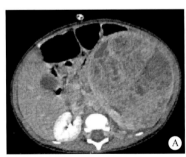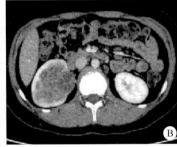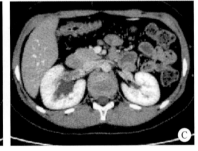

图22-1　肾母细胞瘤CT影像学表现

A.左侧肾母细胞瘤；B.右侧肾母细胞瘤；C.肾母细胞瘤肾静脉瘤栓形成

2. **转移灶检查** 超声、CT和MRI有助于评估可能的转移。肝脏和肺部是肾母细胞瘤最常见的转移部位，其中约15%的患者伴有肺转移，肺栓塞十分罕见，但常是致命的，胸部增强CT检查可以很好地判断肺内情况。PET/CT可能对双侧疾病或接受术前化疗的患者特别有帮助。PET/CT并不常规推荐，在怀疑多发转移或复发时可考虑。针对预后不良的肾母细胞瘤推荐头颅MRI、全身骨扫描、骨髓穿刺检查。

（三）肿瘤标志物

血神经元特异性烯醇化酶（NSE）、尿儿茶酚胺及其代谢产物（VMA/HVA）、甲胎蛋白（AFP）等，可与神经母细胞瘤、畸胎瘤等相鉴别。

五、诊断与临床分期

（一）诊断

根据北美地区COG方案，术前穿刺活检会提升肿瘤分期，不推荐进行常规穿刺活检，建议直接手术切除；而欧洲的SIOP方案虽推荐进行术前化疗，但穿刺活检也不作为常规操作。只有对于一些临床上难以确定的肿瘤，可以考虑行活检。通常通过临床特点及影像学表现可进行临床诊断，手术后病理可进一步明确诊断。

（二）鉴别诊断

因不推荐常规穿刺活检，临床诊断的肾母细胞瘤需与其余类型肿瘤相鉴别。患者常以腹部肿块为主要临床表现，需与神经母细胞瘤、肝母细胞瘤等腹部肿瘤相鉴别。影像学检查可明确肿块部位是位于肾脏、肝脏或腹部其余部位。对于位于肾脏的肿块，血NSE、尿儿茶酚胺及其代谢产物（VMA/HVA）可用于与肾脏神经母细胞瘤相鉴别，AFP可用于与畸胎瘤型肾母相鉴别。

（三）危险度分组

1. **COG推荐直接手术，术后根据病理类型分组**

（1）预后良好型（favorable histology，FH）：不含有间变的肾母细胞瘤。

（2）预后不良型（unfavorable histology，UFH）：局灶间变型（focal anaplasia，FA）和弥漫间变型（diffuse anaplasia，DA）肾母细胞瘤。

2. **SIOP推荐术前化疗，术后根据病理类型分为不同危险组**

（1）低危组：中胚叶肾瘤，部分囊性分化型肾母细胞瘤和完全坏死型肾母细胞瘤。

（2）中危组：间叶为主型，上皮为主型，混合型，退行性变和局灶间变型。

（3）高危组：胚芽为主型，弥漫间变型，透明细胞肉瘤和恶性横纹肌样瘤。

（四）分期

1. COG分期

（1）Ⅰ期：肿瘤局限于肾内，可完整切除，肾被膜完整，术前瘤体无破裂或活检，肾窦血管未侵犯，切缘阴性，淋巴结阴性。

（2）Ⅱ期：可完整切除，切缘阴性，肿瘤局部浸润（肾被膜、肾窦），肾窦血管侵犯，切缘阴性，如果血管瘤栓，能随瘤肾一并切除则考虑为Ⅱ期。

（3）Ⅲ期：腹盆腔淋巴结受累，肿瘤穿透腹膜表面或腹膜种植，肉眼或镜下残留，肿瘤侵犯重要脏器，肉眼无法完整切除，术前或术中肿瘤破裂，术前活检，肿瘤分块切除。

（4）Ⅳ期：血行转移（肺、肝、骨、脑等），腹盆腔外淋巴结转移。

（5）Ⅴ期：双侧肾母细胞瘤。

2. SIOP分期

（1）Ⅰ期：肿瘤局限在肾脏或肾周纤维

假包膜内，未侵犯外膜，可完整切除，切缘阴性；肿瘤组织可突入肾盂系统，但周围管壁未受累；肾窦血管未受累；肾内血管可受累；经皮穿刺活检；肾周脂肪/肾窦可出现坏死。

（2）Ⅱ期：肿瘤延伸至肾脏或肾周纤维假包膜外，侵犯肾周脂肪，可完整切除，切缘阴性；肿瘤侵犯肾窦血管、淋巴管，可完整切除；肿瘤侵犯邻近脏器或下腔静脉，但可完整切除；可穿刺活检。

（3）Ⅲ期：肿瘤无法完整切除，切缘残留（肉眼或镜下残留）；腹部淋巴结受累；术前肿瘤破裂；肿瘤侵犯腹膜组织；腹膜种植转移；血管或输尿管切缘有瘤栓残留，分块切除；术前活检手术；如果化疗后淋巴结或切缘为坏死，认定为Ⅲ期。

（4）Ⅳ期：血行转移（肺、肝、骨、脑），腹盆腔外淋巴结转移。

（5）Ⅴ期：双侧肾母细胞瘤。

六、临床治疗

肾母细胞瘤的治疗原则是以手术、化疗和放疗相结合的综合治疗，手术切除是整体治疗的基石；COG主张手术后再行放化疗，COG方案的优点是可以得到最原始、最准确的病理结果，但在瘤体较大的时候，术中出血、瘤体破裂、手术难度增大、血行转移风险增大；SIOP主张化疗后再手术，SIOP方案治疗的优点是化疗后肿瘤体积缩小，便于手术切除，术中出血少，化疗后瘤体周围纤维假包膜形成，术中瘤体破裂概率降低，但缺点是可能会出现病理类型不准确及误诊。

我国儿童肾母细胞瘤诊疗规范（2019年版）参考COG、SIOP方案和中国抗癌协会小儿肿瘤专业委员会（Pediatric Oncology Professional Committee of Chinese Anti-Cancer Association，CCCG）方案，提供了治疗方案，建议各医院根据各自情况选择应用。

（一）COG/CCCG方案

COG/CCCG方案推荐直接手术切除，但对于一些特殊类型肾母细胞瘤，推荐术前化疗，如：孤立肾肾母细胞瘤；下腔静脉瘤栓位置高于肝静脉水平者；肿瘤侵犯周围脏器（如脾脏、胰腺、结肠，但肾上腺除外）；无法手术的肾母细胞瘤；弥漫性肺转移；双侧肾母细胞瘤。术后根据分期和病理分型，采取进一步治疗措施，如化疗及放疗等。双侧肾母细胞瘤治疗上以单侧最高分期为准。患者初始就诊时，如考虑可直接手术，术后应结合分期、病理、1p/16q 杂合性缺失情况等综合考虑，参照 COG 标准进行规范化治疗。

（二）SIOP方案

临床诊断为肾母细胞瘤后，可根据分期进行术前化疗（虽然穿刺活检并不会提升分期，但不作为常规），4周/6周评估，术后根据分期及病理分型，采取进一步治疗方案。双侧肾母细胞瘤治疗上以单侧最高分期为准。由于术后镜下所见为化疗后组织类型，故病理结果报告时应严格按照SIOP推荐的肾母细胞瘤亚型的组织学标准进行分类，同时结合分期，进行危险度分组，针对性地进行个体化治疗。

（三）治疗

1. 手术治疗　手术应尽量做到安全、完整地切除肿瘤，尽量避免肿瘤破裂，并评估疾病侵犯程度。目前首选的手术入路是经腹部横切口或胸腹联合切口，切口必须足够大以避免术中过多地挤压肿瘤。应彻底探查腹腔，检查对侧肾脏，肝脏和区域淋巴结是否有肿瘤扩散的迹象。淋巴结取样对于准确分期是必要的，有无淋巴结转移对确定治疗方案和预后具有重要意义。完成腹部探查后，行根治性肾切除术。如果术中瘤体破裂或考虑肿瘤残留，局部应予以银夹/钛夹标记，便于术后放疗定位。瘤体术后称重，手术记录中要求详细描述肿瘤的重量、大小，与周围组织浸润的情况，术中肿瘤有无破溃，术后肿瘤有无残留，淋巴结清扫情况。

双侧肾脏实性占位基本上都考虑为肾母细胞瘤，无论是COG还是SIOP，都推荐对双侧肾母细胞瘤进行双侧的保留肾单位肿瘤剥除，常规术前化疗，化疗后评估双侧肾脏情况，可分次行保留肾单位肿瘤剥除手术，根据瘤体大小及范围，可选择剜除术或瘤体加部分肾脏切除，如两侧瘤体均较小，可行一期切除。也可行一侧肾切除术，一侧保留肾单位肿瘤剥除术。

2. 化学治疗 在肾母细胞瘤中，放线菌素D最先被使用，但单药治疗效果不尽如人意，长春新碱的加入提高了化疗疗效，针对分期晚的肿瘤，多柔比星的加入进一步改善了肾母细胞瘤患者的预后。在很长一段时间内，这3种高效的药物被用于肾母细胞肿瘤的一线治疗。在后续研究中，环磷酰胺、异环磷酰胺、卡铂和依托泊苷被用于对这3种药物化疗效果不佳、预后不良型肿瘤、复发等情况。通过一系列临床试验，化疗方案逐渐发展改善，提高疗效的同时降低了与治疗相关的急性和长期不良反应。

3. 放射治疗 肾母细胞瘤的放疗包括局部原发部位放疗和转移灶的放疗。放疗能够提高肾母细胞瘤患者的局部控制率，延长患者生存。患者的腹部分期、手术情况及病理情况决定是否需要在术后行原发部位放疗。术后危险因素有不完全切除、切缘阳性、淋巴结受累等。在目前COG施行的方案中，FH型Ⅰ、Ⅱ期肾母细胞瘤患者不推荐放疗，对于FH型腹部分期Ⅲ期和UFH型肾母细胞瘤患者，推荐侧腹或全腹放疗治疗。在SIOP方案中，化疗后术后评估为低危的患者不推荐放疗，腹部分期Ⅲ期的中危、高危组胚芽型的患者和腹部分期Ⅱ～Ⅲ期高危组弥漫间变型的患者推荐放疗。肿瘤有明显破裂或腹膜广泛转移者推荐全腹照射。

七、放射治疗

（一）COG及SIOP相关研究介绍

COG、SIOP等组织对肾母细胞瘤患者进行了一系列研究，经过多年的发展，肾母细胞瘤的治疗策略逐渐改善，预后逐渐提升。

1. COG放疗相关研究 NWTS-1（1969—1974年）中，对Ⅰ组肾母细胞瘤是否需要术后放疗进行了研究，研究中放疗剂量根据年龄进行了调整，出生至18月龄，18～24Gy；19～30月龄，24～30Gy；31～40月龄，30～35Gy；≥41月龄，35～40Gy。研究结果显示，无论是否采用放射治疗，24月龄以下的儿童预后都很好，2年无复发生存率分别为90%和88%；2岁以上儿童放疗和不放疗的2年无复发生存分别为77%和58%。对于局限于同侧的肿瘤外溢或肿瘤活检的患者，不需要全腹照射。

NWTS-2（1974—1979年）中，Ⅰ组患者均进行了放线菌素D及长春新碱双药化疗，均未行放疗，2年无复发生存率为88%，2年总生存率为95%，2岁及以上儿童2年无复发生存率为89%，相较NWTS-1中的放线菌素D单药化疗，长春新碱的加入能够替代放疗。对Ⅱ～Ⅳ组患者，除外有腹腔肿瘤弥漫外溢者进行了全腹放疗，其余均进行侧腹照射。研究初始对肺转移患者进行14Gy全肺照射，但在研究中途发现肺炎发生率高达10%，故将全肺照射剂量降至12Gy。

NWTS-3（1979—1985年）中，对FH和UH型肾母细胞瘤进行了分组治疗。在FH中，Ⅱ期患者随机分为4组，放疗组和不放疗组，分别接受（放线菌素D+长春新碱）和（放线菌素D+长春新碱+多柔比星）的化疗方案，研究结果表明，Ⅱ期患者不放疗者预后与放疗组相当；在Ⅲ期患者中探讨了放疗剂量及化疗方案的问题，将Ⅲ期患者分为放疗10Gy组和放疗20Gy组，分别接受（放线菌素D+长春新碱）和（放线菌素D+长春新碱+多柔比星）的化疗方案，结果20Gy相对10Gy没有明显优势，而三药化疗相对两药化疗更有优势。

NWTS-4（1986—1994年）中，Ⅲ期和Ⅳ期所有FH患者接受了放疗，放疗剂量为腹部照射10.8Gy，全肺照射12Gy。对于Ⅱ～Ⅳ期间变型肿瘤，放疗剂量根据年龄进行了调整，分别接受（放线菌素D+长春新碱+多柔比星）的三药化疗方案和（放线菌素D+长春新碱+多柔比星+环磷酰胺）的四药化疗方案。在NWTS-3和NWTS-4中，局部肿瘤破裂的患者被分为Ⅱ期，而弥漫性肿瘤破裂的患者被分为Ⅲ期。在NWTS-4中，所有局部肿瘤破裂的Ⅱ期患者的腹部肿瘤复发率相较无破裂者增加了3倍，进一步的研究分析显示，10Gy的放疗剂量和20Gy的放疗剂量相对不进行放疗的复发风险比值比分别为0.35（0.15～0.78）和0.08（0.01～0.58），Ⅱ期患者中，肿瘤破裂导致了复发率升高的趋势，总生存显著降低。

在NWTS-5（1995—2001年）中，Ⅰ期间变型患者的腹部复发率较高，故在随后的COG研究AREN0321中对Ⅰ期间变型肾母细胞瘤增加了侧腹放疗及多柔比星化疗，结果显示多柔比星治疗显著改善了EFS（$P=0.01$；4年EFS 97.2% vs 77.5%），侧腹放疗未明显改善EFS（$P=0.15$）。最近对SIOP、意大利、日本、英国数据的回顾性研究中也得到了类似的结果。在SIOP方案中，不提倡在Ⅰ期术前化疗后的DA患者进行放疗。

AREN0534对双侧肾母细胞瘤的治疗进行了研究，研究中由于单独接受活检而被划分为Ⅲ期疾病的FH肿瘤患者没有接受放疗，

其他FH型Ⅲ期、FA型Ⅰ～Ⅲ期和DA型Ⅰ、Ⅱ期的患者接受侧腹放疗10.8Gy（≥16岁的患者为19.8Gy）。Ⅲ期DA型患者接受19.8Gy治疗。术前肿瘤破裂、腹膜转移或术中大量肿瘤溢出超出瘤床者行全腹部放疗。FH组为10.5Gy，DA组为21Gy。所有肺转移的Ⅳ期患者均接受12Gy全肺照射（年龄<12个月的患者为10.5Gy）。4年的EFS率和OS率分别为94%（95%CI 85.2%～100%）和100%。2例患者复发（1例为瘤床，1例为腹部），在诱导期间无疾病进展。

2. SIOP放疗相关研究　1963年发表的一项经典研究显示，约1/3的肾母细胞瘤患者可通过术前放疗和肾切除术治愈，此研究成为SIOP研究的基石。

（1）SIOP-1（1971—1974年）试图确定术前加术后原发肿瘤部位放疗是否优于仅术后放疗，结果显示术前放疗和手术治疗的生存率相同，术前放疗能减少肿瘤破裂，而术中肿瘤破裂患者的无复发生存率更低，但总生存率无明显差异。

（2）SIOP-2（1974—1976年）进一步证实了术前放疗联合放线菌素D化疗可以减少肿瘤破裂的概率，从而减少了对全腹照射的需求及其伴随的不良反应。

（3）SIOP-5（1977—1980年）比较了术前放线菌素D和长春新碱联合化疗与术前20Gy放疗联合放线菌素D方案是否同样有效。术前放化疗的患者术后给予15Gy放疗，而术前仅化疗的患者给予30Gy放疗。结果显示两组疗效无明显区别，与术前放化疗相比，术前化疗后的主要组织学变化（如坏死）显著较少。

（4）SIOP-6（1980—1987年）中，所有淋巴结阴性的Ⅱ期患者均接受了38周的长春新碱和放线菌素D治疗，并被随机分配接受或不接受20Gy受累野放疗，Ⅱ期淋巴结阳性患者和Ⅲ期患者均接受了30Gy的术后放疗。结果显示Ⅱ期淋巴结阴性的患者不进行放

疗与放疗相比复发率升高，但总生存率没有明显差异。在SIOP一系列研究中，放疗适应证逐渐减少，接受放疗的患者数量逐渐减少。

（5）在SIOP-2001（2001—2015年）中，根据危险组进行不同方案治疗。①侧腹放疗适应证为：除外胚芽型的高危Ⅱ期，所有中高危Ⅲ期、Ⅳ期、Ⅴ期根据腹部分期决定；②全腹放疗适应证为：Ⅲ期肿瘤有明显外溢或腹部弥漫肿瘤累及；③肺部放疗：术前化疗后X线或CT上仍有残留且未被完全切除，以及术后第9周仍未达CR，高危原发肿瘤（无论转移灶的治疗反应如何）。结果显示Ⅳ期、局部Ⅲ期的完全坏死型的肾母细胞瘤患者的预后很好，5年EFS和OS分别为95%和95%，在这类患者中，腹部照射在一线治疗中可能没有益处。淋巴结阳性的中危Ⅲ期患者中，101例（89%）接受了放射治疗，其中36例（36%）接受了除侧腹照射外的LN阳性区域的推量，4例患者（4%）未接受辅助放疗，8例患者的放疗信息不可用。中位随访71个月，接受放疗的患者中，推量和不推量组的5年EFS（84% vs 83%，P=0.77）

和LRC（96% vs 97%，P=0.91）没有明显差异，推量和不推量组的5年OS都很好（97% vs 95%，P=0.58），结果表明在接受术前化疗和术后侧腹照射（14.4Gy）的中危Ⅲ期淋巴结阳性的肾母细胞瘤患者中不进行推量是可行的。

（6）在后续的UMBRELLA SIOP–RTSG 2016研究中，对Ⅲ期淋巴结阳性的中危患者取消了局部推量，基于NWTS的经验，全肺照射的剂量从15Gy降低到12Gy。术后第10周，对未达CR的肺转移瘤进行肺部放疗。在手术中有存活转移灶或高危组织学的患者，均需要接受肺部放疗。考虑到肺部复发患者二线治疗的预后较差，对于一线治疗期间未接受肺照射的患者，无论组织学如何，都推荐全肺照射。

（二）COG及SIOP放疗方案推荐

COG及SIOP根据原发部位的分期及病理类型推荐放疗方案，针对转移部位也有相关推荐。针对肾透明细胞肉瘤的患者，Ⅰ期患者不推荐放疗，其余均推荐术后放疗（表22-3～表22-6）。

表22-3 COG局部肾母细胞瘤放疗方案（AREN0532、AREN0533、AREN0321）

	Ⅰ期 总剂量/分次剂量	Ⅱ期 总剂量/分次剂量	Ⅲ期 总剂量/分次剂量	Ⅲ期（术前肿瘤破裂，术中肿瘤弥漫溢出，腹膜转移）[a] 总剂量/分次剂量
FH	无	无	10.8/1.8Gy	10.5/1.5Gy
局灶间变	10.8/1.8Gy	10.8/1.8Gy	10.8/1.8Gy	10.5/1.5Gy
弥漫间变	10.8/1.8Gy	10.8/1.8Gy	19.8/1.8Gy	10.5/1.5Gy+9/1.8Gy

注：a.需要全腹放疗。弥漫无法切除的腹膜种植患者需接受21Gy放疗剂量。

表22-4 COG肾母细胞瘤转移部位放疗方案（AREN0532、AREN0533、AREN0321）

淋巴结	肺[a] 总剂量/分次剂量	肝脏 总剂量/分次剂量	脑 总剂量/分次剂量	骨 总剂量/分次剂量
19.8/1.8Gy	<12月龄 10.5/1.5Gy >12月龄 12/1.5Gy	局部放疗 19.8/1.8Gy[b]	<16岁 全脑21.6/1.8Gy +10.8/1.8Gy局部推量 >16岁 全脑30.6/1.8Gy	<16岁 25.2Gy/1.8Gy >16岁 30.6Gy/1.8Gy

注：a.肺转移放疗适应证：①合并1p16qLOH；②3药联合化疗6周后仍未达CR；③合并其余部位转移，比如肝、脑、骨转移；④所有UH型。b.肉眼残留者可推量为5.4～10.8Gy。

表 22-5　UMBRELLA SIOP–RTSG 2016肾母细胞瘤局部放射治疗指南

	Ⅰ期 总剂量/分次剂量	Ⅱ期 总剂量/分次剂量	Ⅲ期 总剂量/分次剂量	Ⅲ期明显破裂[b] 总剂量/分次剂量
低危	无	无	无	无
中危	无	无	14.4/1.8Gy （±10.8/1.8Gy）[a]	15.0/1.5Gy （±10.8/1.8Gy）[c]
高危胚芽型	无	无	25.2/1.8Gy （±10.8/1.8Gy）[a]	19.5/1.5Gy （±10.8/1.8Gy）[a]
高危DA型	无	25.2/1.8Gy （±10.8/1.8Gy）[a]	25.2/1.8Gy （±10.8/1.8Gy）[a]	19.5/1.5Gy （±10.8/1.8Gy）[a]

注：a.仅在放疗时有残留时进行推量；b.进行全腹放疗；c.仅对多发腹膜结节残留进行推量4.5/1.5Gy。

表 22-6　UMBRELLA SIOP–RTSG 2016肾母细胞瘤转移部位放射治疗指南

	肺（全肺±推量）总剂量 /分次剂量	肝脏（全肝±推量）总 剂量/分次剂量	脑（全脑±推量）总剂量 /分次剂量	骨 总剂量/分次剂量
低危	无	无	无	无
中危	12.0/1.5Gy （±10～13Gy）[a]	14.4/1.8Gy （±10.8/1.8Gy）[a]	15.0/1.5Gy （±10.8/1.8Gy）[a]	30.6/1.8Gy
高危	15.0/1.5Gy （±15～20Gy）[a]	19.8/1.8Gy （±16.2/1.8Gy）[a]	25.2/1.8Gy （±10.8/1.8Gy）[a]	30.6/1.8Gy

注：[a] 仅对放疗时有残留的进行推量。

（三）我国儿童肾母细胞瘤治疗建议

我国CCCG-2016方案根据前期临床研究和国际报告对我国肾母细胞瘤放疗策略进行了推荐，放疗一般于术后10天内开始（手术日为第1天），一般给予1.8Gy/d，5天/周，当放疗容积较大时（如全腹），剂量可减少至1.5Gy/d。如有特殊情况可考虑14天内开始放疗。一般小于6月龄不宜放疗，6～12月龄放疗剂量不大于10.8Gy。

1. 肾母细胞瘤FH　Ⅰ、Ⅱ期不需要放疗。Ⅲ、Ⅳ期须术后放疗，Ⅲ期原发灶放疗剂量10.8Gy或全腹放疗10.8Gy。Ⅳ期原发灶为Ⅲ期放疗+选择性转移灶放疗。Ⅴ期每侧独立治疗，如Ⅲ期以上同上治疗。

2. 肾母细胞瘤UFH　Ⅰ期局灶性间变型不放疗。Ⅱ期瘤床放疗，剂量为19.8Gy/11F。

Ⅲ、Ⅳ期原发灶剂量为19.8Gy/11F（全腹放疗剂量为10.8Gy/6F，局部瘤床加量900cGy/5F）。Ⅳ期转移灶选择性放疗。肾透明细胞肉瘤也可参照UHF进行放疗。

（四）放疗时机

对未发生远处转移的局限期肾母，NWTS-1和NWTS-2研究显示当放疗延迟≥10天时，腹部复发率增加，故建议在术后10天内开始放疗。然而NWTS-3和NWTS-4的FH患者中，≥10天延迟放疗对腹部肿瘤复发率没有显著影响，但由于大部分放疗开始时间分布在术后8～12天，无法测算出一个有意义的差值。建议局限期肾母细胞瘤术后尽早放疗，不超过术后14天。Ⅳ期肾母细胞瘤手术与放疗的时间间隔与死亡风险并不相关，故腹部放疗无强制要求，建议与肺部放疗同时进行。

（五）放疗技术

既往一般采用4~6MV X线，前后对穿野照射。调强放疗能够降低正常组织的辐射剂量，起到保护重要器官的作用。质子治疗还需要进一步研究。

（六）准备工作

1. 如果采用适形调强放疗技术进行放疗，在肿瘤较大时，建议在手术中使用手术夹标记肿瘤外侧界，即腹膜后腹膜反折处。肿瘤有肉眼残留时，也建议使用手术夹标记。

2. 推荐行4D-CT扫描，行4D-CT扫描时可在术中用手术夹标记术区上界。

（七）放射疗靶区勾画

1. 侧腹照射　侧腹照射靶区包含术前腹部肿瘤范围，要通过术中所见、静脉肾盂造影、超声、CT及MRI等影像来确定。射野的上界在肾脏或肿瘤上极外扩1cm，射野的下界包括肾脏或肿瘤的下界并外放1cm。射野的外侧界要包括腹壁。靶区要包括整个腹主动脉旁淋巴链，要尽量避免脊柱侧凸的发生，靶区内侧界要包括整个椎体，同时保护对侧正常的肾脏。

在手术切除后，术前被肿瘤推挤的器官退回至原来的位置，传统前后对穿侧腹照射的靶区范围包含了没有肿瘤累及风险的正常组织，高度适形的调强放疗能够降低正常组织的受照剂量。关于是否可以缩小至瘤床而不行传统半腹照射，目前尚无定论。UMBRELLA SIOP-RTSG-2016方案对适形调强侧腹放疗的靶区勾画作了推荐（表22-7）。在选择调强放疗技术时，同样要注意避免脊柱侧弯的发生，PTV内侧界要包括整个椎体，或者将椎体单独勾画，整个椎体剂量梯度不超过5Gy（<2岁时不超过3Gy）。适形调强放疗靶区勾画及计划示例见图22-2，图22-3。

表22-7　UMBRELLA SIOP–RTSG 2016常规放疗和适形调强放疗的侧腹放疗勾画指南

	常规放疗	适形调强放疗
GTV-Tpre和GTV-Npre	化疗后术前肉眼可见病灶	化疗后术前肉眼可见病灶
GTV-Tpost和GTV-Npost	—	GTV-Tpre±GTV-Npre接触区，对所有未受累的危及器官进行 侧缘定义为：①侧缘手术夹或②与椎体前缘平行的虚构线； 检查手术记录是否有粘连或浸润：包括GTV-Tpre或GTV-Npre与受累器官的接触区
CTV-T	GTV-Tpre外扩10mm CTV不外扩到椎体内及体表外	GTV-Tpost+10mm，对所有未受累的危及器官进行（根据手术和病理报告） 后壁：GTV-Tpost+5mm（粘连）或+10mm（侵犯） 正常肾脏：GTV-Tpost+20mm 受累的危险器官：GTV-Tpost+5mm（粘连）或+10mm（侵犯）
CTV-N	GTV-Npre外扩10mm； 腹主动脉、下腔静脉和同侧肾血管周围的淋巴结区域，上至第11胸椎上缘，下至主动脉分叉	GTV-Npost+10mm，对所有未受累的危及器官进行 腹主动脉、下腔静脉和同侧肾血管周围的淋巴结区域，上至第11胸椎上缘，下至主动脉分叉
ITV	—	个体化：采用手术夹（上侧）和4D-CT技术判断 固定外扩：无手术夹标记时CTV固定外扩5mm
PTV	CTV外扩10 mm	ITV外扩5 mm

注：GTVpre/post=手术前/手术后原发肿瘤的大体肿瘤体积（T）或淋巴结区域（N）。

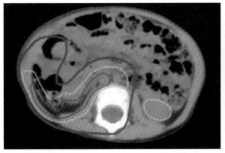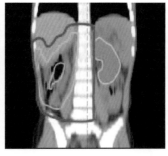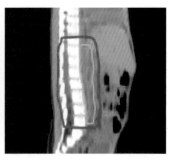

图22-2　肾母细胞瘤侧腹放疗适形调强放疗技术靶区勾画

内圈红色为GTVpost；绿色为CTV；外圈红色为PTV（包括椎体）

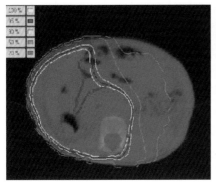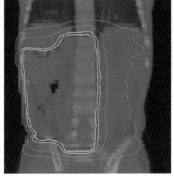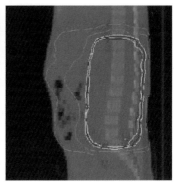

图22-3　肾母细胞瘤侧腹放疗调强计划剂量分布

红色线为PTV

2. 全腹照射　靶区要包括所有腹膜面，上界到膈肌水平，下界到盆腔（一般在闭孔的下缘），但要保护髋臼和股骨头。

3. 全肺照射　全肺照射上界到锁骨上区域，下界到L_1水平。一定要充分包括双侧肺尖和肺的后下部分。双侧肩部应在射野之外。特别注意下界勿将未受累的肾脏包括在射野内。CT定位CTV靶区应包括整个胸膜表面，PTV外扩5～10mm。

4. 其他　同时进行全肺和腹部的照射，可以采用一个大野照射，照射至12Gy后去掉全肺照射野，然后继续腹部照射。肺部和腹部分别照射时，要注意上下射野之间的适当间隔，以避免肝脏受到过量的照射，注意未受累的肾脏不要进行不必要的照射。

（八）危及器官限量

大部分患者行患侧肾切除，侧腹放疗需注意保护健侧肾脏，单肾V14＜30%，V18＜15%。需注意遮挡睾丸，建议睾丸D_{max}＜2Gy。肝脏V19.8＜50%。

（九）放射治疗毒副作用

1. 血液学毒性　在大范围放疗时，可能产生严重的骨髓抑制，在放疗期间需注意监测患者的血常规，评估血液学毒性。

2. 肾衰竭　肾母细胞瘤患者肾衰竭最常见的原因是双侧肾切除术，而肾功能不全的第二大原因是放射引起的损伤和残余肾的手术并发症。双侧肾母细胞瘤的肾衰竭发生率在NWTS-1和NWTS-2中为16.4%，在NWTS-3、NWTS-4中分别为9.9%、3.8%。单侧肾母细胞瘤中肾衰竭的频率一直很低。在1996年NWTS研究报道中，单侧肿瘤无先天畸形、双侧肾母细胞瘤、男性GU异常、Denys-Drash综合征和WAGR综合征患者的比例分别为＜1%、5.5%、10.9%、62%和38%。

3. 充血性心力衰竭　长期生存者的心脏损伤与使用多柔比星和全肺照射导致的心脏照射相关。在接受NWTS-1至NWTS-4治疗的患者中，充血性心力衰竭在初次使用多柔比星患者中的20年累积生率为4.4%，在复发再使用多柔比星治疗的患者中为17.4%。女性、多柔比星累积剂量、肺照射和左腹照射的患者血性心力衰竭的风险显著增加。针对这部分患者应注意监测心功能。

4. 肺部疾病　在NWTS的一份报道中，在中位随访18年的NWTS1-4的患者中，在未接受肺部放疗的情况下，肺部疾病（肺功能检查异常或有临床表现的限制性肺病）的15年累积发生率＜0.5%，在接受肺部放疗后，肺部疾病的15年累积发生率为4%～5.5%。

5. 发育畸形　对肾母细胞瘤幸存者的长期随访研究发现，肌肉骨骼发育异常在接受过放疗的患者中比未接受过放疗的患者更常见。可能表现为肋骨发育不良、脊柱侧凸、肢体不等长等。脊柱侧凸可能是由于椎体或椎旁肌肉的不对称照射造成的，故目前靶区需注意椎体剂量。腹部放疗可以引起身高缩短。在放疗时年龄越小，放疗的剂量越高，对身高的影响越大。这可能是由于胸、腰椎体受照射后引起的，也与椎体周围的肌肉系统受到不对称的照射有关。

6. 妊娠　研究发现女性肾母细胞瘤幸存者中，先兆临产、胎儿胎位不正、妊娠期缩短、出生时低体重的危险性与放疗的剂量直接相关，尤其在行腹盆腔大野放疗和高剂量放疗的患者中发生的概率更高。

7. 治疗相关第二原发恶性肿瘤　早先报道关于肾母细胞瘤治疗后第二恶性肿瘤的10年累计发生率是1%。NWTS的一份报道中，肾母细胞瘤第二恶性肿瘤的15年累计发生率

是1.6%。8年后发生淋巴瘤或白血病的风险为0.4%，随着时间的推移，患实体瘤的风险急剧上升。约73%的实体瘤发生在之前的照射范围内。较高的腹部辐射剂量、多柔比星的使用和复发后的治疗与第二肿瘤发生显著相关。在对肾母细胞瘤幸存者的研究中，第二原发恶性肿瘤累积发病率为6.1%。乳腺癌、甲状腺和结直肠癌是最常见的癌症类型。在接受转移性肾母细胞瘤肺部放疗的肾母细胞瘤幸存者中，到40岁时浸润性乳腺癌的累积发病率接近15%。

八、预后及随访

（一）预后

在多学科综合治疗下，肾母细胞瘤的生存率从20世纪30年代的30%提高到现在的85%以上，总体预后好。肾母细胞瘤的预后与肿瘤的组织病理学特征（FH与间变性组织学）、诊断时的疾病分期、肿瘤的分子特征（如1p和16qLOH，1q增益，11p15LOH等）以及年龄等相关。高龄患者相对预后不良。在当今的治疗模式下，Ⅰ期患者4年EFS有90%以上，4年OS有95%以上。Ⅱ～Ⅳ期预后良好型患者4年EFS 70%以上，4年OS 90%以上。预后不良型患者中，Ⅱ期4年EFS和OS 80%以上；Ⅲ期局灶间变型4年EFS 71%～88%，4年OS 70%以上；弥漫间变型4年EFS 46%～82%，4年OS 53%～91%；Ⅳ期局灶间变型4年EFS 61%，4年OS 72%以上；弥漫间变型4年EFS 33%～60%，4年OS 33%～70%。Ⅴ期间变型患者的4年EFS和OS分别为44%和55%，Ⅴ期弥漫间变型的4年EFS和OS分别为25%和42%。

目前肾母细胞瘤临床试验的主要目标是在不影响治愈率的情况下降低预后良好型患者远期不良反应的发生率，同时寻找新的

治疗策略，进一步改善预后不良型患者的生存率。

（二）随访

1. 随访时间　术后2年内每3个月复查一次，2～5年每6个月复查一次，5年之后推荐每年一次。

2. 随访内容　血常规、生化、腹部超声、X线胸片或胸部 CT，如有肺转移，建议行胸部CT检查，有可疑病灶，建议行局部增强CT或MRI进一步检查。

（王雨晴　贾海威）

第二十三章　肝母细胞瘤

一、概述

儿童期原发性肝脏肿瘤很少见，约2/3的儿童肝脏肿瘤是恶性的，其中肝母细胞瘤（hepatoblastoma，HB）是儿童最常见的肝脏恶性肿瘤，约占儿童所有肿瘤的1%。HB起源于胚胎发育过程中原始肝母细胞或具有高度增殖潜能的未分化多能肝前体细胞的异常分化。90%的HB发生于5岁以下儿童，尤其好发于婴幼儿。男性多见，男女比例为（1.4～2.0）：1。HB的发病率为0.5～2.0/1 000 000。美国每年新诊断病例约100例。亚洲人群中，中国台湾发病率0.76/1 000 000，上海地区为1.8/1 000 000。近20年来HB的发病率呈逐渐上升趋势，从0.8/1 000 000升高至1.6/1 000 000。

据报道，部分遗传性疾病是HB发病的高危因素，包括Beckwith-Wiedemann综合征、家族性腺瘤性息肉病、18-三体综合征。此外，妊娠期母亲高血压、羊水过多、先兆子痫、妊娠早期肥胖及吸烟史等均会增加儿童HB的发病风险。

二、病理学表现

HB的组织学特点决定其病理分型，病理分型直接关系着肿瘤的治疗和预后。根据修订后的2013年《国际儿童肝脏肿瘤分类共识》及我国2019年的《肝母细胞瘤病理诊断专家共识》，目前HB病理类型主要分为完全上皮型和混合性上皮间叶型两大类（表23-1）。

（一）完全上皮型

完全上皮型指肿瘤完全由不同发育阶段的肝脏上皮成分构成，包括以下亚型。

1. 分化良好的胎儿型　该亚型完全由1～2层类似于胎儿的肝细胞的肿瘤细胞组成，细胞呈细梁状排列，不包括任何其他亚型的肿瘤成分。诊断标准中要求核分裂象数≤2个/10HPF。此亚型预后良好。

2. 核分裂活跃的胎儿型　其组织学特征是包含细胞排列拥挤、细胞糖原含量少、核仁明显，核分裂象数＞2/10HPF。该亚型的肿瘤可以完全由这种组织形态的肿瘤细胞构成，也可以包含比例不等的分化良好的胎儿型HB成分。

3. 多形性上皮型　该亚型少见，多见于化疗后或HB的转移灶。肿瘤细胞的排列，瘤细胞的形状、大小、胞质的特征均保留胎儿型或胚胎型HB的特点，但核的形状不规则、染色质粗糙，可以见到明显的核仁，核分裂象可以增加。

4. 胚胎型　其特征是部分肿瘤细胞表现为单板和簇状排列，细胞较小，直径10～15μm圆形或成角的不规则形。胞质稀少，核质比明显增大。肿瘤细胞经常聚集成腺样、腺泡状和假腺样结构。

5. 巨小梁型　肿瘤细胞排列上显示出明显的粗梁结构，通常小梁厚度超过6层肿瘤细胞，与肝细胞癌的粗梁型类似。

6. 胆管母细胞型　该亚型的组织学特征是部分肿瘤细胞呈现胆管分化。这些细胞呈立方状，核圆形伴有较粗的染色质，表达胆管上皮标志物（如CK7、CK19等）。肿瘤细胞排列成管腔样结构，分布于其他类型的肿瘤细胞中或瘤巢周围。

7. 小细胞未分化型　是指肿瘤中包含小细胞未分化成分。这些小细胞比淋巴细胞稍大，直径为7～8μm，胞质稀少，染色质细腻，核仁不明显。细胞呈束状或巢状排列。小细胞表达 CK8/18 和波形蛋白，不表达 AFP 和 Glypican-3。整合酶相互作用因子（INI-1）可以阴性或阳性。该亚型的HB患者血清 AFP 可以不升高，但预后较其他亚型HB患者要差。

（二）混合性上皮间叶型

混合性上皮间叶型指除胚胎性肝脏来源的上皮外，还包括其他来源的上皮和间叶来源的肿瘤成分。包括两个亚型。

1. 混合性上皮间叶型（不伴有畸胎瘤特征）　即经典的混合性上皮间叶型。这种类型的HB中除了可见上皮性HB区域外，还可见各种成熟或不成熟的间叶成分，最常见的间叶成分是骨样组织、软骨组织和横纹肌。

2. 混合性上皮间叶型（伴有畸胎瘤特征）　指 HB 中出现在经典的混合型中看不到的非肝来源的上皮成分，如原始内胚层、神经管样结构、黑色素、鳞状上皮和腺上皮等异源性成分等。

三、临床表现

HB的通常表现为腹部肿块或腹部肿大。部分患者可伴右上腹疼痛、腹胀、发热、厌食、乏力、体重减轻、呕吐等。严重症状如梗阻性黄疸导致的皮肤巩膜黄染、大便白陶土色及因外伤或自发性肿瘤破裂导致的急腹症和失血性休克等。部分可合并副肿瘤综合征，如性早熟。部分合并贫血和血小板增多症。

产前超声可有助发现肝脏占位性病变。

新生儿出生时一般无明显临床症状，但需警惕少数患者分娩过程中，可能由于肿瘤巨大而发生破裂。通常认为出生后6周内发生的HB在胎儿期已存在。

四、诊断

（一）影像学特征

影像学检查是诊断HB必不可少的重要手段。HB多表现为肝脏巨大的实性肿块，单发病灶多见，少数患者可呈多发病灶。肿块边界多较清晰，部分病变可侵犯邻近的肝血管或穿透肝脏包膜扩散至肝外组织。增强MRI是HB诊断和评估的推荐检查方法，但由于镇静要求较高，增强CT仍在影像学评估中具有重要作用。

1. 彩超　腹部彩超是HB筛查的首选检查方式。通过以下两点可初步判定肿块是否为肝脏来源。①肿块与肝脏运动不一致，肝脏会滑过腹膜后肿瘤；②肝脏肿瘤由肝内血管[肝动脉和（或）肝静脉]供血或引流。但对部分定位困难的巨大肿瘤或已定位的肝脏肿瘤，均须进一步行CT、MRI增强检查进行肿瘤的鉴别诊断及影像学分期。

2. CT（增强+三维血管重建）　HB诊断与分期最重要的检查方法。CT检查具有扫描速度快、检查成功率高、空间分辨率高等优势，即便在不能配合屏气的婴幼儿中，也能获得较高图像质量，进行准确的分期。在增强CT图像上，HB常表现为密度混杂的巨大肿块，50%病例可见钙化。大多数HB在各期中的强化均低于周围肝实质，少部分肿瘤在动脉期的强化程度超过周围肝脏，但门静脉期均呈相对低密度，表现为"快进快出"的强化模式。

3. MRI　MRI的优点是软组织分辨率高，对肿瘤活性成分的检出具有较高敏感性，在HB的诊断、分期及治疗后随访中具有重要价值，但检查过程成像时间较长，噪声较大。对不能配合屏气或制动的患者，检查成功率略低，图像质量也易受运动伪影的影响而难以做到准确评估，应用有一定局限性。

4. 其他检查　HB最易出现肺脏转移。对所有确诊患者治疗前均须同步行胸部CT平扫检查，评估有无肺脏转移。当患者出现头痛、呕吐或其他神经系统症状/体征，或出现难以解释的AFP增高时，建议行头颅MRI检查以评估患者有否转移灶。患者如出现四肢疼痛等症状可行全身骨扫描检查。PET/CT在HB患者的初诊评估中还没有明确的优势，因此不常规推荐。可在随访中出现AFP升高而不能明确肿瘤来源时使用。

（二）肿瘤学标志物

1. AFP　AFP是HB最重要的肿瘤标志物，但新生儿和其他少数几种肿瘤也会出现AFP升高。AFP半衰期5～7天，不同年龄儿童的正常AFP水平不同（表23-1），新生儿AFP随年龄增长而进行性下降，绝大多数儿童至8个月时可降至正常成人水平（0～6ng/ml）。约90%的HB患者初诊时伴AFP升高，如AFP正常或＜100ng/ml，提示预后较差，其病理类型多为小细胞未分化型。需注意的是，部分复发病例血清AFP水平再次升高明显早于影像学检查能发现的阳性病灶。此外，同时伴随血小板增多、贫血的HB患者的长期预后较差。

表23-1　不同年龄儿童AFP水平

年龄/月龄	平均值±标准差（ng/ml）
胎儿	134 734.0±41 444.0
初生新生儿	48 406.0±34 718.0
初生至2周龄	33 113.0±32 503.0
2周龄至1个月	9452.0±12 610.0
1个月	2654.0±3080.0
2个月	323.0±278.0

续表

年龄/月龄	平均值±标准差（ng/ml）
3个月	88.0±87.0
4个月	74.0±56.0
5个月	46.5±19.0
6个月	12.5±9.8
7个月	9.7±7.1
8个月及以上	8.5±5.5

2. 甲胎蛋白异质体3（AFP-L3）　虽然AFP是HB诊断和随访的重要指标，但特异性及敏感性并不完美。研究表明，AFP并非单一成分，具有3种异质体。依据其与小扁豆凝集素（lens culinaris agglutinin，LCA）的亲和力从低至高依次分为AFP-L1、AFP-L2和AFP-L3。其中AFP-L3被公认为肝细胞癌的特异性指标之一，AFP异质体3比率（AFP-L3%），即L3型异质体占总AFP水平的百分比，可作为早期肝细胞癌的独立诊断指标，2005年FDA批准该指标应用于肝细胞癌的诊断。AFP-L3检测在儿童HB中的临床应用正在逐渐推广。婴幼儿（尤其是新生儿）存在AFP的生理性增高，而AFP-L3水平不会增高。有单中心研究监测手术完整切除的14例HB患者手术前后的AFP和AFP-L3水平，根据是否存在复发分为复发组和非复发组，结果显示两组患者术后2个月时的AFP水平无明显差异，但AFP下降至正常的患者中仍有部分可出现疾病复发，而AFP-L3%下降至正常的患者均未出现复发。提示对肿瘤完整切除的HB患者，AFP-L3%可能是预测疾病复发的一个早期指标，且敏感性和特异性均优于AFP。

3. 异常凝血酶原（protein induced by vitamin K absence or antagonist-11，PIVKA-Ⅱ）　异常凝血酶原又称维生素K缺乏或拮抗剂-Ⅱ诱导的蛋白，是由于凝血酶原前体羧化不足产生的蛋白质。PIVKA-Ⅱ在肝癌细胞的增殖、血管浸润和转移过程中发挥作用，对肝细胞癌诊断的灵敏度和特异度达到80%和89%，尤其在AFP阴性患者中的价值更大。PIVKA-Ⅱ在肝细胞癌中的应用已得到公认，但在儿童HB中的应用仍处于探索阶段，可将PIVKA-Ⅱ纳入肝母细胞瘤患者的监测指标之一，探讨其与HB的相关性。

（三）诊断标准

1. 病理学诊断　HB治疗前，通常建议先行肿块切除或穿刺活检（如无法手术时）明确诊断。以下两种情况不建议先行活检检查。

（1）对治疗前分期（PRETEXT）Ⅰ期或Ⅱ期且影像学检查显示肿瘤边缘距离下腔静脉、肝中静脉和门静脉超过1cm的患者，建议直接手术切除肿瘤（COG AHEP0731推荐）。

（2）影像学检查结果怀疑婴儿肝脏血管瘤或肝脏局灶结节性增生的患者，不建议活检。

2. 临床诊断　部分在初诊时临床高度怀疑HB，但患者肿块巨大、一般情况差，肿块切除或活检存在极大风险的患者，如发病年龄＜5岁，影像学提示肝脏占位（需排除肝脏血管瘤或其他良性占位），且AFP异常增高时，可临床诊断为HB。经法定监护人签署知情同意书后，建议按照中危组方案（具体方案详见化疗章节）化疗2个疗程后，再行评估择期手术，以获病理学诊断。

五、临床分期

确诊前需要对患者进行详细评估，明确原发病灶大小、局部侵犯情况、转移部位及是否伴有肿瘤破裂（PRETEXT分期）。

治疗过程中需多次评估，包括化疗后手术前（采用POST-TEXT分期）和术后（采用COG分期），详细分期标准如下。

（一）PRETEXT与化疗后手术前分期（POST-TEXT）

PRETEXT仅指治疗前肿瘤累及肝脏的范围，主要用于评估初诊手术完整切除的可行性；POST-TEXT则是指化疗后肝脏肿块的累及范围，主要用于评估新辅助化疗后、延期手术完整切除的可行性。各期定义如下（表23-2）。

表23-2　PRETEXT/POST-TEST分期	
分期	定义
PRETEXT/POST-TEXT Ⅰ	肿瘤局限在1个肝区，相邻的另外3个肝区无肿瘤侵犯
PRETEXT/POST-TEXT Ⅱ	肿瘤累及1个或2个肝区，相邻的另外2个肝区无肿瘤侵犯
PRETEXT/POST-TEXT Ⅲ	2个或3个肝区受累，另1个相邻的肝区未受累
PRETEXT/POST-TEXT Ⅳ	肿瘤累及所有4个肝区

（二）改良的COG Evans分期系统（表23-3）

改良的COG Evans分期系统见表23-3。

表23-3　改良的COG Evans分期	
分期	定义
Ⅰa期	肿瘤完全切除，组织病理学类型为单纯胎儿型
Ⅰb期	肿瘤完全切除，除单纯胎儿型以外其他组织病理学类型
Ⅱ期	肿瘤基本切除，有镜下残留
Ⅲ期	肿块有肉眼残留；或基本切除伴淋巴结阳性；或肿瘤破裂或腹膜内出血
Ⅳ期	诊断时发生远处转移，不论原发病灶是否完全切除

（三）临床危险度分组

PRETEXT分期、Evans分期、诊断时AFP水平、病理亚型、是否存在远处转移等是评估HB预后的重要因素。综合国际儿童肝肿瘤战略组（International Childhood Liver Tumors Strategy Group，SIOPEL）及COG协作组的危险度分层标准，并结合我国实际情况，2019年《儿童肝母细胞瘤诊疗规范》中将初诊肝母细胞瘤患者分为极低危组、低危组、中危组和高危组。

1. *极低危组* 术后COG分期为Ⅰ期且组织病理学类型为分化良好的单纯胎儿型患者。

2. *低危组* 符合以下任何1项或多项。

（1）血清AFP≥100ng/ml的PRETEXT Ⅰ期或Ⅱ期，且除外侵犯门静脉（P+）、侵犯下腔静脉或者肝静脉（V+）、远处转移（M+）、肝外腹内疾病（E+）、肿瘤破裂或腹膜内出血（H+）、侵犯淋巴结（N+）。

（2）术后COG分期为Ⅰ期或Ⅱ期，且组织病理学类型为非单纯胎儿型和非小细胞未分化型。

3. *中危组* 符合以下任何一项或者多项。

（1）术前PRETEXT Ⅲ期。

（2）术后COG分期为Ⅰ期或Ⅱ期，且组织病理类型为小细胞未分化型。

（3）术后COG分期为Ⅲ期。

4. *高危组* 符合以下标准任何一条均为高危组。

（1）血清AFP＜100ng/ml。

（2）术前PRETEXT Ⅳ期。

（3）术后COG分期为Ⅳ期。

（4）侵犯门静脉（P+）、侵犯下腔静脉或者肝静脉（V+）。

六、临床治疗

（一）手术治疗

1. *原发肝脏肿瘤的切除* 安全彻底地切除肿瘤是HB综合治疗取得良好预后的基石。HB手术按照手术时机可分为初诊手术切除和化疗后延期手术切除。

（1）初诊手术：需要满足以下所有条件

1）无麻醉禁忌。

2）残存肝脏组织能够满足代谢需要。

3）PRETEXT Ⅰ期或Ⅱ期的单发肿瘤病灶，距离重要血管有足够间隙（≥1cm）。

4）预计镜下残留（COG Ⅱ期）无须二次手术者。

（2）化疗后延期手术切除：不满足初诊手术切除适应证的患者可行新辅助化疗后，再次评估为POST-TEXT Ⅰ期、Ⅱ期，或没有重要血管（门静脉或下腔静脉）累及的POST-TXET Ⅲ期的患者，无麻醉禁忌，可行手术切除肿瘤；对PRETEXT Ⅳ期和化疗后评估为POST-TXET Ⅲ期并伴有下腔静脉（V+）或门静脉（P+）累及的患者，应该尽早转入具有复杂肝段切除或肝移植能力的医院治疗；新辅助化疗后仍残留肺或脑单发转移病灶者，可行残留转移病灶手术切除。

2. *转移肿瘤的切除* HB最常见的转移部位是肺。但大多数初诊伴有肺转移的患者在接受化疗后肺部病灶可达到完全缓解，40%～60%的患者仅通过化疗就可以使肺部转移灶消失。因此，肺部转移性疾病的存在并不是HB手术切除原发病灶或肝移植的禁忌证。肺转移灶切除应早于肝移植手术；非肝移植患者的肺转移灶手术时机应于化疗结束后，但若手术不延误化疗也可适应提前。肺楔形切除术是首选的术式，如果单个肺叶中的病变超过4个，可行肺叶切除术。

（二）化学治疗

HB对化疗敏感，术前化疗可以显著降低肿瘤分期，为手术完整切除肿瘤创造更多机会，术后化疗则对于提高无法手术完整切除或已远处转移肿瘤患者的长期无瘤生存率具有重要作用。以铂类药物为骨架的化疗方案极大地改善了HB患者的预后。应根据HB分期和危险度分组选择不同的化疗时间和化疗强度。以下来自中国抗癌协会小儿肿瘤专业委员会的推荐方案。

1. 极低危组　患者术后不化疗，密切随访。

2. 低危组　C5V方案（顺铂+氟尿嘧啶+长春新碱）。

3. 中危组　C5VD方案（顺铂+氟尿嘧啶+长春新碱+多柔比星）。

4. 高危组　①顺铂+多柔比星；②卡铂+多柔比星；③异环磷酰胺+卡铂+依托泊苷。

每21天1个化疗周期，顺铂+多柔比星化疗3个周期后评估，可行手术切除者，术后应用卡铂+多柔比星方案继续化疗，总疗程为6～10个周期。顺铂+多柔比星方案化疗3个周期后评估，未能手术切除者，改为异环磷酰胺+卡铂+依托泊苷方案，化疗2个周期后继续评估手术，总疗程为8～10个周期。

（三）肝移植

1. 适应证　①HB患者经新辅助化疗后评估为POST-TEXT Ⅳ期，或POST-TEXT Ⅲ期伴有肝静脉、下腔静脉或肝门血管等重要结构侵犯，或预判残肝不足，或预判手术可能无法达到R0切除的患者，建议首选肝脏移植；②伴有肺转移的HB患者经化疗后肺转移灶消失后或已经根治性切除的孤立肺转移灶患者可考虑行肝移植；③HB破裂是肝移植术后复发的高风险因素，但不应作为肝移植的手术禁忌证。

2. 禁忌证　未经治疗的HB伴肝外转移，或难以控制的全身性感染是肝移植的绝对禁忌证；HB合并无法彻底清除的肝外转移灶；合并严重的心、肺、脑等重要脏器质性病变。

（四）其他治疗方式

1. 经导管动脉化疗栓塞　对于肿瘤破裂出血HB患者，以及无法完整切除肿瘤且不能进行肝移植的HB患者，经导管动脉化疗栓塞提供了另一种选择。主要适用于：①PRETEXT Ⅲ期及以上和（或）肺部转移，经常规治疗后仍无法手术切除者；②等待肝移植的患者；③经2～3个周期的全身化疗，影像学出现新发病灶，或肿瘤缩小程度<50%患者。对于存在门静脉主干癌栓的HB患者，经导管动脉化疗栓塞容易引发肝衰竭，需要引起警惕。

2. 高强度超声聚焦刀　高强度超声聚焦刀是一种针对多种肿瘤和疾病的非侵入性治疗方法，运用超声换能器将高能量的超声波聚焦于体内的肿瘤组织内，焦域内产生瞬态高温效应，导致目标组织发生凝固性坏死。适用于难治性的肝脏多灶、未能进行肝移植及手术后残留的患者。

3. 超声引导下经皮消融治疗　超声引导下经皮消融治疗具有微创、有效等作用，对成人肝细胞癌有一定疗效，对于<3cm的成人转移病灶也是公认的微创治疗方法，但在儿童中应用较少。可适用于化疗无效、无法手术切除的转移性或反复复发的HB患者。

4. 放疗　一般情况下HB通过化疗和手术可获得满意疗效，同时考虑到辐射的远期反应，临床上常很少采用放疗，仅在药物、手术及其他局部手段治疗后仍有残留及复发患者姑息处理时考虑。

5. 造血干细胞移植　对难治性或复发转移的HB患者，可给予造血干细胞移植。但造血干细胞移植是否能改善HB患者的预后仍无定论。一项多中心研究回顾了1990—2012年42例接受干细胞移植的HB患者数据，发现在初始治疗时接受移植患者的OS和EFS分别为55%和48%，复发后接受造血干细胞移植患者的 OS 和 EFS 分别为 64% 和 36%，造血干细胞移植未显示出对复发难治 HB 患者的获益。日本 JPTL 协作组中有 28 例患者接受了造血干细胞移植，其中 12 例患者无事件存活，11 例患者死亡，生存率与未接受造血干细胞移植的患者相比也无明显升高。

（五）进展/复发肝母细胞瘤的治疗原则

进展或复发 HB 患者的预后与患者复发的部位、既往治疗情况和患者或监护人的主观意见相关。

若进展或复发的孤立性肺部结节尽可能再次手术切除，同时联合化疗可有效延长该类患者的生存率。能够完整切除进展或复发病灶的患者预后最好。经皮射频消融术已可代替手术切除治疗孤立性转移灶 HB。

对复发 HB 患者，初期接受过顺铂/长春新碱/氟尿嘧啶治疗的患者可考虑使用含多柔比星的方案挽救，而曾接受过多柔比星和顺铂治疗的患者不建议采用长春新碱和氟尿嘧啶挽救治疗。同时，对于复发 HB 患者推荐进行二代测序，以寻找潜在的靶向治疗药物。

对于无法手术切除的、非转移性的复发 HB 可考虑肝移植。对于复发 HB 患者亦可根据需要酌情行姑息性放疗。

七、放射治疗

（一）适应证

1. 诱导化疗后肝内原发灶广泛残留，仍无法手术时可考虑术前全肝或局部放疗，为手术切除提供转化机会。

2. 早期病变未达 R0 切除且化疗反应不佳时可考虑术后局部放疗。

3. 经系统性药物（化疗或靶向）手术及其他局部治疗后最终仍无法完全缓解的肝内病变和转移灶考虑放疗。

4. 门静脉或腔静脉系统瘤栓持续存在。

5. 局部转移灶导致明显的临床症状或潜在严重并发症且化疗效果不佳时考虑放疗，如疼痛、病理性骨折、截瘫等。

（二）放疗技术

根据不同单位具体情况，可采用三维适形、静态或动态调强、立体定向放疗、螺旋断层放疗等技术，中枢神经系统转移灶可考虑质子放疗。

（三）放疗剂量

HB 属放射中度敏感肿瘤，有效剂量范围为 25～50Gy，通常镜下残留予以 25～30Gy，大体残留予以 35～50Gy，全肝或全肺照射剂量为 15～18Gy。对于复发 HB 患者可行姑息性放疗，具体剂量如下：肝脏复发灶放疗剂量 36Gy，纵隔、腹部淋巴结转移灶放疗剂量 36～40Gy，骨转移灶 36～40Gy，肺转移灶为 37.5～49.0Gy。儿童癌症研究组（Children's Cancer Study Group, CCSG）研究包含 HB 的 177 例患者，术后有镜下残留患者接受化疗和 45Gy 的瘤床放疗，3 年的无进展生存率 II 期为 60%，III 期为 22%；Gustave Roussy 研究所给予 HB 患者术后有大体或镜下残留的针对瘤床采取 25～45Gy 放疗，在 22～98 个月随访的 9 名儿童中，7 名儿童无病。Louis 推荐 HB 对于切除后的镜下残留病变，术后给予 45Gy 放疗，较大的残留病灶给予 50～60Gy 放疗。对于 HB 肺转移行全肺照射可参考肾母细胞瘤给予 12～13Gy。

【病例介绍】

患者，女，2 岁。诊断为肝母细胞瘤伴纵隔和肺转移，行纵隔和肺转移灶放疗，剂量为 39.6Gy/22Fx。

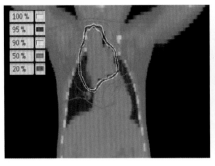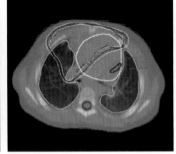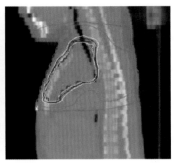

图23-1　放疗靶区及计划评估图

红色线为PTV

（四）放疗不良反应

由于肝脏周围邻近胃、肠等器官，急性期可能出现恶心、呕吐、腹泻、肝功能异常等，通常在治疗结束后消失；晚期不良反应包括肝功能下降、肝硬化以及胃肠道出血等。

八、预后及随访

HB经综合治疗后可以达到完全缓解，5年OS达到75%，5年EFS达到65%。研究发现未行手术切除，肿瘤大小（＞5cm），化疗效果不佳，AFP＜100μg/L，PRETEXT Ⅳ期，病理类型（小细胞未分化型），大血管浸润，肝内多发病灶，有转移病灶，诊断年龄（＞2岁）均可能和预后相关。部分患者会出现复发，因此建议定期随访，尽早发现及时治疗。推荐参照一定时间节点进行随访（表23-4），主诊医师可根据患者的具体情况进行酌情调整。同时根据患者实际情况，定期复查血常规、生化常规、内分泌功能检测、听力检查、心脏功能检测等相关检查。如随访过程中，出现不伴临床症状的AFP增高，建议增加复查频次并配合相应的影像学检查，以便及早发现复发的迹象。

表23-4　随访时间节点

治疗时间	AFP	肿瘤影像学评估		
		腹部B超	胸部CT平扫（推荐）或X线胸片	腹部MRI（增强）
第一年	1个月	1～2个月	3个月	3个月
第二年	3个月	3个月	3～6个月	3～6个月
第三年	3个月	3～6个月	6个月	6个月
第四年	3～6个月	6～12个月	1年（必要时）	1年
第五年	6个月	1年	1年（必要时）	1年

（卢明悦　李丛）

第六篇

颅外生殖细胞肿瘤

第二十四章 颅外生殖细胞肿瘤

一、概述

生殖细胞肿瘤（germ cell tumors，GCTs）是指原始多潜能生殖细胞在分化、成熟和移行过程中形成的一组肿瘤。根据发病部位可分为颅内、性腺内、颅外性腺外三大类。性腺内GCTs常见于睾丸和卵巢，颅外性腺外GCTs多位于身体中线部位，常见原发部位依次包括骶尾部、纵隔、腹膜后、颈部等。儿童颅外GCTs可发生于任何年龄，发病部位与年龄有一定相关性，婴幼儿以性腺外部位为主，年长儿以性腺部位为主。2016年美国一项调查研究显示儿童颅外GCTs占所有15岁之前发生儿童期癌症的3.5%，15～19岁青少年增至13.9%，发病率在男孩中为11.7/1 000 000，女孩中为6.7/1 000 000，有两个发病高峰，分别为0～4岁及青春期起到成年。在小儿恶性肿瘤中，性腺或性腺外生殖细胞肿瘤不到2%。GCTs的重要特征是起源与原始生殖细胞异常迁移有关，肿瘤可沿此迁移路径发生，血清肿瘤标志物可用于诊断和治疗评估。

GCTs病因尚不清楚，目前广泛接受的理论是胚胎移行学说，具有全能发展潜能的组织或细胞可发展或分化成各个胚层的成熟细胞，如果这些组织和细胞逃逸机体的调节和监控出现分化异常可发生肿瘤。全能分化细胞分化为3个胚层即为畸胎瘤，向上皮分化则形成胚胎性癌，向卵黄囊分化则变成卵黄囊瘤，向绒毛膜细胞方向分化则转变成绒毛膜上皮癌。分子生物学层面，研究显示

KIT基因及MORT基因致癌突变促进GCTs的发生发展。

二、病理学表现

颅外生殖细胞肿瘤包括生殖细胞瘤和非生殖细胞瘤性生殖细胞肿瘤。其中生殖细胞瘤包括精原细胞瘤，无性细胞瘤；非生殖细胞瘤性生殖细胞肿瘤包括卵黄囊瘤（内胚窦瘤）、绒毛膜癌、胚胎性癌、成熟畸胎瘤、未成熟畸胎瘤等；混合性生殖细胞肿瘤至少包含两种上述成分。除成熟畸胎瘤属于良性以外，其余类型均属于恶性。所有类型的恶性生殖细胞肿瘤均表达PLAP和SALL4，精原细胞瘤均强表达PLAP、CD117和OCT3/4，卵黄囊瘤表达AFP、Glypican3和GATA3，胚胎癌成分的肿瘤细胞表达CKpan、CD30和OCT3/4。

三、临床表现

颅外生殖细胞肿瘤根据生长位置不同，临床表现各异。

1. 骶尾部　多见于婴幼儿时期，常表现为骶尾部肿块，伴有排尿、排便困难，直肠指检可在直肠后壁扪及巨大肿块，合并腹股沟淋巴结转移者可出现双侧或单侧腹股沟无痛性淋巴结肿大，若肿瘤压迫神经，则引起神经源性大小便功能障碍，表现为尿潴留、尿失禁、大便失禁、便秘等症状。

2. 腹膜后　早期可无显著症状，大多数因无意发现腹部肿块或因其他疾病就诊检查

时发现，瘤体多位于中线附近，生长迅速，常越过脊柱延伸至对侧，肿块对周围组织器官产生压迫、推挤并产生相应的症状，如腹痛、恶心、呕吐、食欲缺乏、腹部膨隆等，个别可出现高血压，晚期患者可出现营养不良、贫血等症状。包块迅速增大提示肿瘤恶变可能，肿块突然增大提示瘤体出血可能。

3. 睾丸　典型症状为阴囊无痛性肿块，质地坚硬，伴阴囊坠胀感，婴幼儿患者多为家长无意中发现，肿块生长较快，透光试验阴性，可发生腹股沟、腹膜后淋巴结转移，常见血行转移部位为肺和肝脏。

4. 卵巢　间歇性腹痛为最常见的症状，瘤体生长迅速，短时间内可从下腹部生长至脐上，腹部可触及巨大实性肿物，部分病例伴有中等至大量腹水，合并卵巢蒂扭转时，可出现急性腹痛、呕吐、下腹部固定压痛；合并肿瘤破裂时，可出现剧烈腹痛、腹肌紧张、低血容量性休克表现，属于急腹症，须立即就医。

5. 纵隔　常因咳嗽、发热、气促等症状进行胸部影像学检查时偶然发现，若肿瘤位于前纵隔，瘤体较大会压迫周围气管、大血管等，可出现胸痛、胸廓饱满或异常隆起、上腔静脉压迫综合征等表现，本部位较易出现淋巴结及血行转移，最常见转移部位是肺，其他还包括纵隔和胸外淋巴结、肝及中枢神经系统等。

四、辅助检查

（一）常规检查

1. 肿瘤标志物　AFP是卵黄囊分泌的一种糖蛋白，在含有卵黄囊瘤成分的肿瘤患者中会升高，可作为诊断、疗效评估和预后监测的重要依据。hCG是胚胎滋养层细胞分泌的特异性激素，hCG在绒毛膜癌、精原细胞瘤、无性细胞瘤等病理类型中会升高。近

年来miRNAs是研究的新肿瘤标志物，血清miR-371a-3p、miR-372a-3p、miR-373-3p和miR-367-3p对儿童颅外恶性生殖细胞肿瘤的诊断具有较高的敏感性和特异性，一项前瞻性多中心研究表明，血清miR-371a-3p水平被证明是16岁以上青少年和成人睾丸生殖细胞肿瘤敏感性、特异性均较优的生物标志物。

2. 脏器功能评估　血常规、肝肾功能、电解质、心肌酶、凝血功能、心电图、心脏彩超，铂类化疗药物有耳毒性，化疗前需进行听力检查。

（二）影像学检查

1. 彩超对于腹部囊实性肿块是首选检查，可用于原发部位及转移瘤灶的诊断及效果评估，可反复检查，简单易行。

2. CT和MRI扫描能描述肿瘤体积大小、血流情况、结节、囊实性，评估肿瘤附近组织有无侵犯以及侵犯程度，肿瘤转移灶的评估。以囊性为主的骶尾骨和卵巢病变恶性可能性相对较低，实性病变则更倾向于恶性，但并非绝对。

3. PET/CT可全面评估全身转移情况。

4. 骨扫描可评估骨骼转移情况。

五、诊断与分期

（一）诊断

颅外生殖细胞肿瘤的诊断需根据肿瘤原发部位及相应的临床表现，肿瘤影像学特点，血清或脑脊液肿瘤标志物AFP、hCG水平，结合病理结果综合诊断。组织病理是诊断"金标准"，但需多点取材，避免遗漏恶性成分。

（二）分期与危险度分组

1. 分期　参考COG制定的颅外恶性生殖细胞肿瘤分期标准，见表24-1。

表24-1　颅外恶性生殖细胞肿瘤分期标准

分期	睾丸生殖细胞肿瘤	卵巢生殖细胞肿瘤	性腺外生殖细胞肿瘤
Ⅰ期	临床所见、影像学检查及病理检查均提示肿瘤局限于睾丸内，经高位完全切除，显微镜下切缘阴性，肿瘤包膜无侵犯	肿瘤完全切除，包膜未受侵犯；腹水细胞学检查未见肿瘤细胞，腹膜表面及网膜未见病变	完整切除，骶尾部肿瘤应切除尾骨，显微镜下切缘阴性；若肿瘤位于腹腔或腹膜后，则腹水或冲洗液细胞学检查阴性；淋巴结未受累及
Ⅱ期	肿瘤包膜受侵犯；阴囊或高位精索（距近段<5cm）镜下病变；睾丸外未见肿瘤累及，肿瘤标志物术后未按半衰期规律性下降至正常，淋巴结阴性	卵巢肿瘤完整切除，但术前曾行活检，肿瘤包膜受侵犯；经腹腔镜镜切除的>10cm的肿瘤；肿瘤分块切除；腹水细胞学检查未见恶性细胞；腹部淋巴结、腹膜表面及网膜未见病变	肿瘤肉眼切除，镜下切缘可见残留；术前或术中曾行活检或有包膜破裂的病理证据；腹水或冲洗液细胞学检查阴性；淋巴结未受累及
Ⅲ期	腹膜后淋巴结转移，但无腹部脏器或腹腔外受侵，多维CT成像淋巴结短轴≥2cm，或淋巴结短轴介于1~2cm，持续4~6周无缓解	肿瘤肉眼残留或仅行活检；腹部淋巴结转移，多维CT成像淋巴结短轴≥2cm，或淋巴结短轴介于1~2cm，持续4~6周无缓解，腹水细胞学检查发现恶性细胞；腹膜、网膜种植转移；腹膜活检阳性	淋巴结受侵，肉眼可见残留病变或仅行活检，多维CT成像淋巴结短轴≥2cm，或淋巴结短轴介于1~2cm，持续4~6周无缓解
Ⅳ期	远处转移，包括肺、肝、脑、骨骼等器官	肿瘤转移至肝实质内（肝被膜表面转移归为Ⅲ期）；或腹腔外脏器转移，包括肺、脑、骨骼等器官	远处转移，包括肝、脑、骨、肺等器官

2. 危险度分组　可参考COG根据肿瘤的发病部位和病理类型，制定对应危险度分组（表24-2），国际恶性生殖细胞肿瘤协助组（Malignant Germ cell tumors International Collaborative，MaGIC）推荐的儿童颅外恶性生殖细胞中的危险度分层标准，强调年龄因素对预后的影响（表24-3）。

表24-2　COG颅外生殖细胞肿瘤危险度分组

分期	卵巢	睾丸	性腺外
Ⅰ	低危	低危	中危
Ⅱ	中危	中危	中危
Ⅲ	中危	中危	高危
Ⅳ	高危	中危	高危

表24-3　儿童颅外恶性生殖细胞肿瘤危险度分层系统（MaGIC）

肿瘤部位	COG分期	年龄
低危组		
睾丸	Ⅰ期	任何年龄
卵巢	Ⅰ期	任何年龄
性腺外	Ⅰ期	任何年龄
标准危险组1		
睾丸	Ⅱ~Ⅳ期	<11岁
卵巢	Ⅱ~Ⅳ期	<11岁
性腺外	Ⅱ~Ⅳ期	<11岁
标准危险组2		
睾丸	Ⅱ~Ⅲ期	≥11岁
卵巢	Ⅱ~Ⅲ期	≥11岁
性腺外	Ⅱ	≥11岁
高危组		
睾丸	Ⅳ期	≥11岁
卵巢	Ⅳ期	≥11岁
性腺外	Ⅲ~Ⅳ期	≥11岁

六、临床治疗

颅外生殖细胞肿瘤的治疗主要采取手术结合放化疗的综合治疗模式，根据病理类型的不同，治疗方式的侧重点不同。成熟畸胎瘤可通过手术完整切除肿瘤而治愈，精原细胞瘤和无性细胞瘤等对放疗较为敏感。

（一）手术治疗

成熟畸胎瘤一旦确诊，尽早手术切除，完整切除肿瘤是良好预后的重要基础，可避免成熟畸胎瘤因手术耽搁而导致肿瘤恶变，同时可预防肿瘤感染、破裂、出血等发生。若病变位于卵巢和睾丸，均做患侧卵巢或睾丸切除，骶尾部畸胎瘤强调将尾骨一并切除，避免残留肿瘤细胞导致复发。

除成熟畸胎瘤外的其余类型生殖细胞肿瘤，行手术完整切除肿瘤也是获得良好预后的重要基础，根据原发部位及生长情况，遵循仔细分离、避免瘤体破溃、完整切除肿瘤的原则。对腹腔、盆腔、腹股沟淋巴结转移者，常规行淋巴结清扫术。

对于复发的性腺生殖细胞肿瘤，手术仍然是重要选择，而多数性腺外生殖细胞肿瘤没有手术切除机会。

（二）放射治疗

由于放疗对于儿童生长发育方面的不良影响，以及放疗后第二恶性肿瘤发生风险的增加，加之近年来手术水平的不断完善提高和联合化疗方案的应用，儿童颅外生殖细胞肿瘤的放疗作用在减弱，推荐用于部分敏感的生殖细胞瘤、手术不能完全切除及化疗效果不佳的患者。

（三）系统化疗

颅外恶性生殖细胞肿瘤的化疗方案依据COG制订的化疗方案，化疗方案参照COG的危险度分组，故年龄不同，化疗方案也不同。

1. 中/低危患者化疗方案（除外≥11岁的睾丸COG-Ⅳ期患者）　满足上述要求的患者第一次手术后（病理后）可行PEB（博来霉素、足叶乙苷和顺铂联用）方案治疗4个疗程，手术完全切除者随访；未完全切除者可行第二次手术切除，若评估第二次为完全切除者可随访；若仍有残留，可行2～4个周期PEB方案化疗，之后再次评估，必要时可行第三次手术。

2. 高危组<11岁患者化疗方案　满足上述要求的患者第一次手术后（病理后）可行C-PEB（博来霉素、足叶乙苷、顺铂、环磷酰胺、美司钠）方案治疗4个疗程，手术完全切除者，随访；未完全切除者可行第二次手术切除，若评估第二次为完全切除者可随访；若仍有残留，可行2个周期PEB方案化疗，之后再次评估，必要时可行第三次手术。

3. 高危组≥11岁患者及睾丸COG-Ⅳ期（中危）且≥11岁患者满足上述要求的患者第一次手术后（病理后）可行C-PEB（博来霉素、足叶乙苷、顺铂环磷酰胺、美司钠）方案或者BEP（博来霉素、足叶乙苷、顺铂）治疗4疗程，手术完全切除者，随访；未完全切除者可行第二次手术切除，若评估第二次为完全切除者可随访；若仍有残留，可行2个周期C-PEB或者BEP方案化疗，之后再次评估，必要时可行第3次手术。

七、放射治疗

（一）适应证

对于手术不可切除或切除后有残留者，对于无法化疗及化疗后仍有残留的患者，对于复发后无法手术的患者，放射治疗可降低局部复发，减轻局部症状。

（二）放疗技术

可选择3D-CRT、IMRT、TOMO、质子

治疗等技术，根据不同部位和危及器官情况选择合适的放射治疗技术。

（三）放疗剂量

关于颅外生殖细胞肿瘤放疗剂量不同文献有不同推荐。有报道推荐卵巢放疗用于二次手术不可切除的残留肿瘤或无法化疗/化疗疗效不佳的患者，采用渐进式缩小野放疗，剂量40Gy。性腺外的恶性生殖细胞肿瘤的放疗，推荐剂量45～50Gy。欧洲Weissbach等采用20Gy的照射剂量作为男孩单纯性腺生殖细胞瘤术后放疗，早期90%的患者无复发。在一项纵隔恶性生殖肿瘤研究中，采用放疗中位剂量52Gy（30～66Gy）照射作为初治方案的一部分，结果在生存率和局部控制率上均较未放疗组有明显提高。对于复发或晚期肿瘤患者，可行局部姑息放疗以缓解出血、疼痛等症状。

（四）危及器官限量

颅外恶性生殖细胞肿瘤危及器官限量依据肿瘤部位而定，参考各个部位肿瘤危及器官限制剂量。

（五）放射治疗不良反应

不同部位的肿瘤有不同的放疗不良反应，颅外恶性生殖细胞肿瘤常见发病部位涉及性腺，针对儿童这个特殊群体，尤其需要关注放疗对性腺发育、生育力的影响，治疗前需向患者家属做好充分沟通解释，避免潜在医患矛盾。

八、预后及随访

对于性腺部位Ⅰ～Ⅱ期的生殖细胞肿瘤存活率接近100%，性腺部位Ⅲ～Ⅳ期的生殖细胞肿瘤存活率接近95%；性腺外部位Ⅰ～Ⅱ期的生殖细胞肿瘤存活率约为90%，性腺外部位Ⅲ～Ⅳ期约为75%。治疗结束后第一年前3个月，每月复查1次肿瘤标志物，之后每3月复查肿瘤标志物、原发和转移部位影像学；第2、3年，每6个月复查一次；第4～5年，每12个月复查一次；随访至18岁转入综合医院定期行相关检查。

（卢明悦　张蕴蕴）

第七篇

儿童常见软组织恶性肿瘤

第二十五章　横纹肌肉瘤

一、概述

横纹肌肉瘤（rhabdomyosarcoma，RMS），是儿童和青少年最常见的软组织肉瘤，占儿童肿瘤的6.5%左右，其发病率在儿童颅外实体肿瘤中位于神经母细胞瘤及肾母细胞瘤之后，居第3位。RMS有两个发病年龄高峰，一个在婴幼儿期（2～5岁），另一个在青春期（15～19岁）。儿童软组织肉瘤一般分为横纹肌肉瘤和非横纹肌肉瘤，发病比例各占50%，其中横纹肌肉瘤2/3的病例发生于6岁以下儿童，男女发病率为1.4∶1。RMS可发生在除骨骼之外的任何组织，常见部位有头颈、躯干和四肢、腹膜后、盆腔、泌尿生殖系统，甚至胆道等一些无骨骼肌肉组织的部位。病变发生在头颈、膀胱、前列腺、阴道的，多见于小年龄者（平均年龄4岁）。病变发生在睾丸旁、四肢区域的，年龄偏大（平均年龄14岁）。RMS恶性程度高，进展快，常见转移部位是肺、淋巴结、骨和骨髓等。目前RMS的发病原因尚不清楚，可能与遗传因素有关。正常情况下，原始的间充质细胞分化成熟为骨骼肌、平滑肌、脂肪、纤维、骨和软骨组织。RMS是由原始间充质细胞来源的横纹肌母细胞在分化成熟为骨骼肌细胞的过程中，发生了染色体的异位、丢失或融合，抑癌基因的改变而形成的软组织恶性肿瘤。

美国儿童横纹肌肉瘤协作组（Intergroup RMS Study Group，IRSG）和欧洲儿童软组织肉瘤研究组（European Pediatric Soft Tissue Sarcomas Study Group，EpSSG）等较大儿童肿瘤研究组经过20余年的临床研究，并根据年龄、肿瘤大小、病理、临床分期，将RMS分为低危、中危和高危3组，进行分层和综合治疗，并不断优化治疗方案，进一步改善预后，使得RMS疗效逐年提高。

目前国际上RMS的治疗主要参照美国儿童横纹肌肉瘤研究协作组（IRSG）指南，该组织目前已并入美国儿童肿瘤协作组。2013年9月，经中国小儿肿瘤专业委员会（Chinese Children Cancer Group，CCCG）批准，建立了中国儿童及青少年RMS协作组，2019年国家卫健委组织国内专家参照IRSG、EpSSG的研究成果，结合国内实际情况，制定了国内儿童及青少年RMS诊疗规范，以指导国内儿童RMS的诊治。

二、临床表现

RMS可发生于全身任何部位，临床表现取决于肿瘤的原发部位，可以出现局部进行性逐渐增大的非外伤性肿块和侵犯邻近器官造成功能障碍等各种不同的症状（表25-1）。

RMS好发的部位为头颈部（占40%）、泌尿生殖道（占25%）以及四肢（占20%）。头颈部的RMS可分为3个区域，分别为脑膜旁，眼眶及非眼眶非脑膜旁区域。脑膜旁区域是指原发部位在中耳-乳突、鼻腔、鼻窦、鼻咽、颞下窝、翼腭、咽旁区等区域，以及其他距离颅骨1.5cm以内病灶。

表25-1　横纹肌肉瘤颅底侵犯的部位和常见症状

颅底部位	肿瘤起源	常见症状
颅前窝底	起源于额骨及起源于鼻腔内较为常见	早期可有嗅觉减退或丧失，颅内压增高症状，精神症状，癫痫发作；颅眶沟通的肿瘤可有眼球突出、复视和视力减退或失明等
颅中窝底	侵及海绵窦或颞下窝的肿瘤，也可从鼻咽部侵入颅内等	颜面部麻木或疼痛、咀嚼肌和颞肌萎缩及海绵窦闭塞的表现，如头晕、头痛、复视、眼球运动障碍，可有癫痫发作等
颅后窝底	桥小脑角、脑桥、延髓、枕骨大孔的肿瘤	一侧或双侧多发性第Ⅲ～Ⅷ对脑神经麻痹。颈静脉孔区肿瘤可出现第Ⅸ～Ⅺ对脑神经麻痹。瘤体大者可有头晕、共济失调等脑干受累症状
岩斜区	颞骨岩骨尖端、蝶骨表面的后下部、枕骨的斜坡部分	主要以后组脑神经症状为主，常见复视、面部麻木、眼球活动受限、呛咳等，其次是头痛、眩晕、无力或偏瘫、共济失调等

RMS是一种局部浸润性肿瘤，可沿筋膜或肌肉播散，区域淋巴结转移率与RMS原发灶部位相关。其中眼眶部位的淋巴结转移率0～1%，四肢部位的淋巴结转移率约20%，睾丸旁部位的腹膜后及主动脉旁淋巴结转移率为20%～30%，膀胱及前列腺部位的盆腔淋巴结转移率为20%～40%。所以当怀疑有区域淋巴结转移时，必须取样或行前哨淋巴结活检。

RMS诊断时约25%发生远处转移，其中肺是最常见的转移部位，占40%～45%；其次是骨髓转移，占20%～30%，骨转移占10%。

（一）头颈部RMS

脑膜旁区占头颈部RMS的50%，早期不易发现，晚期多有区域淋巴结转移，而且很难完全切除。可表现为鼻腔或者外耳道脓血性分泌物，耳道或鼻腔阻塞，或者吞咽困难，常被误认为是上呼吸道慢性炎症。出现颅神经系统症状或其他神经系统症状如疼痛、感觉异常、神经麻痹或瘫痪等，提示颅底或中枢神经系统侵犯，需要立即就诊，完善检查。脑脊液中肿瘤细胞阳性可能早于影像学发现肿瘤侵犯颅内。

眼眶占头颈部RMS的25%，预后相对良好，此部位的肿瘤早期容易出现症状，如眼球突出、伴眼球固定、一侧眼睑增厚、眶周出血或斜视等，很少有区域淋巴结转移。

其他的头颈部RMS可位于颈部软组织、颅顶腱膜、口腔、唾液腺、喉、咽部、腮腺及面颊等部位，症状也会因发病部位不同而各异。

（二）泌尿生殖道RMS

最常见于膀胱和前列腺，占30%～50%。膀胱肿瘤倾向于向腔内生长，多在膀胱三角区内或附近，偏向于局限，以血尿、尿路梗阻并尿中偶有黏液血性成分为主要表现。前列腺肿瘤常出现巨大骨盆内肿物，常早期转移至肺部。肿瘤也可发生于睾丸旁或女性生殖道。

（三）四肢和躯干RMS

约占20%，肢体局部肿胀是肉瘤的特征，也可出现红肿及触痛表现。肿瘤相对较大。根据相应的原发部位，也可累及邻近胸腰段脊柱。

（四）胸腔内和腹膜后骨盆区域RMS

少见，胸腔内和腹膜后骨盆区域位置深，诊断RMS前可能肿瘤已经很大，常包绕大血管，常难完全切除。

（五）其他部位RMS

少见，会阴-肛周区域可类似脓肿或息肉，胆道肿瘤可有梗阻性黄疸表现，常有肝内转移、腹膜后转移及肺转移。

三、病理分型

横纹肌肉瘤是由不同分化阶段的横纹肌母细胞组成的恶性肿瘤，属于小圆蓝细胞肿瘤，肿瘤由小细胞组成，有大的、圆的深染的细胞核，镜下可见骨骼肌排列。免疫组织化学显示存在 Desmin、Myogenin、Myoglobin、Actin、Vimentin 等骨骼肌标记。

2020年第5版WHO软组织和骨肿瘤病理学分类 将RMS分为胚胎型（embryonal rhabdomyosarcoma，ERMS）、腺泡型（alveolar rhabdomyosarcoma，ARMS）、梭形细胞/硬化性和多形性4种基本病理类型，因多形性RMS儿童罕见，本文不做阐述。

（一）ERMS

占儿童RMS的50%～60%或以上，绝大多数发生在婴幼儿期，好发于头颈部、泌尿生殖道和腹膜后等部位，预后相对良好。组织学特点：肿瘤细胞比较丰富，可以同时出现细胞密度低和高的区域，间质疏松、黏液样变。肿瘤细胞形态多样，胞质稀少，核通常较小，深染，核分裂象易见。可见多少不等的横纹肌母细胞。Myogenin局灶表达提示为ERMS，分子检测可进一步确诊。葡萄状RMS是ERMS一个特殊的亚型，好发于膀胱、阴道、鼻腔、鼻窦和胆道等空腔脏器。肉眼检查呈息肉状或葡萄状，几乎全部发生在婴幼儿的膀胱、阴道或年长儿童的鼻咽部。细胞遗传学及分子生物学研究提示，部分胚胎型RMS存在11号染色体杂合缺失，缺乏 N-MYC 扩增。

（二）ARMS

约占RMS的31%，多见于15～19岁青少年，好发于四肢、躯干、会阴部。组织学特点：瘤细胞呈圆形、卵圆形或小多边形，胞质少，核分裂象易见，排列成巢状或弥漫成片，细胞间排列松散，易附着于或沿纤维间隔排列，形成特征性的腺泡状结构。"腺泡"中央可出现横纹肌母细胞及多核细胞。实体型RMS为ARMS特殊的亚型，"腺泡"结构不明显或缺乏。部分病例可同时混有ERMS及ARMS成分。约13%RMS中可以出现间变细胞，主要在ERMS和ARMS。部分ARMS中存在染色体易位 t（2；13）（q35；q14）或 t（1；13）（q36；q14），这两种易位分别形成了相应的融合基因 PAX3-FKHR 和 PAX7-FKHR，其中，PAX3-FKHR 融合与预后不良相关。本型预后相对较差。

（三）梭形细胞/硬化性

占RMS的5%～10%，不常见。主要发生于儿童，也可见于成人。在儿童中约1/3发生在睾丸旁，占该部位RMS的26.7%，预后较好，5年生存率为88%。但发生于其他部位的儿童梭形细胞RMS与儿童ERMS预后相似。组织学特点：梭形细胞RMS形态多样，可表现为温和的梭形细胞增生，伴嗜酸性纤维胞质，有明显的边界；或排列成"鱼骨样"交叉状长束；肿瘤内可见横纹肌母细胞。硬化性RMS显示肿瘤细胞分布于具有广泛嗜伊红色致嗜碱性的透明样变性的基质中，这些基质占40%～70%，肿瘤细胞呈圆形、卵圆形或梭形，排列方式多样，可呈小巢、单兵排列、假腺样等，有些可呈腺泡状结构，类似假血管样结构；有些硬化区域类似骨肉瘤。至少80%以上肿瘤出现特征性的生长方式才能诊断为该亚型。基于分子学改变及预后等因素，梭形细胞/硬化性RMS中细分3个亚型，先天性梭形细胞RMS伴 VGLL2/NCOA2/CITED2 重排、MYOD1-突变梭形细胞/硬化性RMS和伴有 TFCP2/NCOA2 重排骨内梭形细胞RMS。

四、辅助检查

（一）血常规、尿常规、血生化、凝血检查

1. 血常规　可表现为贫血；有骨髓浸润者可出现全血细胞减少。

2. 尿常规　泌尿生殖道肿瘤可有血尿表现。

3. 血生化　肝及肾功能、LDH、电解质是必查项目。肿瘤负荷大的患者可出现血尿酸及乳酸脱氢酶增高。

4. 凝血功能　有骨髓浸润、高肿瘤负荷、巨大瘤灶合并肿瘤破裂出血者可出现纤维蛋白原下降，D-二聚体升高等。

（二）影像学检查

1. X线片　原发部位的X线检查可以发现肿瘤钙化、骨侵犯等，可以辅助诊断肿瘤肺部是否转移。

2. CT　肿瘤原发部位通常行增强CT扫描来辅助诊断瘤灶大小及局部软组织、骨骼侵犯情况，以及用来评估治疗反应。胸部CT及腹部CT可用来判定有无肺部及肝脏的转移。

3. MRI　可确定原发瘤灶以及对周围邻近组织器官的侵犯情况，尤其适用于眶周、脑膜旁及脊柱旁区域的肿瘤（图25-1）。

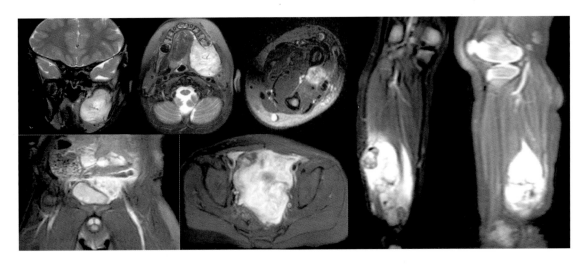

图25-1　不同部位RMS MRI学表现

4. 骨扫描　用于评估骨骼转移的情况。

5. PET/CT　有条件的单位可考虑行全身正电子发射计算机断层显像，有助于全面评估瘤灶及转移部位。

6. 超声　可用于原发瘤灶和转移瘤灶的评估及治疗反应的监测。

7. 心脏彩色超声　用于化疗前心脏功能的评估。

8. 有创操作检查

（1）活检：通常手术活检可获取足够的标本用于组织病理及分子生物学检查。若初诊时不能行根治性手术切除，可先给予辅助化疗，待肿瘤缩小后择期手术治疗。条件允许的情况下可行穿刺活检。

（2）骨髓穿刺或活检：用于评估有无骨髓浸润。

（3）脑脊液检查：病变位于脑膜旁区者，建议行脑脊液检查，包括镜下找瘤细胞，有条件的单位可行流式细胞术检查。

9. 其他检查

（1）听力检查：用于治疗前听力的评估，以及铂类药物听力毒性的监测。

（2）*UGT1A1* 基因多态性的检测：*UGT1A1* 是伊立替康的主要代谢酶，有条件的单位应行 *UGT1A1* 基因多态性检测。*UGT1A1*6* 基因的突变型可降低 *UGT1A1* 活性，增加肠道黏膜损伤，出现腹泻风险。*UGT1A1*28* 基因多态性是预测化疗后发生严重粒细胞减少和腹泻风险的分子标记。

（3）荧光原位杂交检查（FISH）：对于腺泡型 RMS，这项检查用来检测是否有 t（1∶13）或 t（2∶13）易位，即是否存在 *PAX7-FKHR* 和 *PAX3-FKHR* 融合基因。

五、临床分期

根据治疗前基于影像学制定的 TNM-UICC（表25-2），以及 IRSG 的术后-病理临床分组系统（表25-3），两种分期方法相结合。

表25-2 治疗前TNM-UICC临床分期

分期	原发部位	肿瘤浸润	病灶大小	淋巴结	远处转移
1期	眼眶、头部、颈部（除外脑膜旁）泌尿生殖系统（非膀胱/非前列腺）膀胱/前列腺	T1 或 T2	a 或 b	N0、N1、Nx	M0
2期	膀胱/前列腺 肢体 头颅脑膜旁 其他	T1 或 T2	a	N0 或 Nx	M0
3期	膀胱/前列腺 肢体 头颅脑膜旁 其他	T1 或 T2	a b	N1 N0、N1、Nx	M0
4期	任何部位	T1 或 T2	a 或 b	N0 或 N1	M1

注：T1肿瘤局限于原发解剖部位；T2肿瘤超出原发解剖部位，侵犯邻近器官或组织；a. 肿瘤最大径≤5cm；b. 肿瘤最大径＞5cm；N0无区域淋巴结转移；N1有区域淋巴结转移；Nx 区域淋巴结转移不详；M0无远处转移；M1有远处转移；脑膜旁区域指原发部位在中耳-乳突、鼻腔、鼻窦、鼻咽、颞下窝、翼腭、咽旁区等区域，以及其他距离颅骨1.5cm以内病灶；预后良好的位置是指眼眶、头颈（除外脑膜旁区域）、胆道、非膀胱和前列腺区泌尿生殖道；预后不良的位置指膀胱和前列腺、肢体、脑膜，其他包括背部、腹膜后、盆腔、会阴部/肛周、胃肠道和肝脏。

表25-3 IRSG术后-病理临床分组

分组	临床特征
I	局限性病变，肿瘤完全切除，且病理证实已完全切除，无区域淋巴结转移（除了头颈部病灶外，需要淋巴结活检或切除以证实无区域性淋巴结受累）
	I a 肿瘤局限于原发肌肉或原发器官
	I b 肿瘤侵犯至原发肌肉或器官以外的邻近组织，如穿过筋膜层。
II	肉眼所见肿瘤完全切除，肿瘤已有局部浸润或区域淋巴结转移
	II a 肉眼所见肿瘤完全切除，但镜下有残留，区域淋巴结无转移
	II b 肉眼所见肿瘤完全切除，镜下无残留，但区域淋巴结转移
	II c 肉眼所见肿瘤完全切除，镜下有残留，区域淋巴结有转移

分组	临床特征
Ⅲ	肿瘤未完全切除或仅活检取样，肉眼有残留肿瘤
	Ⅲa 仅做活检取样
	Ⅲb 肉眼所见肿瘤大部分被切除，但肉眼有明显残留肿瘤
Ⅳ	有远处转移，肺、肝、骨、骨髓、脑、远处肌肉或淋巴结转移（脑脊液细胞学检查阳性、胸腔积液或腹水及胸膜或腹膜有瘤灶种植等）

注：局部转移指肿瘤浸润或侵犯原发部位邻近的组织。区域转移指肿瘤迁移至原发部位引流区的淋巴结。远处转移指多指肿瘤进入血液循环转移至身体其他部位。

危险度分组：依据病理亚型、术后病理分期和TNM分期，将危险度分为低危组、中危组、高危组（表25-4），以便分层治疗。

表25-4　横纹肌肉瘤危险度分组

危险组	病理亚型	TNM分期	IRS分组
低危	胚胎型/多形型	1	Ⅰ～Ⅲ
低危	胚胎型/多形型	2～3	Ⅰ～Ⅱ
中危	胚胎型/多形型	2-～3	Ⅲ
中危	腺泡型	1～3	Ⅰ～Ⅲ
高危	胚胎型/多形型/腺泡型	4	Ⅳ
中枢侵犯组*	胚胎型/腺泡型	3～4	Ⅲ～Ⅳ

注：*.代表同时伴有颅内转移扩散、脑脊液阳性、颅底侵犯或脑神经麻痹中任意一项。

六、临床治疗

根据肿瘤部位、临床分期、危险度分组和组织病理亚型不同决定治疗方案，采用手术、化疗、放疗等综合治疗方法，以彻底去除原发灶、消灭转移灶为目的。

（一）手术原则

RMS的外科手术原则是在不损伤器官功能及不严重致畸的情况下行肿瘤全切，最好能做完整的肿瘤切除或仅有镜下残留。一般不建议做减瘤手术，如果不能完全切除或者病变累及眼眶、阴道、膀胱、胆道或腹膜后肿瘤引起肠梗阻等，为了保存器官及其功能，可先用化疗或放疗，使肿瘤缩小，再进行手术。如第一次手术仅做肿瘤部分切除，可经化疗和（或）放疗3～6个月（4～8个疗程）后再手术，如头颈部、脑膜旁、膀胱等特殊部位的RMS，难以进行根治性手术，可在化疗后行肿瘤大部分切除加放射治疗，尽可能保存机体的功能，而眼球摘除术、全膀胱切除术或截肢术等仅在各种综合治疗无效时采用。

1. 外科手术分类

（1）R0切除：广泛切除肿瘤，镜下边缘无残留。

（2）R1切除：沿肿瘤边缘切除，肉眼无残留，镜下有残留。

（3）R2切除：肿瘤内切除，肉眼有残留。

2. 完整切除肿瘤病灶　是决定分期的主

要因素，也是提高局部控制的关键。无计划的肿瘤切除将造成肿瘤分期的增高、局部复发和远处转移的危险增大，也会增加后期的放化疗强度，最终增加治疗副作用并引起远期生活质量下降等一系列问题。

3. 延期手术　RMS肿瘤体积大，完全切除困难，应选择术前化疗或局部化疗，待肿瘤缩小后再手术、争取完全切除，也可达到保器官、保功能的目的。

4. 二次探查术　肿瘤手术分期不明，可在术后1个月内再次手术，切除原手术瘢痕组织和全部可疑组织，争取达到R0切除。

5. 小切口活检术及组织穿刺活检术　当肿瘤体积较大，不能确定诊断时用小切口的方法或带芯的组织穿刺针取活检，可以提供足够的组织做各项必要的病理检查及分型，并且对正常生理干扰小，可根据病理结果很快开始治疗。

6. 头颈部位RMS　手术可能影响器官功能或毁容时，不建议广泛切除。

7. 眼眶部位RMS　放化疗疗效不劣于手术效果，建议首选放化疗。

8. 膀胱/前列腺RMS　强调尽量通过化放疗等综合治疗保留膀胱，避免一期行根治性的器官摘除手术。若肿瘤经规范足量疗程的综合治疗后仍无法局部切除，则应行根治性器官摘除手术。

9. 睾丸旁RMS　标准术式为经腹股沟睾丸及精索切除术。已经阴囊活检的患者应手术切除所受累阴囊或针对所受累阴囊进行放疗，手术可能会破坏肿瘤淋巴结的正常转移途径，转移至阴囊而非腹股沟、腹膜后淋巴结。睾丸旁RMS的主动脉旁淋巴结转移率为20%～30%，建议10岁以上儿童应行同侧腹膜后淋巴结清扫，10岁以下儿童如CT检查有可疑淋巴结，也需行同侧腹膜后淋巴结清扫术。

10. 肢体部位RMS　应尽量避免致畸及影响肢体功能的手术，而推荐首选保留肢体的手术，截肢术用于挽救性治疗。选择性淋巴结切除，IRS-V研究建议上肢RMS应探查腋下淋巴结，下肢RMS应探查腹股沟和股三角淋巴结。

（二）化疗原则

1. 根据影像学及其他检查，估计肿瘤能基本完全切除者先手术，完全切除困难者仅活检，明确诊断后先化疗再手术。如选择手术，则在术后7天内开始化疗。第1次化疗时注意病理会诊结果，如果为腺泡型RMS建议做融合基因PAX3-FKHR和PAX7-FKHR，修正危险度分组。

2. 放疗期间避免应用放线菌素D（ACTD）和多柔比星（DOX），化疗剂量减为半量。

3. 无论生长部位、病理类型和切除完整与否，分期分组如何，RMS均有必要多药联合化疗。

4. 美国IRS推荐VAC方案（长春新碱+放线菌素+环磷酰胺）14个疗程是横纹肌肉瘤联合治疗的"金标准"化疗方案，应在术后7天内开始化疗。在一系列IRS试验中，与任何亚组中的VAC方案相比，增加化疗药物（如多柔比星、顺铂、依托泊苷、异环磷酰胺、拓扑替康和美法仑等）并未改善结果。在IRS-IV研究中，低危、预后良好组VA方案相当于VAC化疗方案，长春新碱±伊立替康可以同时进行（ARST0431）。

5. CCCG-RMS-2016根据危险度分组，采用不同强度的化疗（表25-5～表25-8）。长春新碱最大量2mg，放线菌素D最大量2.5mg。在完全缓解后4～6个疗程可考虑停药，总疗程数超过12个时考虑个体化调整方案。化疗12周瘤灶评估，若肿瘤增大或出现新病灶则出组。

表 25-5　中国小儿肿瘤专业委员会横纹肌肉瘤低危组化疗方案

周	疗程	治疗	疗效评估
0	0	手术或活检	局部 B 超、增强 MRI、肺 CT、头颅 MRI
1	1	VAC	—
4	2	VAC	局部 B 超
7	3	VAC	—
10	4	VAC	局部 B 超、增强 CT 和选择性 MRI
12		二次手术或放疗	
13	5	VA	—
16	6	VA	局部 B 超
19	7	VA	—
22	8	VA	

注：VAC. 长春新碱+放线菌素 D+环磷酰胺；VA. 长春新碱+放线菌素 D；MRI. 磁共振成像；VAC、VA 方案剂量：长春新碱，$1.5mg/m^2$，d1、d8、d15；放线菌素 D，每次 $0.045mg/kg$+生理盐水静脉滴注 5 分钟，d1；环磷酰胺，$1.2g/m^2$ 静脉滴注 1 小时，d1（0、3、6、9 小时 2-巯基乙基磺酸钠，每次 $360mg/m^2$+生理盐水静脉滴注 20~30 分钟）；年龄 <12 个月龄，放线菌素 D 剂量减半；化疗 4 个疗程后全面评估，如果完全缓解后 4 个疗程可考虑停药，总疗程不超过 10 次；停化疗前评估局部 B 超、增强 CT、头颅 MRI、免疫功能等。

表 25-6　中国小儿肿瘤专业委员会横纹肌肉瘤中危组化疗方案

周	疗程	治疗	评估
0	0	手术或活检	局部 B 超、增强 MRI、肺 CT、头颅 MRI
1	1	VAC	—
4	2	VAC 或 VI	局部 B 超、增强 MRI
7	3	VAC	—
10	4	VAC 或 VI	局部 B 超、增强 MRI、选择性头颅 MRI
13		手术或放疗	
16	5	VAC	—
19	6	VAC 或 VI	局部 B 超、增强 MRI
22	7	VAC	—
25	8	VAC 或 VI	局部 B 超、增强 MRI
28	9	VAC	—
31	10	VAC 或 VI	局部 B 超、增强 MRI
34	11	VAC	—
37	12	VAC 或 VI	局部 B 超、增强 MRI
40	13	VAC	—

注：VAC. 长春新碱+放线菌素 D+环磷酰胺；VI. 长春新碱+伊立替康；MRI. 磁共振成像；VAC 方案剂量同低危组；VI 方案剂量，长春新碱同前，伊立替康 $50mg/m^2$，d1~5，长春新碱后静脉滴注 90 分钟，单次最大量 ≤100mg/d，伊立替康有严重粒细胞减少和腹泻等不良反应，有条件者在化疗前可做 *UGT1A1* 基因检测；全部化疗在 42 周后完成，在完全缓解后 4~6 疗程可考虑停药，总疗程数最多为 13 个，超过 12 个时考虑个体化调整方案；化疗 12 周瘤灶评估处于肿瘤增大或出现新病灶则出组，可考虑干细胞移植；停药前评估局部 B 超、增强 MRI、肺 CT、头颅 MRI；—为相应疗程无评估。

表 25-7　中国小儿肿瘤专业委员会横纹肌肉瘤高危组化疗方案

周	疗程	治疗	评估
0	0	手术或活检	局部 B 超、增强 MRI、肺 CT、头 MRI
1	1	VAC	—
4	2	VI	局部 B 超、增强 MRI
7	3	VAC	—
10	4	VI	局部 B 超、增强 MRI
13		手术或放疗	—
16	5	VDC	—
19	6	IE	局部 B 超、增强 MRI
22	7	VDC	—
25	8	IE	局部 B 超、增强 MRI、肺 CT、头颅 MRI
28	9	VAC	—
31	10	VI	局部 B 超、增强 MRI
33	11	VDC	—
36	12	IE	局部 B 超、增强 MRI
39	13	VDC	—
42	14	IE	局部 B 超、增强 MRI
45	15	VAC	—
48	16	VI	局部 B 超、增强 MRI
51	17	VDC	

续表

周	疗程	治疗	评估
54	18	IE	局部 B 超、增强 MRI、肺 CT、头颅MRI

注：VAC. 长春新碱+放线菌素D+环磷酰胺；VI. 长春新碱+伊立替康；VDC. 长春新碱+多柔比星+环磷酰胺；IE. 异环磷酰胺+依托泊苷；MRI. 磁共振成像；VAC、VI 方案的药物剂量同中危组；VDC、IE 方案剂量：长春新碱同中危组，多柔比星30mg/m² , d1～2，环磷酰胺1.2g/m² 静脉滴注1小时，d1，异环磷酰胺1.8g/m² , d1～5，依托泊苷100mg/m² , d1～5；全部化疗在54周完成，总疗程数超过12个时可考虑个体化调整方案。化疗12周后评估处于肿瘤增大或出现新病灶则出组，可考虑干细胞移植；—为相应疗程无评估。

表25-8　中国小儿肿瘤专业委员会横纹肌肉瘤中枢侵犯组化疗方案

周	疗程	治疗	评估
0	0	手术或活检、放疗	局部 B 超、增强 MRI、肺 CT、头颅MRI
1	1	VAI	—
4	2	VACa	局部 B 超、增强 MRI
7	3	VDE	—
10	4	VDI	局部 B 超、增强 MRI、肺 CT、头颅MRI
12		手术或放疗	—
13	5	VAI	—
16	6	VACa	局部 B 超、增强 MRI
19	7	VDE	—
22	8	VDI	局部 B 超、增强 MRI、肺 CT、头颅MRI
24			—
25	9	VAI	—
28	10	VACa	局部 B 超、增强 MRI
31	11	VDE	—
33	12	VDI	局部 B 超、增强 MRI
36	13	VAI	—
39	14	VACa	局部 B 超、增强 MRI
42	15	VDE	— —

续表

周	疗程	治疗	评估
45	16	VDI	—

注：VAI. 长春新碱+放线菌素D+异环磷酰胺；VACa. 长春新碱+放线菌素D+卡铂；VDE. 长春新碱+多柔比星+依托泊苷；MRI. 磁振成像；VDI. 长春新碱+多柔比星+异环磷酰胺；VAI 方案剂量：长春新碱同中危组，放线菌素 D，1.5mg/m² , d1；异环磷酰胺，3g/m² , d1～3（0、3、6、9小时2-巯基乙基磺酸钠，每次600mg/m² ）；VACa 方案：长春新碱、放线菌素 D 同 VAI 方案，卡铂560mg/m² , d1；VDE方案：长春新碱同前，多柔比星：25mg/m² , d1～2，依托泊苷150mg/（m²·次），d1～3；VDI 方案：长春新碱+多柔比星同前，异环磷酰胺3g/m² , d1～3；如24周评估无影像学残留，即处于完全缓解、无瘤状态，25～48周继续原方案；如果24周评估处于肿瘤稳定、可疑残留，改为VDC（长春新碱+多柔比星+环磷酰胺）和IE（异环磷酰胺+依托泊苷）巩固治疗；全部化疗在48周后完成，总疗程数超过12个时，考虑个体化调整。如果化疗12、24、36 周后瘤灶评估处于肿瘤增大或出现新病灶则出组，可考虑干细胞移植；停化疗前，局部 B 超、增强 MRI、肺 CT、头颅MRI；—为相应疗程无评估。

（三）放疗原则

放疗是RMS重要的局部治疗手段。新辅助化疗后同期放化疗，是不可切除RMS标准治疗手段。发生在眼眶部位的RMS，放化疗疗效不劣于手术，可首选放化疗。术后放疗适用于肿瘤残留、切缘阳性、淋巴结转移及病理亚型为ARMS。

（四）血干细胞移植

对于化疗12个疗程后评估肿瘤处于PD状态的情况下可考虑造血干细胞移植。

七、放射治疗

（一）适应证

根据COG ARST试验，除 Ⅰ 组胚胎型RMS外，所有RMS病例均需要放疗。

（二）放疗时机

根据肿瘤部位、危险度不同（低危组、

中危组、高危组）、中枢侵犯范围不同选择合适的放疗时机。《中国儿童及青少年横纹肌肉瘤诊疗建议（CCCG-RMS-2016）》和国家卫健委《儿童及青少年横纹肌肉瘤诊疗规范（2019版）》推荐，低危组、中危组和高危组RMS的放疗时机在手术后或活检术后的第12～13周开始，中枢侵犯组的放疗时机在术后第12周，有明显神经压迫症状时选择化疗前第0天紧急放疗。对于非颌面部或颅脑区域的患者，手术已经完全切除瘤灶者，可于术后1周内放疗，若肿瘤较大无法手术者，建议放疗时间在原发瘤灶化疗第13周时开始，而转移瘤灶可延迟到化疗第25周。

在美国COG研究中，推荐低风险患者在第13周开始放疗，中等风险患者在第4周开始放疗，高风险患者在第20周，而转移部位的放疗可在第47周化疗结束时进行。根据高风险COG ARST0431方案，应在第0天立即放疗有脊髓压迫、视力丧失或颅内浸润的患者。

（三）放疗技术

三维适形调强放射治疗为主流。在有条件的情况下，可以考虑采用质子放疗，能更好地保护靶区周围的正常组织和器官。如果原发瘤灶位于重要脏器不能手术切除者，可考虑试用粒子植入放疗。

（四）放疗靶区

1. GTV　诱导化疗前可见肿瘤及肿大淋巴结。

2. CTV　GTV+（1.5～2.0）cm，超过解剖屏障边界时缩回。肿大淋巴结包括淋巴结区；肢体的瘤床边界需外放2.0cm，避免整个肢体全周径放疗，尽量不跨越关节；缩野时CTV为GTV+0.5cm边界。

3. PTV　CTV外放，根据各个中心不同

情况和不同部位略有不同。

4. 如果原发病灶对化疗有反应，并使正常解剖结构恢复至自然位置，仅勾画最初受累的实质部分，但要将最初未受累的组织（如肺/肠）从CTV中去除，因为这些组织回到正常解剖位置后会进入照射野内。

（五）放疗计划

1. 放疗剂量　参考CCCG横纹肌肉瘤照射剂量（表25-9）。参考人民卫生出版社2019版国家卫健委"十三五"规划教材王绿化主编《肿瘤放射治疗学》一书中横纹肌肉瘤章节，按照横纹肌肉瘤危险分组进行了部分调整。

低危组患者肿瘤完整切除，切缘阴性无需放疗，但如果手术时间推迟了，即使完整切除，也要给予36Gy照射；镜下手术切缘阳性但淋巴结阴性者照射36Gy，阳性淋巴结完全切除后照射41.4Gy，未切除者照射50.4Gy。原发眼眶部位且肿瘤有肉眼残存者照射45Gy，非眼眶原发部位且肿瘤有肉眼残存者照射50.4Gy。

中高危组患者肿瘤完整切除，切缘阴性者照射36Gy，镜下切缘阳性或阳性淋巴结完全切除后照射41.4Gy，肉眼残存者照射50.4Gy。

儿童RMS很少出现区域淋巴结转移，一般不做淋巴结引流区预防性照射。但淋巴结确有转移时需要照射引流区，清扫术后放疗41.4Gy，根治性放疗时给予50.4Gy。

如原发肿瘤较大或者化疗反应不佳的，局部无法手术切除的，放射治疗局部可加量5.4Gy/3次。如为头颈部肿瘤，危及器官可耐受，可加量9Gy/5次。

任何肺转移或恶性胸腔积液均需接受全肺放疗，放疗剂量15Gy，1.5Gy/次，残留病灶（如果只有少量转移性结节），追加剂量至50.4Gy。

表25-9　横纹肌肉瘤放疗剂量

分期-亚型	放疗剂量（Gy）
IRS- I 胚胎型	0
IRS- I 腺泡型	36.0
IRS- II A	36.0
IRS- II B / C（淋巴结区域）	41.4
IRS- III（仅眼眶）	45.0
IRS- III（其他部位）	50.4
二次活检，阴性	36.0
二次活检，阳性	41.4
肉眼残留或较大肿物	50.4

表25-10　横纹肌肉瘤危及器官

危及器官	剂量限值（Gy）
肾脏	14.4
整个肝脏	23.4
双肺	15.0（1.5Gy/次）
全脑（≥3岁）	30.6
全脑（<3岁）	23.4
视神经及视交叉	46.8
脊髓	45.0
胃肠道	45.0
全腹/盆腔	24.0（1.5Gy/次）
整个心脏	30.6
晶体	14.4
泪腺/角膜	41.4

2. 危及器官限量　见表25-10。

3. 不同部位RMS放疗计划图　见图　25-2～图25-4。

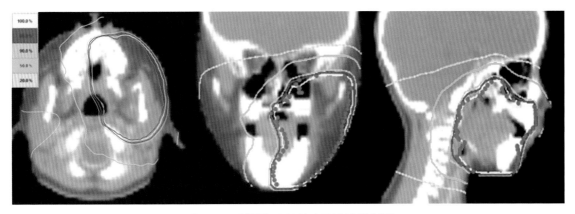

图25-2　头颈部RMS放疗TOMO计划图

红色线为PTV

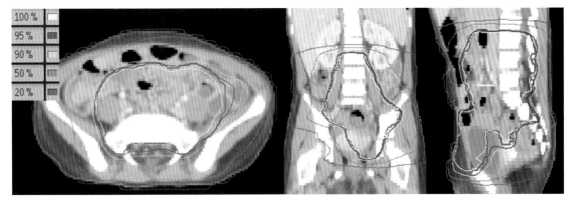

图25-3　盆腔RMS放疗VMAT计划图

红色线为PTV

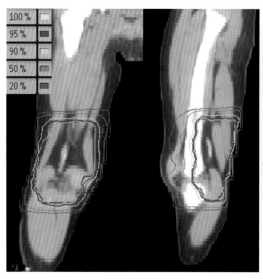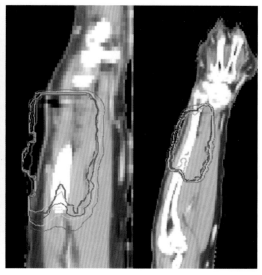

图25-4 四肢RMS放疗VMAT计划图

红色线为PTV

（六）放疗不良反应

RMS可发生在全身各个部位，因此放射治疗不良反应是对应照射部位的急性期、晚期不良反应。

1. 急性期不良反应 主要为照射部位的急性皮肤黏膜反应，表现为皮肤发红、皮疹、瘙痒等改变；黏膜白斑、溃疡形成、疼痛等；如肿瘤部位为腹腔，表现为恶心、呕吐、腹痛、腹泻等消化道急性期反应，急性期不良反应在对症处理或者放疗结束后一段时间内可以完全恢复正常。

2. 晚期不良反应 是与照射剂量密切相关的不良反应，需要医师充分评估和重视的不良反应，一旦发生绝大部分不能逆转，与照射部位密切相关，因此需要严格限制危及器官剂量，避免发生严重的放射治疗晚期不良反应。

八、预后及随访

儿童横纹肌肉瘤的预后与肿瘤发生部位、病理类型、肿瘤大小、有无淋巴结/远处转移、发病年龄、是否完全切除以及有无基因改变等因素相关。总体儿童RMS要好于成人软组织肉瘤，通过手术、放化疗等综合治疗，低中危组的病例5年生存率可以达到70%～90%，高危组的病例5年生存率仅在15%左右。

RMS随访第1年间隔3个月复查，血常规、血生化、X线胸片或胸部CT以及原发瘤灶的影像学检查。第2～3年间隔4个月复查，血常规、血生化、X线胸片以及原发瘤灶的影像学检查。第4年间隔6个月复查，血常规、血生化、X线胸片以及原发瘤灶的影像学检查。第5～10年每年进行复查，血常规、生化和影像学检查。10年后尽可能每年复诊或电话随访患者结婚生育、第二肿瘤状况等。

（李淑杰 王 刚）

第二十六章　非横纹肌肉瘤类软组织肉瘤

概述

儿童非横纹肌肉瘤类软组织肉瘤（non-rhabdomyosarcoma soft tissue sarcomas，NRSTS）是除横纹肌肉瘤外所有软组织肉瘤的统称，肿瘤可发生于头颈部、四肢、胸壁、内脏等全身任何解剖部位，组织起源于肌肉、肌腱、脂肪、淋巴管、血管、滑膜及纤维组织等，有很强异质性。其病理类型多样，生物学特性差异较大。主要包括纤维肉瘤、滑膜肉瘤、腺泡状软组织肉瘤、血管周细胞瘤、恶性外周神经鞘瘤、上皮样肉瘤、婴儿型纤维肉瘤、炎性肌成纤维细胞瘤、隆突性皮肤纤维肉瘤、韧带样纤维瘤病、恶性纤维组织细胞瘤及未归类肉瘤等。

COG根据组织学亚型、肿瘤组织坏死范围、核分裂数和肿瘤多形性将NRSTS分为3级（表26-1）。

表26-1　COG NRSTS病理分级

分级	特征	肿瘤特点
GX	无法评估	
G1	分化良好，低度恶性	黏液性和高分化脂肪肉瘤；≤4岁的婴儿型纤维肉瘤；≤4岁的婴儿型血管周细胞瘤；血管瘤样恶性纤维组织细胞瘤；位置较深的隆突性皮肤纤维瘤；骨外黏液软骨肉瘤
G2	中等分化，中度恶性	不属于1级或3级，其中肿瘤表面坏死区域小于15%；核分裂数≤5/10高倍视野（40倍）；核异型不显著；肿瘤细胞密度不高

续表

分级	特征	肿瘤特点
G3	分化差，高度恶性	多形性或圆形脂肪肉瘤；间叶软骨肉瘤；恶性蝾螈瘤；腺泡状软组织肉瘤；血管肉瘤；滑膜肉瘤；恶性周围神经鞘瘤；恶性纤维组织细胞瘤；任何不属于1级或2级的肉瘤、其中肿瘤表面坏死区域＞15%或核分裂数≥5/10个高倍镜视野（40倍）或显著的核异型或细胞质成分不定，可归为此类

NRSTS可发生于全身的任何部位，其临床表现与部位有关。表现为圆形肿块，发生于肢体的局部行为主要是沿肌腔隙的纵向扩展，可伴有疼痛、无力、感觉异常、水肿或其他神经血管压迫症状。发生在体腔内的NRSTS会有周围组织器官压迫引起的症状。发生在头颈部的会出现面部肿大畸形等表现。

依据儿童及青少年非横纹肌肉瘤类软组织肉瘤诊疗规范（2019版），治疗前NRSTS TNM分期（表26-2）。NRSTS术后病理分期参考国际横纹肌肉瘤协作组（IRS）临床分期，主要体现手术切除范围术后病理分期（表26-3）。

表26-2　儿童NRSTS的治疗前TNM分期

分期	T	N	M	G
I	任何部位	N0	M0	G1，G2
II	T1a、T1b、T2a	N0	M0	G3
III	T2b	N0	M0	G3

续表

分期	T	N	M	G
Ⅳ	任何部位	N1	M0	任何分级
	任何部位	N0	M1	任何分级

注：T 原发肿瘤，Tx 原发肿瘤无法评估；T0 无原发肿瘤证据；T1a 期，肿瘤最大直径≤5cm，表浅；T1b 期，肿瘤最大直径≤5cm，深；T2a 期，肿瘤最大直径＞5cm，表浅；T2b 期，肿瘤最大直径＞5cm，深。浅表肿瘤指位于浅筋膜之上且未侵及浅筋膜；深肿瘤指完全位于浅筋膜下方或位于浅筋膜表面但侵及浅筋膜。头颈部肿瘤多为深肿瘤。N 区域淋巴结：Nx. 无法评估；N0. 无区域淋巴结转移；N1. 存在区域淋巴结转移；M 远处转移：M0. 无远处转移；M1. 存在远处转移。

NRSTS 病理类型多样，异质性强，生物学特性差异大，对化疗敏感性不同，目前国际上儿童及青少年 NRSTS 尚无规范治疗策略。我国儿童及青少年非横纹肌肉瘤类软组织肉瘤诊疗规范（2019 版）根据危险度分组制定了相应治疗原则（图26-1），并推荐多学科联合诊疗，团队包括儿科和肿瘤医师、放疗科、护理、营养、心理、康复等专家组成。

表26-3　儿童 NRSTS 的术后病理分期	
分组	临床特征
Ⅰ	局限性病变，肿瘤完全切除，且病理证实已完全切除肿瘤局限于原发肌肉或原发器官
	肿瘤侵犯至原发肌肉或器官以外的邻近组织，如穿过筋膜层
Ⅱ	肉眼所见肿瘤完全切除，肿瘤已有局部浸润或区域淋巴结转移
	肉眼所见肿瘤完全切除，但镜下有残留，区域淋巴结无转移
	肉眼所见肿瘤完全切除，镜下无残留，但区域淋巴结转移
	肉眼所见肿瘤完全切除，镜下有残留，区域淋巴结有转移
Ⅲ	肿瘤未完全切除或仅活检取样，肉眼有残留肿瘤仅做活检取样
	肉眼所见肿瘤大部分被切除，但肉眼有明显残留肿瘤
Ⅳ	病初即有远处转移
	肺、肝、骨、骨髓、脑、远处肌肉或淋巴结转移
	脑脊液细胞学检查阳性、胸腔积液或腹水及胸膜或腹膜有瘤灶种植等

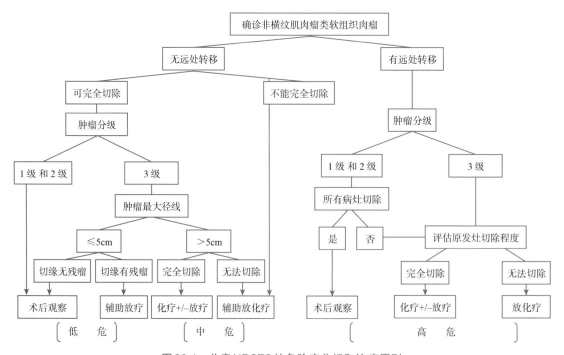

图26-1　儿童 NRSTS 的危险度分组和治疗原则

（谢　林　隆艳艳）

第一节　纤维肉瘤

一、概述

纤维肉瘤（fibrosarcoma）是由成纤维细胞和胶原纤维形成的肿瘤，为结缔组织恶性肿瘤的一种，占10%左右。纤维肉瘤可分为成人型和婴儿型以及少见的黏液纤维肉瘤、隆突性皮肤纤维肉瘤等。成人型纤维肉瘤可发生于任何年龄，但多见于30～55岁的成人，平均年龄为45岁左右，男女发病率相当，无明显差异。婴儿型纤维肉瘤36%～80%为先天性，36%～100%发生在1岁以内，2岁以后发生者少见，男性略多。成人型纤维肉瘤的好发部位为大腿，其次为躯干；儿童纤维肉瘤则好发于肢体的远端，包括手部和足部等，但这些部位在成人中十分罕见。其总的病程长短不一、短者仅为数周，长者可达20年及以上。

二、病理学表现

（一）组织病理学

纤维肉瘤来源于间叶组织，是一种由成束的梭形成纤维细胞组成的恶性肿瘤，瘤细胞常呈鱼骨样排列，并具有不同程度的异型性和多少不等的核分裂现象，是较常见的软组织肿瘤。分化较好的纤维肉瘤质地较硬，切面表现为灰色，均匀一致。分化稍差者则为黄褐色，柔软，同时含有继发性囊性变、坏死或出血，生长缓慢的肿瘤有钙化及骨化现象。镜下可见肿瘤由梭形成纤维细胞组成，交织成漩涡状，这些细胞可产生丰富的网状纤维，有时也能产生粗胶原束。分化差的肿瘤细胞有明显的有丝分裂，但大而不规则的巨细胞则并不常见，肿瘤细胞可以侵入血管壁内。分化更差的梭形细胞肉瘤往往不能分清其组织来源。

（二）分子病理学

MUC4/6突变是纤维肉瘤的重要分子病理学事件。MUC4（mucin4，4型黏蛋白）是位于3q29的候选癌基因，研究表明MUC4作为跨膜黏蛋白，具有抗凋亡、抗免疫识别及促进肿瘤增殖等功能，在肿瘤发生、发展过程中起着重要作用，MUC4过表达往往提示较差的预后和更低的分化性，MUC4免疫组织化学已经被用于辅助诊断纤维肉瘤。MUC6（mucin6，6型黏蛋白）是分泌性黏蛋白，在包括纤维肉瘤等多种肿瘤中高度表达，但是MUC6的高度表达与MUC4过表达往往是对立事件。

17号和22号染色体易位继发的染色体融合与隆突性纤维肉瘤发病关系密切。超过90%的被诊断为隆突性纤维肉瘤的患者携带t（17；22）（q22；q13）易位，导致血小板衍生生长因子表达上调，从而导致肿瘤形成。这种易位表现为17号染色体上的1型胶原α-1基因（COL1A1）和血小板衍生生长因子-β多肽基因（PDGFB）的融合，最终导致血小板衍生生长因子的过量生产，这一发现为隆突性纤维肉瘤的靶向治疗提供了依据。

（三）病理分级

病理分级见表26-1。

三、临床表现

纤维肉瘤可发生于机体的任何部位，其临床表现常与部位的特征有关。如四肢和躯干的纤维肉瘤多表现为数周或数月的渐进增大的无痛性肿块，多数位于浅筋膜的深层，表现为单一的球形肿块，生长较快，质地较硬，边缘清楚，但临床上常被误诊为"纤维瘤""皮脂囊瘤"或其他软组织良性肿瘤。

发生于肢体的纤维肉瘤其局部行为主要是沿肌腔隙的纵向的扩展，但如果没有抑制，肿瘤终会侵袭相邻的肌肉、神经、血管、骨和皮肤。约20%的患者出现疼痛。10%～15%的患者神经、血管或骨已经受到侵犯，则会出现局部性无力征、感觉异常、水肿或其他神经血管压迫征。10%的肿块会有皮肤的浸润。头面部纤维肉瘤可出现在颊、腭、唇、舌的软组织，以及颌骨的骨膜和颌骨内，早期就可能出现邻近结构受侵的症状。如颌骨内的纤维肉瘤会出现骨质破坏、面部肿大畸形等表现。纤维肉瘤较少出现区域性淋巴结转移，肺是最常见的转移部位，其他远处转移脏器有骨、肝脏等。

四、辅助检查

（一）常规检查

常规检查包括病史及专科查体，触诊常扪及四肢及远端、躯干表浅或深部的软组织肿块。同时需完善血生化等基本实验室检查。

（二）影像学检查

影像学检查是诊断纤维肉瘤的主要手段，包括彩色多普勒超声、CT和MRI检查。

1. 彩色多普勒超声　对纤维肉瘤的诊断缺乏特异性，可以表现为病灶旁真皮及深面脂肪层可见稍高回声与正常组织的过渡带。剪切波弹性成像可以显示出病变位于真皮层时，瘤体会比脂肪层瘤体更硬。

2. CT　对纤维肉瘤的诊断具有较高价值，纤维肉瘤在CT上主要表现为类圆形或分叶状的软组织密度肿块阴影，密度大小不一，边界模糊，增强扫描不均匀强化，但边缘多呈中度—明显强化。当瘤内出现囊变、坏死时，可见液性密度影，并且该区域在增强扫描中未见强化；当瘤内有出血时，可见斑片状稍高密度影。

3. MRI　是纤维肉瘤特异性较高的影像学检查手段。T1WI一般呈低等信号；T2WI上大部分呈混杂信号，在病灶的内部有较为明显的脑回状高信号；在T1WI、T2WI上，病灶内可见条索状的低信号分隔，T2WI上更明显。T2WI所看到的低信号区，在病理过程中也许是由胶原纤维集聚引起，而不是肿瘤内的骨化、钙化或者含铁血黄素沉积。肿瘤周围的T2WI高信号征象指肿瘤周围反应区，其表现为肿瘤周围信号增高的位置，边界模糊，无明显占位及变形征象。弥散加权成像中的ADC值作为量化指标，联合肿瘤周边的T2WI高信号影协助鉴别良、恶性。

五、诊断与临床分期

（一）诊断

诊断纤维肉瘤主要依据临床症状、体征、影像学检查和组织病理，其中组织病理是诊断纤维肉瘤的"金标准"。针对儿童软组织肉瘤病种多而杂等特点，临床需要充分认识其病理诊断的复杂性。最终通过组织病理学检查，结合细胞遗传学和分子生物学分型进行诊断。必要时请有经验的病理专家会诊以协助诊断。

（二）临床分期

治疗前TNM分期参考表26-2，术后病理分期参考表26-3。

六、临床治疗

儿童纤维肉瘤的治疗方案参考儿童及青少年非横纹肌肉瘤类软组织肉瘤诊疗规范（2019版）根据危险度分组制定了相应治疗原则（图26-1）。

儿童处于生长和发育期，治疗中关注的重点是如何最大限度地提高治疗效果，同时减少长期并发症和不良反应，重视系统治疗和长期随访。

（一）手术治疗

尽管多种治疗方式的综合治疗已广泛应用于纤维肉瘤的临床治疗，外科手术依然是首选治疗方式，也是整体治疗决策的基础。手术能否切除肿瘤对治疗至关重要，手术切除的范围或肿瘤残留的程度是影响生存率的临床因素。手术切除的同时，尽可能保留器官和肢体。

1. 广泛切除术

（1）纤维肉瘤要求广泛切除，切除边缘应距瘤缘3～5cm，应强调三维切除，避免复发，当皮肤受累时，切除受累皮肤外3cm，切断的神经近端送冷冻切片，检查确定切缘有无肿瘤细胞.应确保切缘无瘤，否则极易复发。切除范围过大的患者可行皮瓣移植术。

（2）特殊部位手术方法：位于胸壁者，常需切除肋骨，修补胸壁，或用游离肌皮瓣修复。位于腹部者，在切除大片腹壁后可用皮瓣修复缺损。腹膜后纤维肉瘤，由于肿块坚韧，不必顾及肿瘤破溃，易于手法钝性分离后切除，肿瘤侵犯腰大肌，要一并切除。

2. 复发性纤维肉瘤扩大根治术

只要条件及局部情况允许，仍可再行广泛根治性手术。术前要经B超、CT、MRI等影像学检查。明确肿瘤边界及范围再行手术。

3. 淋巴结清扫

纤维肉瘤淋巴转移率很低，约4%，在没有淋巴结转移临床或影像学证据的患者中很罕见。无须对未增大的淋巴结进行活检来确定隐匿性受累。当有淋巴结转移的明确证据时，推荐行淋巴结清扫术。

（二）系统化疗

1. 化疗适应证

目前为止没有大量的研究报告证实化疗在纤维肉瘤的作用，治疗方案不如横纹肌肉瘤的明确。术前化疗可能会使肿瘤的体积减小、血供障碍、包膜增厚，还可使肿瘤与正常组织界限变得清楚，降低肿瘤破裂转移的概率，有利于手术完整切除。对于术后化疗，欧洲儿科软组织肉瘤研究组（European Paediatric Soft Tissue Sarcoma Study Group，EpSSG）一项回顾性分析显示，化疗能够降低IRS分期Ⅰ/Ⅱ、病理级别3级、肿瘤＞5cm的NRSTS患者远处转移风险，使总生存获益，这部分患者建议术后化疗，这与COG危险度分组治疗策略相一致。

2. 化疗方案

VAC（C：环磷酰胺+V：长春新碱+A：放线菌素D）方案、VDC（V：长春新碱+D：多柔比星+C：环磷酰胺）、IE（I：异环磷酰胺+E：依托泊苷）方案等。其中婴儿型纤维肉瘤推荐VAC方案，成人型纤维肉瘤肿瘤患者化疗方案以VDC/IE交替化疗方案为基础进行个体化化疗。

（三）放射治疗

根据我国诊疗规范推荐，以及目前两项大型前瞻性COG ARST0332和EpSSG研究为基础，儿童纤维肉瘤的放疗应根据儿童NRSTS的危险度分组风险（图26-1）等级制定。

对于低风险患者，可选择单纯手术；而对于中高危风险患者，手术联合（新）辅助治疗，包括放化疗等综合应用可以降低复发率。随着新辅助治疗的应用，初诊不可切除患者的手术机会也较前大大提高。同时，儿童NRSTS放疗的靶区剂量的优化，减少并发症发生率的研究也将是未来研究的重点方向之一。

七、放射治疗

（一）放疗适应证

在目前的临床实践中，辅助放疗的指征取决于手术边缘状态、肿瘤分级、肿瘤大小、邻近结构的侵袭、组织学亚型、年龄和潜在的遗传综合征（如李氏综合征）。近年来儿童NRSTS的治疗方法主要基于风险分组，对于高危患者，采用强化治疗提高其生存率，低危患者则降低治疗强度，以避免治疗相关的并发症发生率。总之，治疗方案从单纯手术到更积极的新辅助治疗或辅助治疗（包括化疗、放疗及放化疗等）。对于无法切除的NRSTS，Smith KB等研究显示根治性放疗能够降低无法切除的NRSTS局部复发率，Ferrari A等认为对于无法切除的无远处转移NRSTS患者术前放疗及后期手术治疗具有重要意义，对化疗敏感的患者能获得更好的预后。

COG设计的前瞻性ARST0332研究共纳入了529例30岁以下、有30多个组织学亚型的患者，根据肿瘤分级、肿瘤大小、远处转移状态、手术初始范围和手术边缘分为低危、中危、高危组。①低危组包括：非转移性R0或R1切除低级别NRSTS，予以单纯手术，未行放化疗等辅助治疗；肿瘤直径≤5cm R1切除高级别NRSTS，单纯术后辅助放疗。②中危组包括：肿瘤直径＞5cm非转移性高级别NRSTS R0或R1切除，或任何大小或分级的无法完整切除的NRSTS，术后行放化疗。③高危组包括：所有转移性NRSTS，评估所有病灶切除的可能性，选择新辅助放化疗后手术，术后根据切缘情况推量。研究显示，低危、中危、高危患者的5年OS和无事件生存率（EFS）分别为96.2%和88.9%、79.2%和65%、35.5%和21.2%。所以对于低风险组患者单独手术的肿瘤预后良好，不需要辅助治疗，而中高风险组患者则应该在手术基础上给予放化疗的强化治疗。与COG研究类似，EpSSG研究也对儿童NRSTS患者进行了风险分层的治疗，并取得类似的结论。

（二）放疗时序

儿童NRSTS的放疗可以在术前和术后应用，目前较常应用于术后。

1. 术前放疗 优点包括缩瘤（尤其是直径＞5cm的肿瘤和手术完整切除困难者），减少手术期间肿瘤播散的风险，在肿瘤完整的血管化和更好的氧合下增加辐射的生物效应，更好地确定目标体积在放疗计划，减少照射剂量等方面。缺点是手术切口并发症的增加。但与成人相比，儿童患者手术切口并发症发生率较低，考虑可能与儿童患者放疗总剂量偏低，照射范围较小有关。

2. 术后放疗 在ARST0332研究中，辅助放疗在术后6周内进行，这时术后伤口愈合已完成，辅助同步放化疗组患者在第2个疗程异环磷酰胺加多柔比星化疗后4周接受放疗。EpSSG研究方案中对手术与放疗时序有更详细的推荐：对于首次手术者在第3周期化疗后，即术后第9周开始放疗；如果术后有残留不进行二次手术者，应在术后第8周开始放疗；如果接受二次手术者，应在术后3周开始放疗；如果首次手术后放疗者，若需二次手术，建议在放疗后5周进行。

（三）放疗技术

EpSSG方案建议所有患者均采用3D-CRT方式，包括MV-X线、电子线和近距离放射治疗（BRT）。肢体肿瘤推荐4～6 MV-X线，躯干肿瘤推荐6～20 MV-X线。电子线可用于浅表或轻微浸润性肿瘤，而BRT通常用于位于阴道、会阴、前列腺、膀胱和眼眶的未完全切除的肿瘤。ARST0332研究对56例接受术前放疗的高级别肢体肿瘤患者进行了单独的分析，与3D-CRT相比，IMRT照射靶区覆盖更好，皮肤和邻近关节等器官的剂量减少，这是IMRT的优势。但IMRT的低剂量区域高于3D-CRT，这可能会增加儿童患者继发性恶性肿瘤的风险，需要根据情况个体化选择。

图像引导放疗（IGRT）提高照射的准

确性，减少PTV的范围，从而降低毒性。因此，无论放疗技术如何，都建议进行IGRT治疗。

质子放疗以其Bragg峰特征降低了正常组织和器官的剂量。然而，在对包括肉瘤在内的15种儿童癌症的系统综述中，质子放疗临床数据是不够的，需要更多临床研究数据支持。

在NRSTS中，局部控制通常需要高剂量的放疗，当给予外照射（EBRT）时，导致正常组织毒性增加。在许多中心，部分BRT或术中放疗（IORT）联合低剂量EBRT可增加局部控制。尤其是在手术切缘阳性的高级别肿瘤时，BRT联合EBRT的局部控制率更好。

（四）放疗靶区

定位时建议在手术瘢痕上放置标志物；术前影像，尤其是MRI的融合也是必需的。MRI在软组织成像方面优于CT，T1增强常用于勾画GTV。

儿童NRSTS亚临床靶区边界目前尚无统一规范。Krasin一项针对儿童软组织肿瘤的前瞻性研究中定义CTV为GTV外扩2cm，其共纳入32例患者，4例患者复发，而局部复发部位的平均剂量为处方剂量的97%，作者认为2cm外扩是有效的，包括了复发区域。

EpSSG研究中对靶区定义如下：CTV在GTV的基础上至少应外扩1cm，对于四肢肿瘤纵向方向应外扩2cm，活检或手术瘢痕和引流部位应包括在CTV中。CTV外扩1cm形成PTV，胸壁肿瘤应外扩2cm。如果要给予高剂量的放疗，应在给予50.4Gy照射后重新进行CT扫描，对残余肿瘤外扩1～2cm推量。

COG ARST0332研究中，外扩边界相对更小，CTV在GTV的基础上外扩1.0～1.5cm，PTV在CTV基础上外扩0.5cm，详见表26-4。

表26-4　ARST0332研究的靶区定义

靶区	定义
GTV1	定义为通过体格检查、CT、MRI或PETCT、手术记录和病理报告定义的可见和（或）可触及的病灶 术前病灶在腔内（即胸、腹部）需要修改。如果肿瘤被切除或化疗后缩小，正常组织恢复到正常位置，GTV1应不包括延伸到腔内的体积。例如，压迫但不侵犯肺、肠或膀胱的肿瘤，在手术或化疗后恢复到正常的解剖位置
GTV2	①对于切除的肿瘤，GTV2（体积缩小）定义为手术边缘阳性病灶，通过手术记录、病理报告和影像学检查确定的显微镜下或肉眼残留疾病的区域 ②对于未切除的肿瘤，GTV2被定义为诱导化疗后残留的软组织肿瘤 ③对于部分切除的肿瘤，GTV2被定义为诱导化疗和手术减瘤后残留的软组织肿瘤
CTV1	定义为GTV1+1.5cm（不延伸到患者体外），包括阳性淋巴结区域淋巴引流区，解剖屏障需要修回
CTV2	定义为GTV2+1.0cm（不延伸到患者体外），解剖屏障需要修回

（五）照射剂量

目前对于儿童NRSTS的放疗剂量并没有标准的建议。在COG和EpSSG研究中，放疗靶区定义和给药剂量不同（表26-5）。

对于儿童NRSTS，术后是否推量仍有争议。虽然许多中心对新辅助同步放化疗后不能实现R0切除的患者应用术后推量，但没有研究清楚地表明术后推量对儿童人群的好处，即使在成人患者的研究中也是存在争议的。

表26-5　ARST 0332研究和EpSSG研究的放疗剂量

COG ARST 0332	
高级别，≤cm，R1切除	辅助放疗（CTV1 55.8Gy/31Fx 1.8Gy/F）
高级别，>5cm，R0/R1切除术	辅助放疗（CTV1 55.8Gy/31Fx 1.8Gy/F）
最初不可切除的	新辅助放疗（CTV1 45Gy/25F）±术后推量（CTV2 R1为10.8Gy/6Fx，R2切除或不手术19.8Gy/11Fx）
EpSSG-滑膜肉瘤	
R1切除，≤5cm	辅助放疗（50.4Gy/28Fx）
R1切除，>5cm，轴向部位或N1切除	辅助放疗（54Gy/30Fx）
未切除的肿瘤或N1	新辅助放疗（50.4Gy→59.4Gy）
EpSSG-其他NRSTS	
2级，R0切除术，>5cm	辅助放疗（50.4Gy/28Fx）
2～3级，R1切除术，≤5cm	辅助放疗（54Gy/30Fx）
3级，R0或R1级切除，>5cm或N1切除	辅助放疗（54Gy/30Fx）
未切除的肿瘤或N1	新辅助放疗（50.4Gy→59.4Gy）

在放疗过程中保护正常组织非常重要，特别是在儿童患者中。皮肤和皮下组织应作为一个危及器官勾画出来进行保护，尽量达到V20<50%，以减少淋巴水肿的风险。同时还建议正常负重骨的V50<50%，以降低骨折风险。由于生长中的儿童存在生长不对称和畸形的风险，因此应尽可能地保留骨骺生长板。

（六）放疗不良反应

全身反应：如骨髓抑制等，局部反应包括病理性骨折、骨坏死、关节僵硬、关节活动障碍、骨生长发育障碍、四肢不对称生长、行走障碍、血管缩窄、肌肉挛缩、放射性皮炎、水肿、皮肤破溃感染、诱发第二恶性肿瘤、肿瘤未控、复发等。

八、预后及随访

不同病理类型纤维肉瘤预后不同，成人型纤维肉瘤及黏液纤维肉瘤5年生存率为50%～70%。婴儿型纤维肉瘤侵袭性低于成人型，预后较好，5年生存率>90%。隆突性皮肤纤维肉瘤预后好，10年生存率>90%，但易复发，其5年无复发生存率为66.6%，10年无复发生存率为52.5%。肿瘤大小、组织病理学恶性级别、诊断时肿瘤能否完全切除、手术切缘是否有残留、有无远处转移、是否放疗等均是影响预后的相关因素。约25%的患者在治疗后会出现局部复发，肿瘤体积大和组织学恶性级别高往往预示早期复发可能性大，而手术切缘是否残留则与晚期复发相关。

纤维肉瘤治疗后应定期随访，复查内容包括体格检查、血常规、血生化及影像学检查（病灶部位影像、胸部X线片等）。第1年间隔3个月一次，第2～3年间隔4～6个月一次，第4～5年间隔12个月一次，第6～10年每年进行体格检查、血常规、血生化检查，10年后尽可能每年复诊或电话随访患者结婚生育、第二肿瘤状况等。

（谢　林　吴府容）

第二节　滑膜肉瘤

一、概述

滑膜肉瘤（synovial sarcoma，SS）是一种高度恶性的软组织肉瘤，占所有软组织肉瘤8%～10%，同时是儿科患者中最常见的非横纹肌肉瘤类软组织肉瘤（non-rhabdomyosarcoma soft tissue sarcoma，NRSTS）。据估计，其发病率为每10万普通人群2.75例。尽管称为"滑膜"肉瘤，但这种罕见的间充质肿瘤亚型其实与滑膜没有直接关系。它主要发生在四肢关节区域附近的深部软组织，尤其是大腿、膝盖、小腿和前臂，但也可发生在任何身体的其他部位，如肺、肾和心脏。SS各年龄组均可发病，但主要影响青少年和年轻人，中位年龄为35岁。大多数患者诊断时为局部病变，但10%～13%的患者最初表现即为转移性疾病。一般认为，相比横纹肌肉瘤（rhabdomyosarcoma，RMS），滑膜肉瘤对放化疗敏感性下降，但与其他软组织肉瘤相比，滑膜肉瘤对放化疗相对比较敏感。

二、病理学表现

一般来说，SS在组织学上分为3种亚型：单相、双相和低分化。通过这些组织学上的亚型，有助于鉴别肿瘤的属性以及后续治疗。单相，即只有一种特征性的细胞，主要是梭形间充质细胞；双相，即可以辨别出两种特征性的细胞，兼具发育良好的腺上皮细胞与梭形间充质细胞；低分化，即没有上述特征的细胞，只含有小且圆的增殖细胞，相比而言预后最差，占20%～36%。

病理诊断是金标准。从大体观上看，可表现为乳褐色、柔软有弹性、易碎、不均匀的肿块，肿块可有增厚的囊，手术中很容易分离。镜下HE染色表现为非典型梭形细胞密集增殖，呈短束状排列，有血管外皮细胞瘤样血管和坏死区。免疫组织化学染色则多表现为CK、EMA、TLE1、CD99、CD56、calretinin阳性，CD34、SMA、Desmin、SYN阴性。

同时90%以上的SS具有公认的染色体易位t（X；18）（p11；q11）的特征。这种易位导致18号染色体上的*SS18*基因（以前的*SYT*基因）和X号染色体上几个滑膜肉瘤*X*基因（*SSX*基因）（常见的*SSX1*、*SSX2*或*SSX4*）发生融合，从而产生经典的*SS18-SSX*融合癌基因，最终影响细胞的转录和代谢。通过荧光原位杂交（FISH）或逆转录聚合酶链式反应（RT-PCR）方法可检测出SS的染色体异常，有助于诊断。

美国儿童肿瘤研究协作组（COG）根据组织学亚型、肿瘤组织坏死范围、核分裂数和肿瘤多形性将NRSTS的组织学共分为三级。SS被分类在G3级（分化差，高度恶性）。

三、临床表现

在临床表现上，具体症状因确诊肿瘤的部位、大小以及与周围组织的关系而异。大多数的滑膜肉瘤初期表现为无痛性肿块，位于四肢，尤其是下肢，少数发生于头颈部、躯干和骨盆。发病可持续数年之久，呈进行性增大，少数可在较短时间内迅速长成。肿块发生在局部，质地中等，也可偏硬或偏软，后期伴随不同程度疼痛。邻近关节肿块部位常伴随有关节活动功能障碍，以膝关节最常见，腕关节、肘关节、肩关节、前臂软组织、手指、足部等部位亦多见，也可发生于肌腱和筋膜上。活动后或在夜间疼痛可加重。在儿童或青少年中，与骨骼和关节相关的疼痛经常被误认为是"生长痛"，但生长痛多是发生在双侧的对称性疼痛，要注意鉴别。皮肤表面一般无发红肿胀。如发生在腹腔，则可有腹痛，甚至伴随恶心和呕吐，后者可能是由于肿物对胃的压迫。滑膜肉瘤的最常见转移部位依次为肺、淋巴结和骨，因而亦可表现出上述转移部位的相关症状，如咳嗽、气促、骨痛等。

四、辅助检查

（一）常规检查

专科体检以及对患者的身高、体重、体

表面积等进行测量，并对其营养状况及体能状态进行评估。同时需要完善血常规、肝及肾功能、电解质、乳酸脱氢酶、凝血功能等基本的实验室检查。

（二）影像学检查

主要影像学检查手段有彩色多普勒超声、X线片、计算机断层扫描（CT）、局部磁共振成像（MRI）、骨显像等。CT、MRI能够清晰显示肿块原发部位、大小、深度、骨骼和（或）血管侵犯、局部和（或）远处转移或复发，在SS的诊断、手术完整切除及随访中提供很大帮助。因MRI具有良好的软组织分辨率，并可以进行多平面扫描，通常作为评估四肢关节SS的首选方法。

五、诊断与临床分期

（一）诊断

诊断需要结合发病年龄、临床表现、影像学、病理等综合判定。因影像往往难以区别，需要通过穿刺活检、切取活检、切除或根治术等方法获得病理组织标本，进行传统组织形态学分析、免疫组织化学染色分析以及FISH或RT-PCR法鉴定SS的染色体异常，最终明确诊断。

（二）临床分期

SS的临床分期参考儿童非横纹肌肉瘤类软组织肉瘤分期，可分为治疗前TNM分期以及术后病理分期，具体详见本章总论部分相关内容。

六、临床治疗

滑膜肉瘤同其他NRSTS一样，治疗上可参考我国2019版《儿童及青少年非横纹肌肉瘤类软组织肉瘤诊疗规范》，根据原发肿瘤的组织学分级和大小、手术切除的程度等，定义基于风险模式的治疗方案（具体详

见本章总论部分内容）。治疗方式包括手术、放疗、化疗等，治疗策略为多学科联合。局部复发和远处转移也应积极治疗。

（一）手术治疗

初始治疗仍以手术切除为主，争取广泛切除或根治性切除，如有血管受侵，血管需一并切除。广泛切除是在肿瘤累及的间室内从肿瘤的假包膜和纤维性反应带周围的正常组织内分离、切除肿瘤，但需要切除的正常组织宽度尚无定论。目前的趋势是手术边缘更加靠近受累组织，Brown等认为手术边缘应距骨性边缘1cm以上，距筋膜2mm以上，距脂肪或肌肉5mm以上。手术过程中应尽量保留肿瘤周围的正常肌肉组织并避免横断肌肉，这样可以最大限度地保存肌肉的功能。切除不彻底，或高风险患者（如位置较深或肿瘤大于5cm），则局部复发率高，可辅以放疗、化疗。局部晚期患者的治疗仍然是一个具有挑战性的问题，术前新辅助化疗和放疗可能会使这些患者的一部分转变为可切除肿瘤，这可以改善局部控制，并有一定的治愈前景。

（二）放射治疗

对于滑膜肉瘤，常规采用三维适形放疗、调强适形放疗、容积调强放疗、螺旋断层放射治疗、立体定向放疗等X线放疗技术，可配合局部电子线照射等。随着放疗技术的进步，以及对儿童放疗远期毒性的关注，近年来质子、重离子放疗在SS中开始应用且备受瞩目。

放疗适应证主要为术后辅助放疗，如R1、R2切除，或高风险患者（如位置较深或肿瘤大于5cm），因局部复发率高，建议辅以放疗。一项单机构回顾分析发现，通过手术结合放疗治疗大多数SS患者，患者获得良好的局部控制率，5年和10年的局部控制率分别为90%和88%。Yaser等认为控制

局部无复发生存的最重要因素是切缘阴性和术后放疗，而获得切缘阴性取决于手术技巧、部位、肿瘤的大小和深度。一项来自欧洲儿科软组织肉瘤研究组和儿童肿瘤小组的联合分析表明，对于完整切除，病灶≤5cm的低风险组的滑膜肉瘤的儿童和青少年来说，无论分级，单一手术是足够的治疗方法，不推荐术后辅助放化疗。因滑膜肉瘤可能转移到淋巴结，一些学者建议使用选择性淋巴结照射治疗这些病变，特别是高级别肿瘤，其疗效尚不清楚。对于晚期滑膜肉瘤，放疗可作为姑息、减症治疗目的使用，有助于改善患者症状，提高生活质量。对年幼儿童远距离放疗的应用，可能会导致明显的远期毒性反应（特别是生长发育延迟），因此在某些部位可以使用近距离的后装放疗。Nag等报道短距离照射增加了局部疗效，降低了远期并发症的可能性。

（三）系统化疗

与其他NRSTS相比，滑膜肉瘤对放化疗相对比较敏感。新辅助化疗在儿科患者中被广泛应用。同时，对于晚期肉瘤，可考虑以化疗等系统治疗为主，配合手术、放疗等综合治疗。目前，儿科肿瘤学家也开始使用AI化疗方案用于滑膜肉瘤，而不是使用横纹肌肉瘤的治疗方案，以缩短治疗时间。其他主要化疗方案有VAC（环磷酰胺+长春新碱+放线菌素D）、VDC（长春新碱+多柔比星+环磷酰胺）、IE（异环磷酰胺+依托泊苷）。

（四）靶向治疗

新的靶向治疗仍处于研究和早期临床试验阶段。目前FDA已经批准多靶点酪氨酸激酶抑制剂帕唑帕尼（pazopanib）用于成人进展转移的滑膜肉瘤患者经环磷酰胺为基础的化疗后的二线治疗，这主要依据临床试验结果，提示对比安慰剂可以提高PFS。同样，国内自主研制的同类药品盐酸安罗替尼也在

部分成人肉瘤患者中显示出一定疗效。但上述药物均尚未获批用于18岁以下的儿童和青少年。

（五）免疫治疗

对于免疫疗法，在所有肉瘤中，滑膜肉瘤的免疫治疗靶点PD-L1和PD-1的表达量是最低的。在临床试验中，针对细胞毒性T淋巴细胞抗原4（CTLA4）或程序性细胞死亡蛋白1（PD-1）的免疫疗法药物对滑膜肉瘤的治疗都没有起到显著疗效。但同时，滑膜肉瘤的其他特异高免疫原性的靶点正在研究中，如在80%的滑膜肉瘤中表达的NY-ESO-1蛋白。*NY-ESO-1*基因修改T细胞受体（TCR-T）的相关临床试验结果也备受期待。

七、放射治疗

（一）适应证

放疗适应证主要为术后辅助放疗，如R1、R2切除，或高风险患者（如位置较深或肿瘤大于5cm）。对于晚期滑膜肉瘤，放疗可作为姑息、减症治疗目的使用，有助于改善患者症状，提高生活质量。

借鉴COG ARST0332临床研究中采用的剂量分割。目前，一般将55.8Gy分31次作为标准术后放疗剂量。45Gy分25次为术前放疗剂量，术后可根据情况推量，如R1给予10.8Gy分6次放疗，R2给予19.8Gy分11次的补量。新辅助45Gy放疗后被认为无法切除的患者可以在不中断放射治疗的情况下继续接受19.8Gy的增强治疗。具体详见本章第一节部分内容。对于姑息减症放疗，无统一规定，需要结合危及器官剂量要求、治疗目的等，给予适当的剂量安排，一般推荐总剂量50～66Gy，也可以采取局部病灶大分割治疗或立体定向放疗等。

四肢的SS，为避免严重的淋巴水肿、骨

折等风险，应避免对整个肢体环周进行高剂量照射。危及器官限量参照相应部位的剂量限制要求，对于儿童和成人有不同的限制要求，注意儿童子宫、卵巢、精囊等剂量。

【病例介绍】

患者，女性，16岁。因右侧颈部肿物起病就诊，行右侧颈部肿物切除术，术后病理：梭形细胞恶性肿瘤，符合滑膜肉瘤，后行扩大切除术及12周期全身化疗、瘤床区域辅助放疗（50Gy/25Fx/5W）。4年余后出现右侧颈部局部复发，再次局部肿物切除和化疗，并局部再程放疗，PTV：50Gy/25Fx/5W，PGTV：60Gy/30Fx/6W（图26-2）。

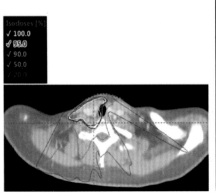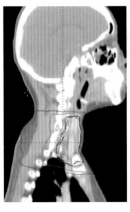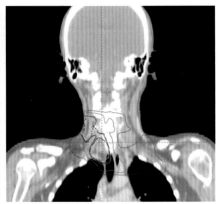

图26-2　滑膜肉瘤复发二次术后放射治疗计划图

红色线为PTV

（二）放射治疗不良反应

不同部位的肿瘤有不同的放疗不良反应，如发生于下肢滑膜肉瘤，最常见为骨、关节及邻近血管神经的损伤，皮肤反应，骨髓抑制等风险。

对于儿童SS，尤其需要关注远期毒性，如影响生长发育、影响生育功能、损伤脊髓、肾脏毒性、射线诱发第二肿瘤等。治疗前需要充分告知患儿监护人，取得知情同意。治疗结束后，需要长期随访。

八、预后及随访

总体而言，滑膜肉瘤是恶性程度很高的肿瘤，晚期因远处转移，病情轻重不一。既可向区域淋巴结转移，也可向远处肺部、骨等转移，切除不彻底有较高的复发率。患者的整体5年生存率为20%～50%，5年无病生存率（DFS）为40%～60%。尽管多达50%的SS在2年内局部复发，但由于SS具有晚期复发和转移的趋势，5～10年的临床随访是不充分的，推荐长期随访超过10年。其中，儿童患者总体预后较好，2015年欧洲儿科软组织肉瘤研究组发表的数据显示，5年生存率为90%。

文献已经研究过很多预后因素，包括患者年龄、肿瘤大小、使用放疗和（或）化疗、组织学亚型、手术切缘状态等，但只有肿瘤大于5cm始终与不良预后相关。此外，肿瘤部位也可影响预后，起源于四肢以外解剖部位的SS其预后更差，而远端肢体肿瘤比近端肢体或躯干肿瘤预后更好。

（隆艳艳）

第三节　腺泡状软组织肉瘤

一、概述

腺泡状软组织肉瘤（alveolar soft part sarcoma，ASPS）最初被描述为恶性非嗜铬性副神经节瘤或器官样恶性颗粒细胞瘤，于1952年开始，采用腺泡状软组织肉瘤这一描述性名称，现属于儿童非横纹肌肉瘤类软组织肉瘤（NRSTS）的一种。ASPS是一种分化尚未明确的极为罕见的软组织肉瘤亚型，每1000万人中仅1人确诊，占所有软组织肉瘤的0.2%～0.9%。最常见于青少年和年轻人，女性略多。在SEER数据库中，患者的中位年龄为25岁，72%＜30岁，58%为女性。

ASPS的来源和病因具有非常大的争议，目前仍然被归类于来源不确定的软组织肉瘤。该病在成年人以四肢躯干较常见，当发病于儿童时，则往往以头颈部发病为主。由于ASPS在世界范围内发病罕见，其整体的流行病学调查有待进一步完善。且尽管ASPS生长缓慢，但由于无明显临床症状，很多患者发现时已发生远处转移，导致该病的生存率整体较低。

二、病理学表现

（一）组织病理学

ASPS的来源并不清晰，肉眼观肿瘤切面呈灰白、灰红色，质地细腻呈鱼肉状，边界不清，有时可见钙化和出血。在光镜下最具特征性的表现是巢状结构或腺泡状结构，低倍镜观察最清楚。细胞巢倾向于一致性，但大小和形状可有差异。巢间由纤维结缔组织间隔分开，间隔中含有扁平内皮细胞衬覆的窦状丰富血道。巢中心的肿瘤细胞缺乏黏附性，并有坏死，形成常见的假腺泡状结构，由此而得"腺泡状"这一描述性名称。某些病例，尤其婴儿和儿童病例，肿瘤细胞可弥漫性片状生长，无明显巢状结构。肿瘤细胞为大圆形或多角形，大小和形状差异小，含1个或2个空泡状核，核仁明显，偶尔同一细胞内核仁可多达5个，细胞核可有异型性，但是核分裂象不常见。细胞界限清楚，呈明显上皮样，胞质丰富、嗜酸性、细颗粒状，偶尔胞质可透明或空泡状。细胞内经常含有菱形或棒状晶体样包涵体，在HE染色的组织上可能不明显，但淀粉酶消化后PAS染色可较清楚显示。不同病例包涵体数量差异很大，有的病例几乎可见于每个肿瘤细胞内，而有的病例非常罕见甚至缺如。除晶体外，尚有数量不等的糖原和抗淀粉酶颗粒，两者可能是晶体的前体物质。瘤体之中几乎均有血管浸润，在假腺泡和细胞巢之间尤其明显，这也是ASPS非常重要的病理学特点。

（二）分子病理学

对于ASPS，转录增强因子3（TFE3）异常非常具有代表性。TFE3是一种强效调控因子，作用于肿瘤细胞生长代谢，在ASPS中，观察到位于Xp11.2上的TFE3转录因子基因与位于17q25上的*ASPL*基因产生*ASPL-TFE3*融合基因，介导细胞异常增殖，是一种具有代表性的现象。*ASPL-TEF3*下游的转录靶点糖蛋白（GPNMB）在肿瘤内渗位点高表达被认为是另一个调控的关键因素，它通过跨内皮迁移诱导肿瘤侵袭性，对于引导富血管现象有很重要的作用。但是TEF3在很多肿瘤中均能阳性表达，因此其诊断价值体现为灵敏度高，但特异性差。

（三）病理分级

同其他NRSTS，具体详见本章总论部分相关内容。

三、临床表现

ASPS在成人和儿童、青少年之间发病率差异比较大。在儿童、青少年中，发病率较成人更高，发病中位年龄约为25岁。该病的临床表现特征不明显，大部分患者具有以下特征。

1. 该病病程进展相对缓慢，尽管该肿瘤起源部位不明确，可能包括肺、骨、骨骼肌、女性生殖道等部位，但实际病例多因体表扪及无痛性包块就诊。患者发现肿块就诊时，包块形态通常是具有血管脉动感的高血管性肿块，经常与血管畸形相混淆。

2. 该病在成人群体中，好发于下肢深部软组织，多发生于四肢和躯干，尤以大腿臀部和小腿常见。发生于上臂者多位于腋下、前臂及腋下，位于躯干多为胸壁、背部、腰部及髂窝。而在儿童患者群体则更常见于头颈部，且儿童有独特的受累部位，包括舌头和眼眶等部位，由于头颈部包括舌头和眼眶等部位的包块相对容易发现，因此儿童的包块往往较小。

3. 由于早期很少出现相关的功能障碍或其他症状，很多ASPS患者在就诊时已经出现转移，常见的转移部位包括肺、骨和脑，且脑转移相对其他NRSTS更加常见。转移后的ASPS预后较差，10年生存率比较低，不足50%。值得注意的是，有文献报道ASPS在切除原发灶15年后也可能出现远处转移。

四、辅助检查

（一）常规检查

常规检查包括病史及专科查体，查体表现为具有搏动感或血管杂音的体表包块。同时需完善血生化等基本实验室检查。

（二）影像学检查

1. 彩色多普勒超声　因ASPS富含血管，其与血管畸形及血管瘤在局部的超声检查和血管造影上可呈现出相似的特征性改变，容易误诊，需要仔细鉴别。

2. CT　CT不仅能够较好地显示软组织病变，当病变与骨组织关系密切时，其更具诊断价值。绝大多数ASPS患者的CT上可以看到肿物外周对比增强以及中央液化坏死的现象。

3. MRI　MRI上ASPS在T1和T2加权像中通常表现为高信号强度，并表现为内外多分叶状信号。Cromb等分析25例MRI特征ASPS患者得出结论，深层肿瘤如果主要呈现为高信号强度T1加权像，缺乏纤维化成分，边缘模糊，且超过5个中央和外围流空隙，那么就要考虑ASPS。在MRI增强图像上，肿块明显强化，且呈现多个瘤周和瘤内曲折的信号空洞。但是，ASPS因其罕见性，容易被误诊为血管瘤或动静脉畸形。

五、诊断与临床分期

（一）诊断

诊断ASPS主要依据临床症状、体征、影像学检查和组织病理，其中组织病理是诊断的金标准。ASPS临床早期症状不明显，通常为无症状缓慢生长。儿童患者出现头颈部包括舌头、眼眶部位富有血管的包块时需要注意ASPS的可能性。

（二）临床分期

ASPS的临床分期参考儿童非横纹肌肉瘤类软组织肉瘤分期，具体详见本章总论部分相关内容。

六、临床治疗

ASPS属于NRSTS，主要治疗原则依据NRSTS，可参考本章第一节相关内容，本节不再赘述，下列只针对其特殊性做相应补充。

（一）手术治疗

手术治疗是ASPS的主要治疗手段，对于局部发病的ASPS患者，目前最推崇的且经报道证实效果最佳的治疗方案为边缘足够大的手术切除。Ogose等指出，在手术过程中，需切除肿瘤边界外1.0～1.5cm的健康组织。因一期手术的切除范围不足而导致切缘阳性的患者，术后复发的风险较高，预后也较差。因此，要对肿瘤进行完整的扩大切除。

（二）系统治疗

1. 化疗　ASPS化疗方案同NRSTS，但疗效不佳。在EpSSG NRSTS 2005年的研究中，22例患者中有4例接受了异环磷酰胺和多柔比星的化疗，但没有临床反应。在Reichardt等发表的文献回顾中，68例患者对一线化疗（蒽环类、蒽环类、蒽环类加异环磷酰胺等）的反应为51%的PD，SD为41%，部分缓解（PR）为3%，完全缓解（CR）为4%。目前来看，虽然缺乏大样本临床数据，但传统的蒽环类药物辅助化疗对ASPS似乎无效。

2. 靶向治疗　近年来随着对ASPS发病机制及结构特征的深入研究，基于ASPS的血管生成特性，一些临床试验已经研究了各种血管生成抑制剂。到目前为止，帕佐帕尼和舒尼替尼已被推荐为成人晚期ASPS的首选方案。儿童用药证据不足，在一项国内回顾性研究中纳入了14例14～40岁局部不可切除或晚期ASPS患者，口服舒尼替尼治疗，其中4例达到PR，10例达到SD，中位PFS为41.0个月，且2例患者在舒尼替尼新辅助治疗后得到完全切除。

3. 免疫治疗及联合治疗　免疫治疗在ASPS药物开发领域也显示了十分广阔的前景，免疫检查点抑制剂（ICIs）如PD-1、PD-L1和CTLA-4等药物已经在成人ASPS患者中进行了尝试，并显示了良好的效果，但目前尚缺少儿童患者相关研究。

（三）放射治疗

放疗在儿童ASPS中的作用目前尚未达成共识，建议根据NRSTS诊疗规范基于风险分层进行选择（详见本章第一节相关内容）。对于低风险患者，可选择单纯手术，不做术后辅助治疗；而对于中高危风险患者，手术联合（新）辅助治疗，包括放化疗等综合应用可以降低复发率。

七、放射治疗

（一）辅助放疗

由于缺乏改善局部控制和生存率的证据，目前对于局部ASPS患者辅助放疗的作用尚未达成共识。Wang等报道，在局部ASPS患者中，手术加放疗的OS优于单独手术，尤其是病灶直径＞5cm的患者更应该行术后放疗。Casanova等则建议在手术切缘不足的患者中使用放疗，不建议为了降低复发率而给所有儿童都使用放疗，因为如果肿瘤被完整切除且能保证足够切缘，局部放疗不是必须的，与NRSTS诊疗规范推荐相同。

（二）转移病灶放疗

而对于脑转移瘤，立体定向放疗（SRS/SRT）是局部治疗的合理选择。Lim等建议对ASPS脑寡转移瘤使用单次剂量≥25Gy的SRS治疗。而对于多发的脑转移病灶，建议全脑放疗，但预后较差。对于ASPS的肺转移，可采用转移灶切除术和放疗相结合的策略。

【病例介绍】

患儿，女，9岁。左大腿腺泡状软组织肉瘤术后放疗，采用6MV-X线，IMRT技术，PTV DT 55.8Gy/31Fx（图26-3）。

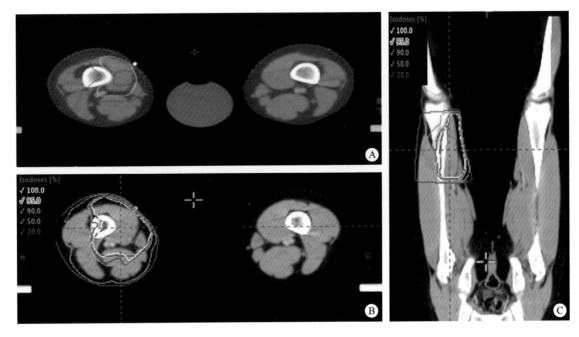

图26-3　左大腿腺泡状软组织肉瘤术后放疗靶区及剂量分布图

A. 靶区（GTVtb，红色内圈；CTV，绿色；PTV，红色外圈）；B. 剂量分布图；C. 剂量分布图冠状位

八、预后及随访

ASPS局限期5年OS率为60%～88%。对于转移性ASPS，5年OS率为20%～62%。影响其预后因素包括年龄、肿瘤大小、骨破坏程度和诊断时是否存在转移等。

ASPS治疗后应定期随访，复查内容包括体格检查、血常规、血生化及影像学检查（病灶部位影像、胸部CT、脑部MRI等）。第1年间隔3个月一次，第2～3年间隔4～6个月一次，第4～5年间隔12个月一次，第6～10年每年进行体格检查、血常规、生化检查，10年后尽可能每年复诊或电话随访患儿结婚生育情况、第二肿瘤状况等。

（谢　林）

一、概述

尤因肉瘤（Ewing sarcoma，ES）是Ewing在1921年首先报道的，当时取名为"骨的弥漫性血管内皮瘤"。他观察到这种高侵袭性骨癌对放疗相当敏感。ES现以他的名字而命名。自他描述ES之后，出现了许多关于ES来源的理论，然而该肿瘤的起源仍然不能确定。长久以来，病理学专家认为ES看起来与另一个被称为原始神经外胚瘤（primitive neuroectodermal tumor，PNET）的罕见软组织肿瘤相似。20世纪80年代早期发现ES和PNET不仅在显微镜下有类似的特征，而且在超过95%的病例中存在相同的基因易位。所以，这两种肿瘤被划分为一个类别，称为尤因肉瘤家族（ewing sarcoma family tumor，ESFT）。ESFT是由不知来源的未分化原始细胞组成的。因病理学家鉴别时染色呈现蓝色，所以这些细胞被称为"小蓝圆细胞"。ESFT包括骨ES、骨外软组织尤因肉瘤（extraosseous Ewing sarcoma，EES）、PNET、骨PNET和胸壁的小细胞恶性肿瘤（Askin瘤）。

本病好发年龄为10～15岁。男孩较女孩多见。该病虽然罕见，但发生于骨的ES是影响儿童和青少年的第二常见原发性恶性骨肿瘤。其可发生于几乎所有的骨和软组织中，骨ES好发于髂骨、股骨、肱骨、腓骨、胫骨，侵犯长管状骨时，多发生在骨干。与骨ES相比，EES发生部位主要在躯干和中轴部位。这类肿瘤恶性程度高、易复发、预后差。约25%的患者在发现时已出现明显的转移，需要结合局部治疗和全身治疗。多学科综合治疗的方法能够使患者预后得到显著改善。但即使进行了积极的治疗，仍有20%～40%未转移患者和近80%转移患者难以获得满意的疗效。

二、病理学表现

（一）组织形态学

典型的ES在HE染色的组织切片上可见多层排列紧密、细胞形态单一的小圆形蓝色细胞，核深染，胞质少而透明。通常有广泛的坏死，仅在血管周围残留有活的肿瘤细胞。核异型不明显、瘤细胞可呈栅栏样，可见菊形团或假菊形团的形成。血管侵犯常见，但该类肿瘤并不具有特征性的丰富血管。核分裂象罕见。约50%的外周ES患者存在神经免疫表型，或瘤细胞超微结构或光镜检查显示的神经分化证据（即Flexner型菊形团或Homer-Wright型假菊形团）。但未见成熟的神经成分（即神经节细胞、神经纤维束或施万细胞）。肿瘤细胞通常排列为器官样、腺泡状或小叶状。

（二）免疫组织化学染色

几乎所有的肿瘤细胞会出现特征性的膜表达，大部分肿瘤表达Vimentin，NSE等神经标志物的表达也很常见。免疫组织化学结果会显示非特异性的CD99、CD56和突触素的表达，CD99表达的阴性几乎可以排除尤因肉瘤的诊断。

（三）分子生物学特点

特异性染色体是ESFT的重要诊断特征，目前认为融合基因的蛋白产物在肿瘤发生和生物学中发挥重要作用。目前一般指南推荐使用免疫荧光染色（FISH）的方案进行鉴别，但是FISH有假阴性的可能，如果实验室条件允许，尽量通过PCR等方法进行验证。

1. *EWSR1*易位　ESFT共有的独特非随机染色体易位是共同细胞起源最强有力的论据之一。大多数病例都表达几种不同相互易位中的一种，大部分相互易位涉及集中在染色体22q12上单基因位点（即*EWSR1*基因）内的断裂点。85%～90%的ESFT病例中，通过FISH检出频发性染色体易位 t（11；22）（q24；q12）使22号染色体上*EWSR1*基因的5′端与11号染色体上Friend白血病整合位点-1（friend leukemia integration locus-1，*FLI1*）基因的3′端融合。

2. 其他基因易位　在缺乏*EWSR1-FLI1*易位的ESFT中，会出现类似易位，主要是*FET*基因家族与*FLI1*结构同源的*ETS*（E-Twenty Six）家族基因（即*ERG*、*ETV1*、*ETV4*或*FEV*）融合，分别形成t（21；22）（q22；q12）、t（7；22）（p22；q12）、t（17；22）（q12；q12）或 t（2；22）（q35；q12）易位。*EWSR1-ERG*易位t（21；22）（q22；q12）见于5%～10%的ESFT病例，而其他易位不太常见。

3. 其他类型的尤因样肉瘤　值得一提的是，随着分子病理学的发展，有些曾经尤因肉瘤的亚型因发病机制及生物学特征与尤因肉瘤有明显差异，已被不再被定义为尤因肉瘤，虽这类肿瘤的治疗方案和原则仍与ES类似，但是预后可能有显著差异。例如*BCOR-CCNB3*，*CIC-DUX4*等。

三、临床表现

最常见的临床表现为局部疼痛或肿块以及肿块所引起的压迫症状。另外，根据病变部位、大小、周围器官的侵袭情况以及远处转移的情况而出现不同的症状。

（一）全身症状

10%～20%的患者就诊时存在全身症状，如发热、乏力、食欲缺乏、体重减轻或贫血等。多数ES患者的首发症状是低热或高热，排除明确的发热原因后，需要考虑肿瘤热的可能。

（二）局部症状

80%的患者临床表现为局部症状，其中局部疼痛和肿块最为常见，且持续数周或数月之久。疼痛开始时可能较轻，但迅速加重，运动时加重，夜晚显著。部分患者可触及明显的软组织肿块，邻近关节的病变表现为关节活动受限，如为脊柱或骶骨的病变可表现为神经根刺激或受压可导致背痛、神经根病或脊髓压迫的症状（如尿、便潴留或失禁）。

（三）转移症状

诊断时转移部位多见于肺、骨、骨髓等。70%～80%病例远处转移的首发部位为肺，肺转移是患者死亡的主要原因。肺部侵犯的表现从无症状到发热、咳嗽、喘憋，甚至呼吸困难。若出现骨累及可能合并局部疼痛，出现脊柱受累时可能出现肢体无力或大小便失禁等表现。若出现骨髓侵犯可表现为发热、贫血、出血、感染等血细胞异常而导致的症状。少数转移至颅内，可表现为头痛、恶心、喷射状呕吐、运动障碍、感觉障碍、癫痫发作等。

四、诊断

（一）临床病史

所有怀疑ESFT的患者都应进行详细的

病史采集及体格检查。

（二）影像学检查

1. X线 累及骨的ES通常表现为边界不清的破坏性病变，后逐渐融合。病变部位的皮质常膨胀，且骨膜下的肿瘤使骨膜移位，造成骨膜三角的临床征象。特征性的骨膜反应产生了数层反应骨，积累成为"洋葱皮"外观。另一个特点是"Hair-On-End"征，是由沿着垂直于骨皮质和隆起骨膜的血管走行进而形成新生骨。10%～15%的病例在诊断时有病理性骨折。

2. CT 能更好地显示骨皮质破坏和软组织病变的范围，了解有无肿瘤出血及炎症改变。同时，胸部CT积极推荐用于评估是否存在肺部转移。

3. MRI 由于软组织分辨的优势，MRI能够更好地分辨肿瘤的大小、局部骨内和骨外病变的范围，以及筋膜面、血管、神经和器官与肿瘤的关系。头部MRI积极推荐用于评估是否存在颅内转移。

4. 超声 可了解原发及转移部位肿瘤大小、性质、肿瘤范围、供血情况及与周围组织的关系等。为最无创的检查，且方便易行。

5. PET/CT 作为功能影像，在发现无症状转移灶或可疑病灶的鉴定方面具有特殊的优势，可以作为目前常用影像学检查的重要补充手段。

（三）病理学检查

病理检查仍为确诊的"金标准"，可选择穿刺活检、切除活检及根治性手术获取组织学样本。当肿块小（＜5cm）并且未毗邻重要结构时可以考虑切除活检。

（四）脏器功能及常规检查

1. 生化及动态红细胞沉降率检查 肝肾功能、乳酸脱氢酶（LDH）、电解质、动态红细胞沉降率是必查项目。肿瘤负荷大的患者可出现血尿酸及LDH升高的表现。

2. 心电图及心脏彩超检查 评估心脏功能情况。

3. 血常规检查 了解血细胞情况，骨髓侵犯患者常出现白细胞增多，血红蛋白及血小板减少。

4. 凝血功能 治疗前评估患者凝血功能，了解有无出血及血栓风险。

（五）其他

1. 脑脊液 对于肿瘤侵犯眼眶、鼻腔、鼻窦、鼻咽、颞下窝等脑脊膜旁区域或颅内侵犯的患者，应做脑脊液检查。除了行脑脊液压力检查外，常规和生化检查的同时，还必须同时做离心甩片法检查。如果腰椎穿刺无损伤，脑脊液中可见蛋白及白细胞增多，且可见肿瘤细胞，提示为肿瘤中枢神经系统侵犯。但对有颅内压增高表现及视盘水肿者腰椎穿刺要谨慎，以免诱发脑疝。当患者伴有血小板严重减低时应避免行腰椎穿刺。

2. 骨髓 孤立性骨髓转移并不常见，既往荟萃分析显示仅1.2%的患者存在孤立的骨髓转移，因此，骨髓穿刺±活检在尤因肉瘤中的执行标准仍存在争议。COG对于儿童患者推荐常规执行，NCCN指南给出推荐初诊常规筛查中脊髓及盆腔MRI可替代骨髓穿刺±活检。但当患者出现血细胞改变和（或）影像学检查提示骨髓侵犯时，建议行骨髓常规及染色体核型分析检查协诊。对于骨髓干抽或骨髓坏死的患者应进行骨髓活检。

（六）诊断标准

结合上述发病年龄、临床表现、影像学征象，临床考虑ES，肿瘤穿刺活检或肿瘤切除的大体标本病理诊断结果为确诊的金标准。有条件的单位可行*EWSR1*基因检测，若 *EWSR1* 基因断裂点易位阳性，可明确诊断。

五、临床分期

ES 不像其他实体肿瘤那样有通用的分期系统。临床上常采用肌肉骨骼肿瘤协会（Musculoskeletal Tumor Society，MSTS）和美国癌症联合会（AJCC）的分期系统。

（一）MSTS 分期系统

MSTS 分期系统见表 27-1。

表 27-1　MSTS 分期系统

分期	分级	原发肿瘤	转移
I	低度恶性		
I A	G1	T1	M0
II B	G1	T2	M0
II	高度恶性		
II A	G2	T1	M0
II B	G2	T2	M0
III	远处转移		
III A	任何	T1	M1
III B	任何	T2	M1

注：G1. 低级别肿瘤；G2. 高级别肿瘤。T1. 肿瘤位于间室内（局限于骨）；T2. 肿瘤位于间室外。M0. 无转移；M1. 任何转移。

（二）AJCC 第 8 版分期系统

骨来源 ES 参照恶性骨肿瘤的分期，但与原发部位不同有所不同。对于软组织来源 ES 参照 AJCC 第 8 版分期系统（表 27-2，表 27-3）及法国癌症中心肉瘤组织联合会（French Federation of Cancer Centers Sarcoma Group，FNCLLCC）组织学分级执行（表 27-4）。

表 27-2　AJCC 第 8 版分期 TNM 定义

分期	描述
原发肿瘤 T	
TX	原发肿瘤无法评价
T0	无原发肿瘤证据
T1	肿瘤最大径 ≤ 5cm
T2	肿瘤最大径 > 5cm，≤ 10cm
T3	肿瘤最大径 > 10cm，≤ 15cm
T4	肿瘤最大径 > 15cm
区域淋巴结 N	
N0	无局部淋巴结转移或局部淋巴结无法评价
N1	局部淋巴结转移
远处转移 M	
M0	无远处转移
M1	有远处转移

表 27-3　AJCC 第 8 版临床分期

临床分期	T 分期	N 分期	远处转移	分级
I A 期	T1	N0	M0	G1, GX
I B 期	T2/T3/T4	N0	M0	G1, GX
II 期	T1	N0	M0	G2, G3
III A 期	T2	N0	M0	G2, G3
III B 期	T3/T4	N0	M0	G2, G3
IV 期	任何 T	N1	M0	任何 G
	任何 T	任何 N	M1	任何 G

表 27-4　FNCLLCC 软组织肉瘤分级系统

评分	描述
A. 肿瘤分化	
1分	肉瘤非常类似正常成人间叶组织（如低级别平滑肌肉瘤）
2分	肉瘤细胞有自己特定的组织学特点（如黏液样脂肪肉瘤）
3分	胚胎样特点和未分化的肉瘤，滑膜肉瘤，类型不明确的肉瘤

续表

评分	描述
B.核分裂计数	
1分	0～9/10HPF
2分	10～19/10HPF
3分	>19/10HPF
C.坏死	
0分	无坏死
1分	<50%肿瘤坏死
2分	≥50%肿瘤坏死
组织学分级=A+B+C	
1级	2，3分
2级	4，5分
3级	6，7，8分

注：但这两个分期系统都不是为ES专门设计的，因为ES都是未分化的（G4），且极少有患者发生淋巴结转移。而且对于ES比较重要的两个预后指标，即肿瘤的轴向位置和是否有骨髓累及，两个分期系统均未涉及。

六、临床治疗

（一）一般治疗原则

目前，国际上儿童及青少年ES的治疗原则相似，治疗方案为化疗、手术、放疗等多学科综合治疗策略。尽管只有少数ES患者在诊断时没有明显的转移，但该病仍被认为是全身性疾病。单纯局部治疗的复发率高（80%～90%），所以大多数患者在诊断时即使没有明显转移灶，也可能存在亚临床转移。基于此，所有ES患者均采取以下治疗策略：初始诱导化疗后接受局部控制治疗[手术和（或）放疗]和辅助治疗。

初始治疗包括多药化疗及粒细胞集落刺激因子支持，至少12周。已有转移灶的患者根据化疗反应可以适当延长初始诱导化疗周期。VDC（V：长春新碱、D：多柔比星、C：环磷酰胺）与IE（I：异环磷酰胺、E：依托泊苷）交替是局部ES的首选方案，而VDC是有转移灶患者的首选方案。其他一些

化疗方案的推荐包括VAIA、VIDC。

初始治疗后患者维持稳定状态或肿瘤缩小者应进行局部治疗，过度延长诱导化疗周期可能错失局部治疗的机会。局部治疗方法包括局部切除、放疗。局部治疗方法的选择应根据肿瘤位置、大小、对化疗的反应、患者年龄、功能预期来制订。

无论手术切缘如何，应对所有患者进行术后辅助化疗，单纯手术切除治愈率不足10%。强烈建议广泛切除后的化疗持续时间为28～49周，根据方案和剂量制订具体时间。对于切缘阳性或外科边缘非常邻近的患者，建议在化疗的基础上增加术后放疗。

（二）化学治疗

美国及欧洲的单中心及多中心合作临床研究表明，包含异环磷酰胺和（或）环磷酰胺、依托泊苷、多柔比星和（或）放线菌素D、长春新碱的多药联合化疗对非转移性ES有效。目前NCCN、COG及中国专家共识给出ES的标准化治疗方案为VDC与IE两者交替。化疗间隔2～3周（病初未予手术切除患者，若骨髓抑制恢复，无明显化疗禁忌证，可适当缩减化疗间隔时间，年龄<18岁患者中2周方案疗效优于3周方案，总生存能够提高约10%绝对值），总疗程48周左右。通常，在无疾病进展的情况下，先给予4～6周期的化疗，然后进行局部治疗，随后再给予相同的化疗方案完成整个疗程。具体方案如下。

1.按照体表面积计算

（1）VDC：①V，1.5mg/m^2（最大剂量2mg），静脉推注，d1、d8、d15；②D，30～37.5mg/m^2，静脉滴注6小时以上，Qd，d1～d2；③C，1.2g/m^2，静脉滴注1小时以上，Qd，d1（美司钠：360mg/m^2，于C执行第0、3、6、9小时静脉注射。充分水化碱化至少3天）。

当多柔比星累积剂量大于360mg/m²时，可将化疗方案替换为VTC/VAC。VTC即拓扑替康1.5～2mg/m²，静脉滴注3小时以上，Qd，d1～d2；V及C同前。VAC即放线菌素D：0.045mg/kg，静脉滴注，大于5分钟，Qd，d1；V及C同前。

（2）IE：①I，1.8g/m²，静脉滴注1小时以上，Qd，d1～d5；②E，100mg/m²，静脉滴注4小时以上，Qd，d1～d5（美司钠：360 mg/m²，于I执行第0、3、6、9小时，静脉注射。化疗期间充分水化碱化至少6天）。

2. 按照体重计算（小于3岁或大于3岁但体表面积＜0.6m²）

（1）VDC：①V，0.5mg/kg，静脉推注，d1、d8、d15；②D，1mg/kg，静脉滴注6小时以上，Qd，d1～d2；③C，1.2g/m²，静脉滴注1小时以上，Qd，d1（美司钠：360mg/m²，于C执行第0、3、6、9小时静脉注射。充分水化碱化至少3天）。

（2）IE：①I，6.6mg/kg，静脉滴注1小时以上，Qd，d1～d5；②E，3.3mg/kg，静脉滴注4小时以上，Qd，d1～d5（美司钠：360mg/m²，于I执行第0、3、6、9小时，静脉注射。化疗期间充分水化碱化至少6天）。

其他化疗方案（初始/新辅助/辅助治疗）：①VAI（长春新碱、多柔比星、异环磷酰胺）；②VIDE（长春新碱、异环磷酰胺、多柔比星、足叶乙苷）；③VAdria C（长春新碱、多柔比星、环磷酰胺）。二线治疗方案（复发/难治性或转移）：①环磷酰胺联合拓扑替康；②伊立替康±替莫唑胺；③异环磷酰胺联合足叶乙苷；④异环磷酰胺、卡铂、足叶乙苷；⑤多西紫杉醇联合吉西他滨。

（三）手术

通过手术将病变骨和组织切除是ES综合治疗的重要组成部分。在肿瘤局部处理中，比较单纯局部放疗，手术切除病灶可减少局部复发和二次肿瘤问题。随着外科技术的进步，尤其是骨和软组织重建技术的进步，一些原来需要截肢或术后功能有障碍的患者得以肢体保留或功能保留。对于ES手术的要求是尽量达到切缘阴性，在术前评估中，应充分考虑并设计好肿瘤切除后的骨和软组织的重建。术后常见的并发症有骨折、骨不连、感染等，通常需要再次手术给予纠治。

（四）放射治疗

ES放疗敏感性较高，因此放射治疗是手术以外另一种常用的局部控制治疗手段。可针对原发肿瘤行根治性、术前、术后放疗，也可针对胸壁、胸膜受累及肺转移等病灶进行姑息性放疗。

（五）大剂量化疗后行干细胞移植

大剂量化疗后行干细胞移植（high-dose therapy/ stem cell transplantation，HDT/SCT）在非转移性及转移性ESFT患者中均有尝试。HDT/SCT在未转移性患者中可提高生存率，但是针对转移性患者的研究得出相反结论。

（六）分子靶向治疗

随着ES发生、发展和转移机制的深入研究，ES的分子靶向治疗逐渐成为研究新热点。目前主要集中在靶向沉默*EWS/FLI1*融合基因、靶向阻滞胰岛素样因子受体、靶向抑制受体酪氨酸激酶、抗血管生成等方面。但是，目前ES的治疗仍然以化疗为主，靶向治疗以及免疫治疗的单药治疗的临床试验基本均以失败告终，建议如果尝试靶向或免疫治疗，以联合化疗的综合治疗为主。

七、放射治疗

（一）适应证

可针对原发肿瘤行根治性、术前、术后

放疗，也可针对胸壁、胸膜受累及肺转移等病灶进行性姑息性放疗。

（二）放疗前准备

1. 评估患者配合程度，评估是否需要镇静。

2. 签署医患沟通及放射治疗同意书。

（三）放疗技术

根据不同单位具体情况，可采用三维适形、静态或动态调强、立体定向放疗、螺旋断层放疗、质子治疗等技术。质子治疗可以限制和减少对健康组织和器官的辐射剂量，提高无进展生存，降低远期不良反应风险，为目前最优选择。但其他多种放射治疗技术均能实现常规放疗计划，可据单位情况酌情选择。

（四）放疗靶区及剂量（主要参考 NCCN 指南及 2019《儿童及青少年尤因肉瘤诊疗规范》）

1. 原发肿瘤治疗

（1）根治性放疗：应在 VDC/IE 化疗方案 12 周或 VIDE 化疗方案 18 周后开始。

靶区勾画：

GTV1：化疗前肿瘤范围；GTV2：病变骨范围及化疗后软组织区。

CTV1：GTV1 外扩 1.0～1.5cm；CTV2：

GTV2 外扩 1.0～1.5cm。

PTV1：CTV1 外扩 0.5～1.0cm；PTV2：CTV2 外扩 0.5～1.0cm。

计划剂量：

PTV1：45Gy/25Fx；PTV2：55.8Gy/31Fx（化疗反应度＜50% 肿瘤，考虑增加到总量 59.4Gy/33Fx）。

（2）术前放疗：对潜在可切除肿瘤考虑术前放疗，有条件患者可选择同步放化疗。

靶区勾画：

GTV：初始肿瘤范围。

PGTV：GTV 外扩 2cm。

计划剂量：

PGTV：36～45Gy/20～25Fx。

（3）术后放疗：术后 60 天内开始放疗，对巩固性化疗患者同时进行。

靶区勾画：

GTVtb：瘤床。

CTVtb：GTVtb 外扩 1.0～1.5cm。

PTVtb：CTVtb 扩大 0.5～1.0cm。

计划剂量：

R0 切除（组织学反应差，即使边界切除充分，仍需考虑放疗）照射 45Gy/25Fx；R1 切除照射 50.4Gy/28Fx；R2 切除照射 45Gy 后针对残余病灶加量照射至 55.8Gy/33Fx，见图 27-1。

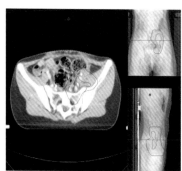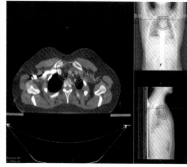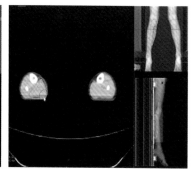

图 27-1 不同部位（盆腔、纵隔、下肢）术后放射治疗靶区图

内圈 GTVtb；中圈 CTVtb；外圈 PTVtb

（4）半胸照射：原发于胸壁合并胸膜受累者建议行半胸照射15～20Gy（1.5Gy/F），后继续对原发病灶行缩野加量照射（最终剂量以切除边缘为基础）。

2. **转移病灶治疗** 全肺照射后行彻底化疗/转移灶切除：①14岁以下患者15Gy（1.5Gy/Fx）；②14岁以上患者建议18Gy（1.5Gy/Fx）；③目前COG研究以年龄在6岁上下进行分层（12Gy/15Gy）。

（五）治疗计划制订

1. **危及器官限量** 因该病可能涉及各部位照射，需依据靶区邻近器官分布行危及器官限量。其中需要注意的是照射区域若邻近椎体，建议避免偏侧椎体生长点照射。照射单侧肢体者需告知可能出现左右肢体发育不对称可能。若邻近睾丸、卵巢等，因严格控制危及器官限量，无法满足者，需告知可能存在影响性特征发育可能。余危及器官参照附录二执行。

2. **放疗计划制订** TOMO放疗计划可一次性实施，避免了冷点和热点。如不能进行TOMO放疗，可以使用调强放射治疗技术。常规放疗技术需要避免多野照射接野造成的剂量过高或者剂量不足。另外，儿童肿瘤放射治疗的危及器官剂量限定是需要重点考虑的问题（图27-2）。

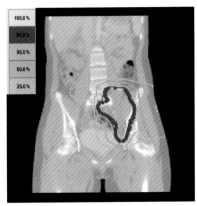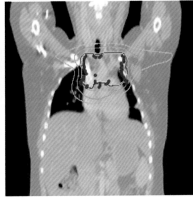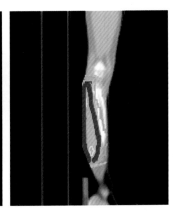

图27-2 不同部位（盆腔、纵隔、下肢）TOMO放射治疗计划图

红色线为PTV

（六）计划实施

放疗实施过程中，需要MVCT、CBCT、KV等监测摆位误差，特别是配合不好的患者，避免体位因体位变化带来的靶区不准确以及不良反应增加。

（七）放射治疗常见不良反应

1. **急性期不良反应** 放射治疗的急性期不良反应是在放疗过程中及放疗结束后3个月内出现的不良反应。肢体肿瘤放疗最常见的不良反应为放射性皮炎。营养状况不良、长期日晒、搔抓、化学制品接触等可能会增加放射性皮炎的风险。若出现急性放射性皮炎，需加强局部护理及指定外用药物，若出现破溃，需酌情抗生素预防及治疗感染。

2. **晚期不良反应** 放疗晚期不良反应为放疗结束3个月以上出现的不良反应。该病种最常见发病于肢体，部分照射后儿童可能因涉及单侧长骨照射致双侧肢体发育不均衡，严重时影响行走等特征。部分患者照射区域若邻近睾丸、卵巢等，也可能造成生殖系统发育障碍导致性功能、性特征发育异常等。对于部分无法避免照射的患者，需加强医患沟通。

八、预后及随访

肢体ES患者的5年生存率在50%～75%，位于脊柱及骨盆ES的5年生存率41%～80%。该疾病恶性程度高，易发生远处转移，尤其是肺，其远处转移率为50%左右。初诊即手术、肿瘤体积＞200ml、放疗后肿瘤退缩＜50%、化疗后组织学反应显示仍有10%的肿瘤活性残留、放疗后仍不能手术等视为独立不良预后因素。该病被认为是一种需要综合局部治疗和全身治疗的全身性疾病。多学科综合治疗的方法，尤其化疗的引入能够使患者预后得到显著改善，治疗后亦需要规范随访，对于儿童起病的患者还需要关注第二原发肿瘤的发生。

ES患者的复查包括3个月进行1次体格检查、血常规和其他实验室检查、X线胸片和局部病灶影像学检查。复查间隔在2年后应延长至6个月。5年后的长期监测应每年进行1次。

（李　丛　苏　筠）

第二十八章　横纹肌样瘤

一、概述

横纹肌样瘤（malignant rhabdoid tumors，MRTs）是一类具有高度侵袭性且易复发和转移的罕见胚胎性恶性肿瘤，好发于婴幼儿、儿童。1978年由Beckwith和Palmer首次在肾脏肿瘤患儿中报道，曾一度被认为是肾母细胞瘤的特殊亚型，现已被正式命名为肾脏恶性横纹肌样瘤（malignant rhabdoid tumor of the kidney，MRTK）。随后，1987年Tsuneyoshi等报道了发生在肾外软组织的与MRTK相似的恶性横纹肌样瘤，1996年Rorke等报道了发生在婴儿中枢神经系统的具有横纹肌样细胞特点的肿瘤。其实，MRTs可发生于全身各部位，依据肿瘤原发部位的不同，目前主要分为3类：肾脏横纹肌样瘤（MRTK）、中枢神经系统非典型畸胎样/横纹肌样瘤（atypical teratoid/rhabdoid tumors，AT/RT）、肾外非中枢神经系统横纹肌样瘤（extrarenal extracranial rhabdoid tumors，EERT）。其中，最常见好发部位为肾脏（即MRTK），约占18%，其次是AT/RT，占10%～15%，其他还有软组织（14%）和肝脏（9%）等部位。AT/RT为婴儿期最常见的恶性中枢神经系统肿瘤，其发病率随着年龄的增长而降低。MRTK约占儿童肾脏肿瘤的1.3%，绝大多数出生后1岁内发病，且多为后天性。相较于AT/RT及MRTK，EERT发病年龄更大，多见于4～7岁儿童，也可见于成人，初诊时常处于早期阶段。普遍存在特征性的 *SMARCB1* 抑癌基因失活性变异以及其编码的INI1蛋白缺失，它们是儿童MRTs的驱动性遗传缺陷和重要诊断依据。发生 *SMARCB1* 基因变异的儿童MRTs临床上可多部位同时出现肿瘤病灶。在治疗上，目前主要基于手术、放疗、化疗等多学科联合治疗模式，仍缺乏统一的标准治疗方案。总体预后差，5年生存率为20%～40%。

二、病理学表现

（一）组织病理学

MRTs的经典肿瘤细胞为横纹肌样细胞，表现为圆形或多角形的细胞，细胞体积较大，胞质丰富，具有粉染透明样变的胞质内包涵体、嗜碱性核仁及囊泡状染色质，其部分特征与横纹肌母细胞类似，但不具备分化特征，且缺乏横纹肌的超微结构。当然，它也可以显示梭形或原始的小细胞形态。在大多数肿瘤中，Ki-67增殖指数较高，常>50%。免疫组织化学中波形蛋白、细胞角蛋白、上皮膜抗原等上皮标志物可为阳性，但无明显骨骼肌及生殖细胞标志物，如Myo、AFP、hCG。

（二）分子病理学

绝大部分儿童MRTs均存在 *SMARCB1* 基因变异，导致细胞核INI1蛋白表达缺失，目前已成为其标志性分子遗传学改变。*SMARCB1* 是一种抑癌基因，又被称为 *hSNF5*、*INI1* 或 *BAF47*，其编码的INI1蛋白是SWI/SNF染色质重塑复合体的核心亚基。而SWI/SNF复合物是人类胚胎干细胞多能性的一个重要调节因子。*SMARCB1*基因失活严重影响SWI/SNF功能，阻碍细胞分化而维系人类胚胎型干细胞的干性及高增殖活性，为MRTs关键发病机制。此外，极少数缺乏*SMARCB1*基因变异者，可能存在*SMARCA4*基因变异，该基因位于19号染色体的短臂，可导致编码的BRG1蛋白缺失，后者亦是SWI/SNF染色质重塑复合体催化异二聚体中的一个亚单位。有报道与存在*SMARCB1*基因变异的患者相比，*SMARCA4*基因变异的AT/RT预后更差，更倾向种系突变，中位生存时间仅3个月（0～6个月）。因此，免疫组织化学检测INI1、BRG1蛋白表达情况可有助于诊断。同时，有条件者推荐肿瘤组织和外周血细胞提取DNA，分析*SMARCB1*、*SMARCA4*基因的体细胞和生殖系遗传变化。

近年来随着基因组学、转录组学和表观基因组学等的应用，发现不同的MRTs之间仍存在分子异质性并导致其预后存在着一定差异。目前，根据DNA甲基化和基因表达谱分析，AT/RT可分为3个分子亚型：AT/RT-TYR（以过表达黑素细胞特异性标志物基因为主要特征）、AT/RT-SHH（高表达SHH信号通路基因和NOTCH信号通路基因）及AT/RT-MYC（显著过表达*MYC*基因）。也有学者提出第四种亚型——AT/RT-SMARCA4，其变异频率更高，发病年龄更小，预后更差。而eMRTs，根据miRNA序列资料可将其分为两组，神经来源（发生部位均在肾外，mRNA表达谱与AT/RT相似）和神经嵴来源（mRNA表达谱与MRTK相似）。

三、临床表现

患者的临床表现与肿瘤病灶部位相关。AT/RT临床表现相较于其他中枢神经系统肿瘤无特异性，常以头痛、呕吐、烦躁等颅内压增高症状为首发表现。病灶可发生在中枢神经系统的任何部位，60%发生于颅后窝，常见于桥小脑脚。累及小脑可出现共济失调、头部倾斜及眼球震颤，而脑神经麻痹症状的出现与桥小脑脚受累相关。约1/3的患者就诊时已发生脑膜或脑脊液播散，约1/4存在软脑膜播散。MRTK最主要的临床表现为肉眼血尿，可伴有腹胀、腹痛及甲状旁腺激素分泌过多所致的高钙血症。MRTK早期即可发生远处转移，肺、肝、脑及淋巴结为常见转移部位。EERT趋向原发于中轴的深部软组织，尤其是肝脏、头颈部、纵隔等，所以多以无痛性肿物起病，易侵犯邻近组织并发生早期转移。

四、辅助检查

（一）常规检查

专科体检以及对患者的身高、体重、体表面积等进行测量，并对其营养状况及体能状态进行评估。同时需要完善血常规、肝及肾功能、电解质、乳酸脱氢酶、凝血功能等基本的实验室检查。

（二）影像学检查

MRTs有多部位受累及远处转移风险，因此除发病部位的彩色多普勒超声、CT或MRI检查外，还建议行胸部CT、头颅MRI、骨扫描，甚至全身PET/CT、全身MRI检查进行充分评估。CT/MRI能够清晰显示肿块原发部位、大小、深度、周围组织的侵犯情况和（或）远处转移或复发，因此作为最重要的影像学检查方式。它们的影像学表现主要取决于病灶位置、内部结构及组织生物学特性等，高度非均质性是其重要特点。主要影像学征象如下。

（1）瘤体巨大，长径多＞5cm甚至8cm，较少见＜3cm者。

（2）显著非均质性密度/信号改变，

70%以上病变可见其内坏死、囊变，且囊变多位于周边而呈偏心性囊变征，或囊、实性交界而表现为渐变"融冰征"。

（3）弥散受限明显，瘤体实性部分于弥散加权成像DWI呈高信号，表观弥散系数ADC降低，仅极少数可见高ADC。

（4）增强扫描呈轻至中度非均质持续强化或环形波浪带样强化。

（5）侵袭性征象明显，无包膜，邻近组织结构多受压、浸润。

（6）瘤内钙化多具特征性，可呈点、线状弧形分布，表现为"勾边钙化征"。

图28-1为一例来源于头颈部EERT患儿的MRI学检查表现。

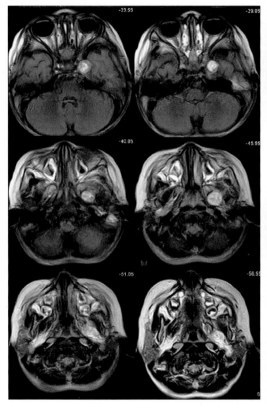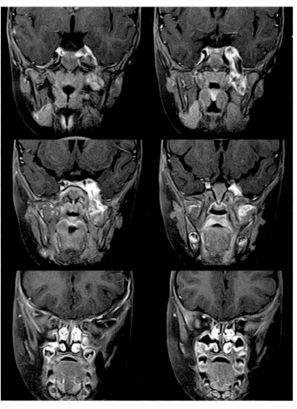

图28-1　头颈部EERT增强MRI学表现

左侧鞍旁-海绵窦区-咽旁间隙见肿块，边界不清，左侧颞叶、左侧腭帆张肌、翼内肌、翼外肌受压

（三）脑脊液检查

对于AT/RT，还需完善脑脊液病理学检查，检查时除了首次治疗前28天内基线检查以协助分期及预后评估外，也包括术后、化疗前后等定期疗效评价。对于MRTK和EERT，当患者伴有神经系统症状或影像学检查怀疑中枢神经系统受累时，也需完善脑脊液病理学检查。

五、诊断与临床分期

（一）诊断

儿童MRTs的诊断需结合临床特征、影像学表现、组织病理学、分子病理学及分子遗传学改变。特征性的SMARCB1、SMARCA4抑癌基因失活性变异以及INI1、BRG1蛋白表达缺失为诊断的敏感指标。

（二）临床分期

由于儿童MRTs的肿瘤原发部位多样，因而其临床分期标准并不完全统一。目前AT/RT可依据CCCG儿童髓母细胞瘤ChangTM分期系统分为M0～M4，MRTK可参照CCCG儿童肾母细胞瘤（Wilms tumor, WT）分期标准分为Ⅰ～Ⅴ期。对于EERT，国内有单位采用EpSSG分期系统分为Ⅰ～Ⅳ期，也有报道采用SEER分期系统分为局部、区域、远处转移3期。

六、临床治疗

在过去二三十年里，来自NWTSG的SEER数据库及欧洲横纹肌样瘤注册中心EU-RHAB的多项临床研究显示儿童MRTs的长期预后均未得到改善，其长期生存率为20%～40%。发病年龄及肿瘤分期为儿童MRTs的独立预后影响因素，Ⅰ、Ⅱ期大年龄组患者预后更好。由于儿童MRTs发病率及长期生存率均低，缺乏大样本随机对照前瞻性临床试验，MRTs尚缺乏标准化的统一治疗方案，不同国家和地区间治疗上存在明显差异。目前已达成的共识是不能对任何解剖位置的MRTs采用通用的治疗方案。治疗上一般根据肿瘤的发生部位进行分类，分为AT/RT、MRTK、EERT三类，然后个体化结合年龄、分期等因素，采用手术、放疗、化疗在内的多学科联合治疗模式。

关于AT/RT，以下列举了著名的北美COG ACNS0333临床试验的治疗方案设计（图28-2）及欧洲EU-RHAB推荐治疗方案（图28-3）；关于中枢神经系统外的横纹肌样瘤（extracranial malignant rhabdoid tumors, eMRT），包括MRTK和EERT，以下列举了EpSSG NRSTS 2005（图28-4）及EU-RHAB推荐的治疗方案（图28-3）。从中不难发现，这些主流方案中，治疗的差异主要体现在化疗方案和周期数，以及放疗介入时机和与化疗同步还是序贯应用上。但它们都含有3个重要的治疗要素：手术、化疗、放疗，且化疗方案都包含了铂类、长春新碱、甲氨蝶呤、依托泊苷药物。

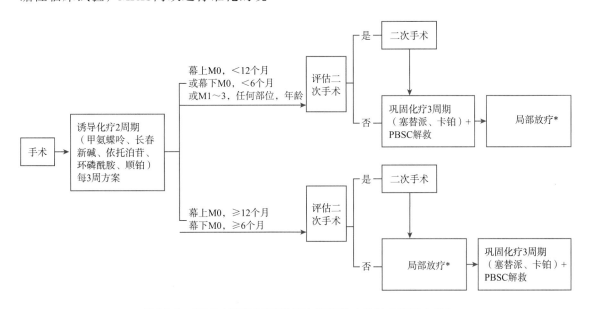

图28-2 COG ACNS0333治疗方案设计（针对AT/RT人群）

*：对于M0，为局部病灶放疗，对于M+，为年龄调整的全中枢放疗；PBSC：自体外周血造血干细胞移植

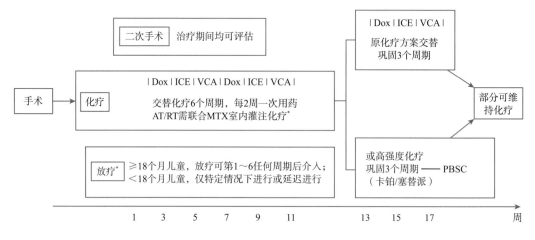

图28-3 EU-RHAB推荐治疗方案（针对AT/RT及eMRT人群）

Dox. 多柔比星；ICE. 异环磷酰胺＋卡铂＋依托泊苷；VCA. 长春新碱＋环磷酰胺＋放线菌素D；PBSC. 自体外周血造血干细胞移植

*.放疗期间及放疗后不能行MTX灌注化疗；放疗期间不能同步使用多柔比星、放线菌素D，换其他化疗药物代替

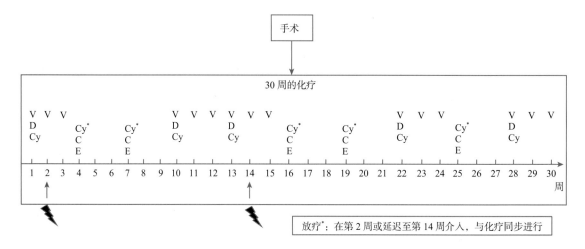

图28-4 EpSSG NRSTS 2005治疗方案（针对eMRT人群）

VDCy. 长春新碱、环磷酰胺、多柔比星；V. 长春新碱；Cy*CE. 环磷酰胺、卡铂、依托泊苷；*.原发灶及转移灶均放疗

（一）手术治疗

手术是MRTs治疗的重要基础，包括完全切除术、近全切除术、次全切除术、部分切除术、活检术。几乎所有类型的MRTs都应在初诊或新辅助治疗后尝试肿瘤完全切除。有学者报道了167例EERT患者，手术切除可使死亡风险降低74%。同时也有报道认为手术完全切除肿瘤病灶可提高AT/RT的长期生存率。当无法完全切除，尤其是一些特殊部位的肿瘤，如ATRT、头颈部EERT等，可尝试大剂量化疗加局部放疗等，必要时可分期多次手术以尽可能完全切除肿瘤。对于发生于肝脏的EERT，常规手术方式为肝脏肿瘤手术切除，近年来也有2例个案报道显示儿童患者因肿瘤不可切除而接受肝移植手术的病例，移植后3年、3.5年仍无病生存，有待后续更长期的随访和进一步的研究。

（二）放射治疗

现有研究认为放疗是改善AT/RT患者预后的重要手段。一项回顾性研究分析美国圣犹达医院接受多模式治疗的31例病例，4年OS约为53.5%，并发现延迟放疗（定义为距离手术时间大于1个月）更易诱发不良事件。DFCI研究中将局灶性放疗应用于非转移性和＜3岁的转移性患者中，而≥3岁的转移性晚期患者接受全中枢放疗，2年PFS和OS分别为53%和70%。2016年，欧洲横纹肌样瘤注册中心EU-RHAB的一项研究报道，2005—2009年共31例AT/RT患者采用了EU-RHAB试点方案Rhabdoid 2007进行治疗，取得了6年OS和EFS分别为46%（±0.10）和45%（±0.09）的较好疗效，且接受放疗者较未行放疗者预后明显提高（ $P<0.005$ ）。随后，COG开展了第一项AT/RT的前瞻性非随机Ⅲ期临床研究ACNS0333，方案中患者先接受手术，术后行2个周期的多药联合方案化疗，随后外周血干细胞移植解救基础上接受3个周期的大剂量化疗巩固及受累野放疗（图28-2）。建议有转移性疾病的儿童全中枢放疗，而局灶性病变的儿童则仅局部病灶的放疗。放疗的时间根据患者的年龄、疾病的部位和程度而定。当放疗在诱导化疗后、巩固化疗前进行的，要求幕上M0患者年龄至少≥12个月、幕下M0患者年龄至少≥6个月，而年龄更小或转移性病变的患者，需要在诱导化疗和巩固化疗均结束后进行。允许使用光子或质子放疗。小于3岁的患儿，原发灶总剂量为50.4Gy，年龄更大的患者可以将总剂量提高到54Gy。研究结果提示生存获益，4年EFS和OS率分别为37%和43%。研究也指出虽然放疗一定程度上可延长AT/RT的生存期，但同时也可能出现脑白质病及放射性坏死的风险。所以，研究者建议，年龄＜3岁患儿的放疗以瘤灶放疗为主，且晚期转移性患者的全中枢放疗剂量从原来30Gy降至24Gy。同样，国内某医院报道的52例儿童AT/RT患者，均接受了外科手术（包括全切术、次全切术、肿块部分切除术），术后根据儿童年龄、基础状态及MDT讨论结果，对25例进行了放疗（最小年龄为18.5个月）、20例行化疗（最小年龄为9.3个月）。小于3岁的患儿，放疗剂量为全中枢30.6Gy/瘤灶52Gy；大于3岁的患者，放疗剂量为全中枢36Gy/瘤灶54Gy。化疗方案为多种药物组合的序贯治疗，部分患者还需接受鞘内/室内灌注化疗。研究结果提示，总体3年PFS及3年OS率分别为29.3%±7.6%和30.4%±7.6%。接受放疗及化疗的≥3岁患者较＜3岁患者有更高的PFS和OS，且出现严重并发症风险明显下降（ $P<0.05$ ）。

放疗在中枢神经系统以外的儿童MRTs中的作用尚存在一定的争议，尤其是对于18个月以下的婴幼儿，且对于放疗时机、剂量、照射范围尚未达成共识。一项纳入100例eMRT患者的国际多中心前瞻性临床试验研究EpSSG NRSTS 2005（图28-4），患者接受包括手术、化疗和放疗在内的多模式综合治疗，且放疗被推荐用于所有原发病灶及转移病灶，获得了3年无事件生存率为32.3%，3年总生存率38.4%的较好结局。

对于晚期肿瘤，局部病灶增大进展，抑或导致局部压迫、疼痛、出血、溃烂等情况，影响患者生活质量，可以考虑局部姑息减症放疗。

随着放疗技术的进步，采用质子、重离子等更先进的放疗技术，可将放疗的不良反应降低，但其远期效应仍需进一步随访。

（三）系统化疗

化疗是MRTs患者重要的治疗手段，一般采用多种药物组合，目前国际上尚无统一的标准化疗方案。从历史溯源来看，MRTs一般根据受累部位确定治疗方案，如MRTK通常参照肾母细胞瘤方案，根据较高/最高危险度分级来治疗；而EERT、ATRT可参照横纹肌肉瘤、髓母细胞瘤等化疗方案。

COG ACNS0333研究中，对于AT/RT患者，术后前2个周期的诱导化疗方案包含长春新碱、甲氨蝶呤、依托泊苷、环磷酰胺和顺铂，每21天为1个周期，之后3个周期的巩固化疗为高剂量化疗，采用卡铂、塞替派，同时外周血干细胞移植解救，获得了较好的疗效。另外，很多研究建议AT/RT患者配合鞘内、脑室内灌注化疗，但EU-RHAB建议灌注化疗需要在放疗前完成，避免放疗期间同步或放疗后使用，以免加重脑损伤等风险，并指出横纹肌样瘤的患者受益于以蒽环类药物为基础的系统化疗方案。国内新华医院报道的52例AT/RT患者，采用改良于美国COG的CCG9933方案和GPOH的HIT方案。根据方案要求，部分患儿还接受腰椎穿刺术加三联药物鞘注或通过Ommaya囊进行脑室内甲氨蝶呤注射。对于颅外eMRT，有中心参考COG的UH-1方案（ClinicalTrials.gov NCT00335556）使用长春新碱、多柔比星、环磷酰胺、依托泊苷和卡铂进行化疗。而前面提到的EpSSG NRSTS 2005临床研究中，化疗给药30周，予以VDCy（长春新碱、环磷酰胺、多柔比星）、V（长春新碱）与Cy×CE（环磷酰胺、卡铂、依托泊苷）交替，3年无事件生存率为32.3%，3年总生存率为38.4%。

同时，部分临床中心尝试使用高剂量化疗联合自体造血干细胞移植，部分患者可长期存活，对于高剂量化疗，其安全性和有效性有待大样本临床研究进一步证实。

（四）分子靶向治疗

近年来分子生物学检测技术的发展显著深化了对儿童MRTs分子遗传学的认识，因而靶向治疗成为儿童MRTs研究的新方向。目前靶向治疗研究的相关靶点主要集中在表观遗传调控、各信号通路转导及细胞周期进程中。其中针对 *hSNF5/SMARCB1/INII* 基因的靶向治疗药物，有望改变患儿的预后。另外，采用全基因RNA干扰和CRISPR-Cas 9基因编辑技术分析MRTs细胞株，筛选出鼠双微体2（*MDM2*）和鼠双微体4（*MDM4*）基因为儿童MRTs的新型治疗靶点。

七、放射治疗

放射治疗作为MRTs重要的治疗手段之一。鉴于EU-RHAB为专门针对横纹肌样瘤的研究中心，下面根据其2016年第5版对放疗的推荐分AT/RT、MRTK、EERT三类分别进行阐述，以供参考。

（一）AT/RT放射治疗

1. 放疗时机

（1）18个月及以上的儿童应尽早接受放射治疗。

（2）18个月以下的儿童仅应在特定情况下接受放疗（最小年龄≤8个月，局部肿瘤，残余疾病＞$1.5cm^2$，进展，可用质子束治疗）。

（3）在初始转移性疾病的情况下，放疗可延迟到辅助化疗结束。遇到特殊情况，比如疾病进展，放疗可在任何时候进行。

（4）18个月以下的儿童，放疗推迟到年龄≥18个月后进行。

2. 放疗靶区

（1）GTV：术后或化疗后肿瘤区域，包括CT或T1/T2 MRI所示的潜在残余肿瘤病灶。

（2）CTV：GTV+1cm，初始侵犯的肿瘤区域应包括在CTV中，遇到解剖屏障需要调整。

（3）PTV：通常CTV外扩3～5mm，根据治疗方式的不同，不同的中心也有所不同。

3. 放疗剂量

（1）幕上或幕下局限性疾病（按Chang分期为M0），年龄≥18个月：PTV 54.0Gy/30Fx/6W，1.8Gy/F。在残留病灶的情况下，需考虑提高到59.4Gy[见（2）和（3）]。

（2）转移性疾病（根据Chang分期为M1～M3，年龄18个月至3岁）：全中枢，24.0Gy/15Fx/3W，1.6Gy/F。

对原发肿瘤部位推量：原发肿瘤部位的总剂量可提高到54.6Gy，1.8Gy/F。如果在约45.0Gy时增强MRI显示残存肿瘤持续存在，则可考虑对仅残留病灶（GTV＝PTV）推量至59.4Gy，前提是必须满足OAR限量要求。

脊髓病变局部推量：至49.2Gy的累积剂量，1.8Gy/F（根据化疗前脊髓受侵情况）。纵向延伸范围1cm，需考虑解剖屏障。若为弥漫性脊髓侵犯，＜3岁患儿的总剂量不应超过35.2Gy。

颅内病变局部推量：至49.2Gy的累积剂量，1.8Gy/F（根据化疗后颅内病变受侵情况）。外周延伸范围1cm，需考虑解剖屏障。

（3）转移性疾病（根据Chang分期为M1M3，年龄＞3岁）：全中枢，35.2Gy/22Fx/4.4w，1.6Gy/F。肿瘤局部可推量至55.0Gy。如果在约45.0Gy时增强MRI显示残存肿瘤持续存在，则可考虑对仅残留病灶（仅GTV）推量至59.4 Gy，前提是必须满足OAR限量要求。上段颈髓，总剂量需控制在49.6Gy。

（4）原发残存肿瘤病变：如果放疗前评估没有二次手术机会，强烈建议在约45.0Gy时进行增强MRI检查。如果有残存肿瘤可考虑残留病灶（仅GTV）提

高到59.4Gy，前提是必须满足OAR限量要求。

（5）治疗中断：应尽可能避免因机器服务和计划假期而造成治疗计划的延误。一般来说，总放疗疗程的任何延长超过2天都将被视为严重违反方案，需要根据情况酌情进行补量。

4. 放疗技术

允许3DCRT、IMRT、SBRT、TOMO、质子治疗等技术，禁止^{60}Co技术。

5. 注意事项

放疗期间或放疗后禁止鞘内、脑室内灌注化疗，同步放化疗的化疗方案不建议使用放线菌素D、多柔比星。

（二）MRTK放射治疗

1. 放疗时机

（1）18个月及以上的儿童应尽早接受放射治疗。术后侧腹部放疗是必需的。

（2）18个月以下的儿童仅应在特定情况下接受放疗。

（3）在初始转移性疾病的情况下，放疗可延迟到辅助化疗结束。遇到特殊情况，比如疾病进展，放疗可在任何时候进行。

（4）18个月以下的儿童，放疗可被推迟到年龄≥18个月后进行。

2. 靶区定义

（1）GTV：治疗前CT、MRI所示肿瘤区域。

（2）CTV：GTV+1cm，初始侵犯的肿瘤区域应包括在CTV中，遇到解剖屏障需要调整。

（3）PTV：通常CTV+1cm确定，还应考虑儿科方式肿瘤学的特殊要求，如将完整的椎体纳入PTV，以避免脊柱侧弯。

3. 放疗靶区及剂量总原则

（1）术后侧腹部放疗：Ⅰ～Ⅲ期MRTK术后（≥12个月：19.8Gy/11Fx，＜12个月：10.8Gy/6Fx）

（2）全腹部放疗：Ⅲ期MRTK伴腹水

细胞学阳性，术前肿瘤破裂，弥漫性操作性播散，腹膜种植（≥12个月：19.5Gy/13Fx，<12个月：10.5Gy/7Fx）。

（3）全肺放疗：肺转移，无论转移灶个数及位置（15Gy/10Fx，仅适用于3岁及以上儿童；如全肺照射后持续两周的肺部局部病灶可进行手术或额外7.5 Gy/5Fx放疗）。

（4）肝脏放疗：弥漫性肝转移才全肝放疗（≥12个月：19.8Gy/11Fx；<12个月：10.5Gy/10Fx）；局限性病灶则推荐局部放疗（GTV+2cm），可推量5.4～10.8Gy。

（5）脑部放疗：脑转移（全脑21.6Gy/12Fx，局部病灶常规10.8Gy/6Fx或SRT推量）。

（6）骨转移灶放疗：骨转移（25.2Gy/14Fx）。

（7）淋巴结放疗：未经手术切除的阳性淋巴结及区域（19.8Gy/11Fx）。

（三）EERT放射治疗

1. 放疗时机

（1）18个月及以上的儿童应尽早接受放射治疗。

（2）18个月以下的儿童仅应在特定情况下接受放疗。

（3）在初始转移性疾病的情况下，放疗可延迟到辅助化疗结束。遇到特殊情况，比如疾病进展，放疗可在任何时候进行。

（4）18个月以下的儿童，放疗可被推迟到年龄≥18个月后进行。

2. 靶区定义

（1）GTV：治疗前CT、MRI所示肿瘤区域。

（2）CTV：GTV+1.5cm，同时需要包括阳性区域淋巴结所在淋巴结引流区，遇解剖屏障需调整。

（3）PTV：通常CTV+0.5cm，根据治疗

方式的不同，不同的中心也有所不同。

3. 剂量总原则

（1）肿瘤全切且无残留病灶（镜下切缘阴性）（group Ⅰ）：36Gy/20Fx，1.8Gy/F。

（2）肿瘤全切但镜下肿瘤残留（镜下切缘阳性）（group Ⅱ）：45Gy/25Fx，1.8Gy/F。

（3）仅活检或大体肿瘤残留（group Ⅲ）：50.4Gy/28Fx，1.8Gy/F。

注意：这些剂量建议必须与患者的潜在获益进行权衡，并且可能需要根据儿童年龄、受照体积、OARs和并发症等因素进行调整。

对于姑息减症放疗，无统一规定，需要多结合危及器官限量要求、治疗目的等，给予适当的剂量安排。

【病例介绍】

患者，女性，26个月。左侧颞部横纹肌样瘤行海绵窦肿瘤切除术后，未完全切除肿瘤，行CVP方案（CTX+VCR+CDDP）化疗8周期，化疗后残留病灶稍缩小，随后接受第二次手术，二次术后病理未见肿瘤细胞，考虑化疗后改变，二次术后针对瘤床辅以术后放疗：54Gy/27Fx（图28-5）。

（四）放射治疗不良反应

不同部位的肿瘤有不同的放疗不良反应，如发生于中枢神经系统的AT/RT，有放射性脑病、颅高压、癫痫等风险；发生于肾脏的MRTK，有肾脏毒性、放射性胃肠炎等风险；发生于肝脏的EERT，有放射性肝病等风险；发生于四肢软组织的EERT，有骨、关节及邻近血管神经的损伤、皮肤反应、骨髓抑制等风险，远期可能有肢体挛缩、肢体水肿、活动范围缩小和肌肉力量下降等风险。

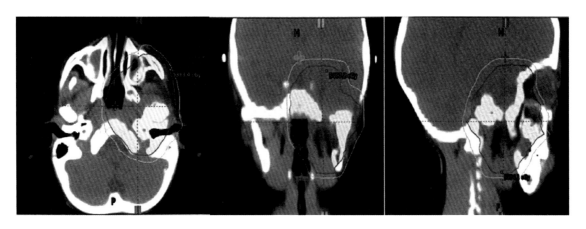

图28-5　左侧颞部横纹肌样瘤放射治疗计划图

红色线为PTV

八、预后及随访

MRTs高度恶性，总体预后差，5年生存率为20%～40%。其中，MRTK是儿童肾脏肿瘤中预后最差的，平均存活10.4个月，总的5年生存率约26%。EERT发病年龄更为宽泛，可见于多器官系统和软组织，易早期播散转移。AT/RT患儿总体长期生存率亦比较低，平均存活时间6～15个月，伴有脑膜播散者预后更差，多在发病后1年内死亡，无长期带瘤生存，且因多数患儿年龄小于3岁，相关严重并发症较多。另外，一般认为病灶是否发生转移及发病年龄是影响预后的关键因素，发病年龄小且伴有转移的患儿预后较差。

MRTs患儿治疗后应定期随访，包括体格检查及影像学检查等。一般建议第1年每3个月一次，第2～3年每4～6个月一次，第4～5年每年一次，第6～10年每年进行体格检查、血常规、生化检查，10年后尽可能每年复诊或电话随访患儿结婚生育情况、第二肿瘤状况等。

（王雨晴　隆艳艳）

第八篇

儿童常见的良性肿瘤

一、概述

（一）流行病学特点

传统的血管瘤（hemangioma）包括真性血管瘤及血管畸形两大类病变，是儿童的常见病、多发病。发病率为3%～8%，新生儿发病率为1.1%～2.6%，其中55%在新生儿出生时存在，其余的在出生后2～4周出现。1岁内婴幼儿血管瘤的发病率可高达10%～12%。婴儿血管瘤发病率具有明显性别差异，女∶男约为（2～5）∶1。国外文献报道早产儿血管瘤发病率明显高于足月儿，体重越低，发病率越高，体重小于1kg的早产儿发病率可高达22.9%。血管瘤多为单发，15%～30%的患者可为多发。约10%的患者有家族史，提示这些病例可能与遗传因素有关。

（二）血管瘤的分类

国际脉管异常研究协会（International Society for the Study of Vascular Anomalies，ISSVA）于1996年制定了一套较为完善的分类系统，成为国际上各学科交流的共同分类基础。2014年在墨尔本对该分类进行了全面修订更新。2018年在阿姆斯特丹对该分类系统进行了再一次修订（表29-1，表29-2）。

表29-1　血管瘤与脉管畸形分类

血管肿瘤	脉管畸形			
	单纯性	混合性#	知名血管畸形	并发其他病变
良性 局部侵袭或交界性 恶性	毛细血管畸形 淋巴管畸形 静脉畸形 动静脉畸形* 动静脉瘘*	毛细血管-静脉畸形 毛细血管-淋巴管畸形 淋巴-静脉畸形 毛细血管-淋巴-静脉畸形 毛细血管-动静脉畸形* 毛细血管-淋巴-动静脉畸形* 其他	"通道型"或"血管干"血管畸形	

注：#.定义为同一病灶中含有两种或两种以上血管畸形；*.高血流量病灶。本表参照ISSVA 2018版。

表29-2　脉管肿瘤

类型	名称
良性脉管肿瘤	1.婴幼儿血管瘤
	2.先天性血管瘤：快速消退型（RICH）、不消退型（NICH）、部分消退型（PICH）
	3.丛状血管瘤
	4.梭形细胞血管瘤

类型	名称
良性脉管肿瘤	5.上皮样血管瘤
	6.化脓性肉芽肿（又称分叶状毛细血管瘤）
	7.其他：靴钉样血管瘤、微静脉血管瘤、交织状血管瘤、肾小球样血管瘤、乳头状血管瘤、血管内乳头状内皮增生、皮肤上皮样血管瘤样结节、获得性弹性组织变性血管瘤、脾窦岸细胞血管瘤
	8.相关性病变：小汗腺血管瘤样错构瘤、反应性血管内皮细胞瘤病、杆菌性血管瘤病
局部侵袭或交界性脉管肿瘤	卡波西型血管内皮瘤
	网状血管内皮瘤
	乳头状淋巴管内血管内皮瘤（PILA）, Dabska 瘤
	复合性血管内皮瘤
	假肌源性血管内皮瘤
	多形性血管内皮瘤
	其他未另列明的血管内皮瘤
	卡波西肉瘤
	其他
恶性脉管肿瘤	血管肉瘤
	上皮样血管内皮瘤
	其他

二、病理学表现

血管瘤病理学特点为毛细血管内皮细胞增生活跃，细胞具有胚胎血管内皮特征，可分裂增殖成团索状，大量毛细血管和微血管构成血管丛。电镜下见内皮细胞可呈扁平状或椭圆形，细胞器发达，生长期瘤内可见大量肥大细胞。内皮细胞葡萄糖转运蛋白 1（glucose transporter isoform 1，GLUT1）呈阳性表达。

脉管畸形病理学特点可源于毛细血管、静脉、动脉、静动脉瘘，其中以静脉性最多见。血管数目增多，血管腔异常扩张或呈海绵窦状、血管间畸形交通，内皮细胞为成熟扁平细胞，无增殖分裂现象。静脉、动脉来源者可见血管壁平滑肌细胞减少或缺乏、弹力纤维缺乏、管壁变薄而导致血管壁张力降低，内皮细胞 GLUT1 阴性。

三、临床表现

（一）婴幼儿血管瘤

属真性血管瘤，主要位于皮肤、皮下，好发于头、面、胸部、手、前臂及小腿，其中头面部最多见（约占 50%）。出生后 6 个月为早期增殖期，瘤体迅速增殖，明显隆起皮肤表面，形成草莓样斑块或肿瘤，大小可达最终面积的 80%。之后增殖变缓，6～9 个月为晚期增殖期。节段型血管瘤和深在型血管瘤增殖期可持续至 9～12 个月，少数患者增殖期甚至可持续至出生后 24 个月。小部分瘤体表现为微小增殖或不增殖，主要位于下肢，这部分瘤体应注意与毛细血管畸形区别。90% 的患者在 4 岁时瘤体完全消退，瘤体累及越深，消退时间越晚。未经治疗的瘤体消退完成后有 25%～69% 的患者残存皮肤及皮下组织退行性改变，包括瘢痕、萎缩、色素减退、毛细血管扩张和皮肤松弛等。

（二）先天性血管瘤（congenital Hemangioma，CH）

目前 ISSVA 分类系统中，将已知的先天性血管瘤分 3 类：快速消退型（rapidly involuting congenital hemangioma，RICH）、不消退型 CH（non-involuting congenital hemangioma，NICH）和部分消退型 CH（partially involuting congenital hemangioma，PICH）。大多数先天性血管瘤病灶累及皮肤软组织，完全位于皮下而不累及皮肤者极罕见，也有发生于肝脏的先天性血管瘤。病灶形态多为隆起或斑块状，边界清楚，紫红色或蓝紫色，表面有粗细不等的毛细血管分布，周围可见白色的晕环，病灶周围可见放射状分布的浅表扩张静脉。病灶皮温常高于周围皮肤，有时可触及搏动。RICH 在出生后不久即开始快速消退，6～14 个月时病灶完全消退，残留松弛、菲薄的皮肤，皮下脂肪缺失。在 RICH 快速消退过程中可出现并发症，如出血、溃疡等。极少数巨大 RICH 可因病灶内动静脉瘘造成的动静脉分流而造成心力衰竭。RICH 还可伴发凝血功能障碍，表现为血小板降低、纤维蛋白原降低、D-二聚体升高。NICH 出生后其最显著的特点是病灶随身体等比例生长，既不增殖，也不消退。病灶表面皮肤可出现部分苍白，表面毛细血管往往较 RICH 更为粗大，病灶周围白色晕环较 RICH 更常见。PICH 在出生后先经历类似 RICH 样的快速消退期，然而在病灶尚未完全消退时中止。因此，有研究认为 PICH 的存在是 RICH 可转化为 NICH 可能的证据。目前，3 种先天性血管瘤是否同一起源尚无定论。

四、诊断

（一）婴幼儿血管瘤

婴儿血管瘤依病史、临床和影像学可

确诊。

1. 彩超　90% 以上的患者局部彩超检查即可了解瘤体的范围及血供情况。

2. MRI　少数位于头皮、骶尾部及重要器官周围的瘤体，需行 MRI 检查，以了解是否累及周围组织器官及侵及的程度。

3. 其他检查　位于眼周、耳周等部位的瘤体，需眼科、耳鼻喉科等相关科室会诊，评估眼、耳等器官功能是否受损。巨大或多发的血管瘤需行超声心动图检查，以了解有无心功能不全、心脏或主动脉结构异常等。肝脏肾多发血管瘤，需行凝血功能、肝肾功能检查，了解有无肝肾功能受损。

（二）先天性血管瘤

根据典型临床表现和出生后生长行为可诊断大多数先天性血管瘤，依据各自特征性的临床表现不难区分 3 种先天性血管瘤。先天性血管瘤病灶与婴幼儿血管瘤的前驱病灶在外观上并不相同。出生时，婴幼儿血管瘤的前驱病灶多表现为皮肤白斑、红点或片状的毛细血管，而非先天性血管瘤那样显著增大的瘤体。出生后，先天性血管瘤与婴幼儿血管瘤的临床表现完全不同。病理上，先天性血管瘤与婴幼儿血管瘤的小叶结构特点不同。此外，GLUT1 是鉴别先天性血管瘤与婴幼儿血管瘤的重要标志，婴幼儿血管瘤小叶内皮细胞均阳性表达，而先天性血管瘤中为阴性。先天性血管瘤还需与少见的中间性血管瘤（如卡波西型血管内皮瘤）相鉴别。卡波西型血管内皮瘤在少数情况下可表现为先天性病灶。所不同的是，在出生后，多数卡波西型血管内皮瘤呈现进展性临床病程，病灶呈浸润性生长，质地较硬。需要注意的是，以往常将 RICH 伴发的凝血功能异常与卡波西型血管内皮瘤和丛状血管内皮瘤伴发的卡梅现象混淆。RICH 所伴发的凝血功能异常极为少见，而卡梅现象在卡波西型血管内皮瘤中并不少见。RICH伴发的凝血功能异常血小板降低的程度与凝血功能紊乱的严重程度均明显轻于卡梅现象，且随着瘤体的快速消退，症状逐步缓解；与之相反，卡梅现象症状随卡波西型血管内皮瘤病情进展迅速加重。先天性血管瘤还需与脉管畸形相鉴别。NICH与动静脉畸形的临床表现有相似性，两者均表现为高流量，病灶皮温均明显增高，NICH的等比例生长方式也与Ⅰ期动静脉畸形相似。早期文献中有将NICH诊断为AVM的先例。然而，动静脉畸形病灶主要由包含动静脉瘘的畸形血管团构成；而NICH病灶由大量增殖的内皮细胞和周细胞构成，是真性的软组织肿瘤，并非真正的动静脉瘘，影像学检查可协助鉴别。先天性血管瘤更需与其他少见的先天性软组织肿瘤鉴别，特别是恶性肿瘤（如软组织肉瘤等），当遇到诊断及鉴别诊断困难时，病理活检是十分重要的手段。

1. 彩超检查 多普勒超声是重要的辅助检查手段。产前超声检查可最早可在妊娠12周时检测到先天性血管瘤。然而，受病灶大小、部位、检查者水平和经验限制，并非所有先天性血管瘤均可在子宫内被检测到。出生后超声检查是一种简单、有效的方法。病灶多表现为边界清楚的软组织团块，具有丰富的动静脉血流，可见病灶内扩张的管道样结构。

2. MRI 可清楚显示病灶大小、结构、范围以及与周围组织的关系。病灶特点是边界清楚，呈现T1低信号，T2高信号，均匀强化，病灶内的流空影提示高血流量特点。此外，CT在先天性血管瘤病灶内可发现动脉瘤、血栓及钙化，这在婴幼儿血管瘤中极罕见，有助于鉴别诊断。

3. 其他 当需要与动静脉畸形鉴别时，CTA或DSA可明确病灶有无动静脉瘘。

五、临床分期

根据血管瘤部位、大小及功能损害等将婴幼儿血管瘤分为高、中、低风险（表29-3）。

表29-3 婴幼儿血管瘤的风险等级及分级依据

分级	风险特征	分级依据
高风险	节段型血管瘤直径＞5cm-面部	伴随结构异常（PHACE），瘢痕，眼/气道受累
	节段型血管瘤直径＞5cm-腰骶部、会阴区	伴随结构异常（LUMBAR），溃疡
	非节段型大面积血管瘤-面部（厚度达真皮或皮下，或明显隆起皮肤表面）	组织变形，有形成永久瘢痕/毁容性风险
	早期有白色色素减退的血管瘤	溃疡形成的标志
	面中部血管瘤	高度存在毁容性风险
	眼周、鼻周及口周血管瘤	功能损害，毁容性风险
	胡须区域血管瘤	可能伴有声门下血管瘤，气道受累
中风险	面部两侧、头皮、手、足血管瘤	毁容性风险，较低的功能受损风险
	躯体皱褶部位血管瘤（颈、会阴、腋下）	高度形成溃疡的风险
	节段型血管瘤＞5cm-躯干、四肢	溃疡形成风险和皮肤永久的残留物
低风险	躯干、四肢（不明显）	低度的毁容和功能损害风险

六、临床治疗

（一）首选治疗

1. 婴幼儿血管瘤　婴儿血管瘤主要以局部外用和系统用药为主，辅以激光或局部注射等，目的是抑制血管内皮细胞增生、促进瘤体消退和减少瘤体残留。

（1）高风险血管瘤：尽早治疗。一线治疗为口服普萘洛尔，若有禁忌证，则系统使用糖皮质激素。

（2）中等风险血管瘤：尽早治疗。早期而菲薄的病灶可给予外用β受体阻滞剂，也可加用脉冲染料激光；治疗过程中，若不能控制瘤体生长，则遵循高风险血管瘤治疗方案。

（3）低风险血管瘤：如很稳定，可随诊观察，或尝试使用外用药物；如瘤体生长迅速，则遵循中等风险血管瘤治疗方案。

（4）消退期和消退完成期血管瘤的进一步治疗，以唇部血管瘤的整形治疗为例，最佳年龄是3～4岁，因为之后血管瘤自发改善不再明显。如果推迟治疗，则可能对患者心理或其他功能造成影响。

2. 先天性血管瘤　RICH 具有快速消退的特点，不需要提前治疗干预。治疗主要针对巨大RICH本身所致或快速消退时所伴发的并发症。巨大RICH病灶内动静脉瘘造成动静脉分流诱发心功能衰竭，或出现凝血功能异常时，可先采用药物对症治疗，当药物治疗无法缓解症状，且症状严重甚至威胁生命时，供血动脉栓塞，甚至手术切除病灶是需要考虑的治疗手段。NICH 和 PICH 并非都有治疗指征。治疗指征主要包括当病灶位于特殊部位影响功能（如上睑病灶遮挡视野）或病灶影响外观造成患儿心理障碍。手术切除病灶是有效的治疗方式，多数病灶可做到一期完整切除，术后复发少见。

（二）局部治疗

1. β受体阻滞剂　适用于浅表型婴幼儿血管瘤。如普萘洛尔软膏、噻吗洛尔乳膏、噻吗洛尔滴眼液、卡替洛尔滴眼液等。外涂于瘤体表面，每日2～4次，持续用药3～6个月或至瘤体颜色完全消退，通常用药第2～3个月时疗效最为明显。除个别报道有变态反应性接触性皮炎外还可能有发红、脱屑等局部不良反应。

2. 1.5%咪喹莫特　适用于浅表型婴幼儿血管瘤。隔日夜间睡前薄层外涂于瘤体表面，次日洗去，疗程16周。常见皮肤反应有红斑、糜烂、溃疡、结痂等，发生不良反应时需及时停药，等待皮肤恢复后方可继续用药。由于该药物易引起皮肤强烈的免疫反应，导致后期皮肤质地改变甚至瘢痕形成，故建议慎用，包括有外用β受体阻滞剂禁忌证的患者。

3. 糖皮质激素注射　主要适用于早期、局限性、深在或明显增厚凸起的血管瘤，治疗终点为病灶体积缩小，甚至接近平坦。在眼周甚至更远区域，偶有报道可能因注射物逆流导致眼动脉及其他动脉栓塞、缺血，从而导致严重并发症。

4. 博来霉素、平阳霉素及其他抗肿瘤药物注射　用于口服或局部注射糖皮质激素效果不佳时，为防止偶发的过敏，建议在注射过程中保持静脉补液通畅。过度治疗可晚期诱发注射区域发育迟缓或障碍。

5. 局部脉冲染料激光　通常为585nm或595nm脉冲染料激光，常用于浅表型婴儿血管瘤增殖期抑制瘤体增殖、血管瘤溃疡、消退期后减轻血管瘤的颜色或毛细血管扩张性红斑。该治疗方案并无病灶选择性，对深部病灶无法抑制其生长，以不形成新的皮肤损伤为前提。

6. 放射治疗　因辐射有诱发第二原发

肿瘤的可能性，放射治疗应慎重应用。若患者不适用于其他治疗、其他治疗无效或治疗后复发时，可考虑放射治疗。放射治疗主要是通过放射线引起血管内膜炎，血管内膜增生，逐渐血管闭塞，是一个缓慢变化的过程，所以大多数要经过1~2个月甚至更长的时间才能见到肿瘤缩小，颜色变浅的效果。1~2个月后，必要时可做第2个疗程放射治疗。对于长在眼睑的血管瘤，放射治疗时要用铅内眼罩保护角膜和晶状体，长在颈前、胸前、下腹部、外阴和关节附近的血管瘤，特别是在婴幼儿，放射治疗应慎重，同时注意避开甲状腺、乳腺、性腺和骨的干骺端，尽可能采用切线野照射。照射野的范围不仅要包括肉眼所见的病灶，还应包括皮下所蔓延的范围，周边放宽5~10mm。

王明臣等回顾性分析1965—1984年其所在医院收治的15岁以下儿童皮肤血管瘤1135例，共1223个瘤灶，采用X线治疗机体外照射，70~120kV，源皮距30~40cm，每次1.0~1.5Gy，每周3次，5.0~7.5Gy为1个疗程，1个月后复查，根据病变消退情况决定是否再行放疗。结果显示：共有256个瘤灶做了2程放疗，总剂量10~15Gy。总治愈率60.7%，好转率29.4%，无效率10%。远期后遗症总发生率11%。该研究显示出儿童皮肤血管瘤放射治疗具有较高治愈率，其长期随访后遗症主要是皮肤及软组织损伤改变。

胡建红等对其所在医院2017年6月至2018年7月确诊的婴幼儿血管瘤给予浅部X射线低剂量照射，50~70kV，每次1.5~2.0Gy，1次/周，照射总剂量4.5~6.0Gy，并随访2年以上。总完成治疗9例，其中6例痊愈，2例显效，1例好转，总有效率88.89%，主要不良反应为暂时性色素沉着及炎症后色素减退。

后装敷贴近年来被逐渐应用于临床治疗皮肤血管瘤，其属于纯γ放射源（^{192}Ir），射程短，生物效应强，作用于血管瘤浅表组织，能够缩小扩张的血管，闭塞后没有血液供应，从而达到治疗效果。王凯对其所在医院2017年10月至2018年10月接诊的40例皮肤血管瘤患者采取后装敷贴治疗。采取软管施源器按血管瘤的面积设计1~4条，用橡皮泥分开软管施源器，保持间隔5~10mm，包裹纱布，用胶布固定纱布在血管瘤的表面，剂量每次200~300cGy。步进点距离：2.5~5mm，参考点距离：皮下5mm，总剂量：400~900cGy，分3次完成治疗。总有效率为92.5%。

综上所述，目前尚无明确的有关血管瘤的剂量-反应关系，照射剂量及方式应根据病变部位、患者年龄等综合决定，一般每次照射1.0~1.5Gy，每周2~3次，总照射剂量6.0~10Gy，1个月后复查，必要时再次照射6~10Gy。

（三）系统治疗

1. 普萘洛尔　建议剂量为1.5~2.0mg/（kg·d），分2次服用 校正年龄<3个月的患者，给予1.5mg/（kg·d），分2次服用；校正年龄>3个月患者给予2mg/（kg·d），分2次服用。使用本药物治疗时要注意适应证，用药前应对患者进行全面体检，包括心肌酶、血糖、肝肾功能、心电图、心脏彩超、甲状腺功能等。校正年龄>2个月的患者治疗可在门诊进行，由家长对患者服药后情况进行监测。校正年龄<2个月的患者或体重<2kg的低体重儿，最初服药3天建议入院严密监测，治疗起始剂量为每天1mg/kg，分2次口服。首次服药后观察患者有无肢端湿冷、精神萎靡、呼吸困难和明显烦躁等现象。如患者能够耐受，首次服药12小时后继续给药，剂量仍为0.5mg/kg。如患者

仍然无明显异常，第 2 天增量至每天 1.5mg/kg，分 2 次口服，并密切观察。如无异常反应，第 3 天增量至每天 2mg/kg，分 2 次口服，后续治疗以此剂量维持。服药期间定期复诊，服药前 3 个月应 4 周复诊一次，3 个月后可 8 周复诊一次，10 个月后可 12 周复诊一次。每次复诊应复查生化、心电图、心脏彩超及局部 B 超，以评估不良反应及疗效，若出现心肌损害、心功能受损、喘息、低血糖等情况，应对症治疗或由相应科室会诊，在此期间，普萘洛尔剂量应减半，不良反应严重时需停用。口服普萘洛尔瘤治疗婴儿血管瘤无确切停药年龄限制，瘤体基本消退（临床及 B 超结果证实）时可考虑停药。大多数患者服药后瘤体不能达到完全消退，在瘤体达到最大消退程度超过 3 个月且患者年龄超过 1 周岁时，也可建议其缓慢停药，因为可能会出现停药后复发现象。停药时患者年龄超过 17 月龄以上，则复发风险显著降低。

2. 糖皮质激素　口服泼尼松 3～5mg/kg（总量不超过 50mg），隔日早晨 1 次顿服，共服药 8 周；第 9 周减量 1/2；第 10 周，每次服药 10mg；第 11 周，每次服药 5mg；第 12 周停服，完成 1 个疗程。如需继续，可间隔 4～6 周后重复上述疗程。该治疗现可用于具有全身用药适应证而不适合于普萘洛尔治疗的病例。用药期间可能有身高、体重和血压等的暂时性影响，应密切监测，服药期间应停止疫苗接种，直至停药后 6 周以上。

七、预后及随访

能自然消退或经治疗可根除患者预后良好，但一些特殊血管瘤如颅内血管瘤、斯特奇 - 韦伯综合征等，因有癫痫和智力低下而影响预后。

在患者治疗后建议随访 1～2 年，可通过临床表现，体格检查，彩色多普勒超声检查和数码照片，并参考相关评价标准对治疗效果进行评估。疗效评价标准：①痊愈，瘤体完全消失，皮肤黏膜正常，无瘢痕、功能障碍；②显效，瘤体缩小 3/4；③有效，瘤体缩小 1/2；④无效，瘤体无缩小，甚至有增大趋势。总有效率＝（治愈例数＋显效例数＋有效例数）/总例数×100%。

（赵艳芳　雷倩倩）

第三十章　朗格汉斯细胞组织细胞增生症

一、概述

朗格汉斯细胞组织细胞增生症（Langerhans cell histiocytosis，LCH）是一种较罕见和具有多样性的树突状细胞的肿瘤性疾病。是儿童组织细胞疾病最常见的类型，常伴随嗜酸性细胞、巨噬细胞、淋巴细胞、多核巨细胞的聚集。

1865年Thomas Smith首先描述这一疾病。1985年组织细胞协会将其更名为朗格汉斯细胞组织细胞增生症。该病好发于儿童，但也不乏成人病例报道。可累及全身各个脏器，以骨骼、皮肤、垂体和肺多见。15岁以下儿童的发病率在2%～10%，男女比例相当，中位年龄在30个月左右。研究发现约1%的病例有LCH家族病史。高危因素包括：患者本人或家族中有甲状腺疾病史，围生期感染，父母有金属、矿尘、木质粉尘等职业接触史，不同种族的差别和较低的社会经济地位等。

目前发现约50%LCH患者的病变组织存在着 *BRAFV600E* 突变，在 BRAF 野生型患者中，33%～50%可以发现 *MAP2K1*（编码MEK1的基因）突变或丝裂原活化蛋白激酶（MAPK）信号通路中其他基因突变（如 *ARAF* 和 *ERBB3* 等）。*BRAFV600E* 突变可发生在造血细胞的不同发育阶段，这也会影响LCH的临床表现和分型。例如，如果突变发生于骨髓干祖细胞阶段，临床多表现为多系统高危型，而仅发生于朗格汉斯细胞阶段时，则多表现为单系统低危型。因此，目前认为LCH是一种以 MAPK 信号通路激活为主要特征的克隆性血液系统肿瘤，属于炎性髓系肿瘤。

二、病理学表现

国际组织细胞学会制定了儿童组织细胞增生症的分类系统，主要类型分为3类（表30-1）。

表30-1　儿童组织细胞增生症分类

Ⅰ类	Ⅱ类	Ⅲ类
朗格汉斯组织细胞增生症	朗格汉斯组织细胞增生症之外的组织细胞增生症	组织细胞增生症
嗜酸性肉芽肿	1.噬红细胞/淋巴组织细胞增生症	1白血病（M4、M5）
Hand-Schülller-Christian 综合征	2.伴广泛淋巴结肿大的窦性组织细胞增生症	2组织细胞淋巴瘤
Letterer-Siwe 综合征	3.黄色肉芽肿	3恶性组织细胞增生症/纤维组织细胞瘤

LCH病灶大体上观察成肉芽肿样，略呈黄褐色，光镜下可见朗格汉斯细胞。表达CD1a抗原，有助于朗格汉斯组织细胞增生症，CD1a抗原表达也可见于皮质胸腺细胞中，交织网状细胞罕见CD1a表达。皮病性淋巴结炎中的CD1a反应细胞即是浸润的朗格汉斯细胞。正常朗格汉斯细胞存在于表皮中，骨髓起源的前体细胞（CD34阳性）可

能在粒细胞-巨细胞集落刺激因子和肿瘤坏死因子作用下成熟和分化，经抗原刺激后，由表皮经传入淋巴管迁移至区域淋巴结的副皮质区，提呈抗原至CD4阳性T细胞。LCH中的朗格汉斯细胞高表达淋巴细胞功能相关抗原3和白细胞黏附分子1，提示病理朗格汉斯细胞与正常朗格汉斯细胞并非一致。朗格汉斯细胞具有特征性的超微结构（细胞器）-电镜下可见的Birbeck颗粒，Birbeck颗粒有时如同棒状，在电子显微镜下可通过测量其直径来确定是否为Birbeck颗粒。LCH可存在 *BRAF V600E* 突变，其突变与吸烟明显相关，成人肺LCH多与吸烟有关，已有研究发现在某些恶性肿瘤（如淋巴瘤）的淋巴结中具有LCH的组织病理学特点，这些表现可能是整个疾病过程中的伴随改变，并不具有独立的预后价值。

三、临床表现

LCH的好发部位依次是骨（80%）、皮肤（33%）、垂体（25%）、肝（15%）、脾（15%）、造血系统（15%）、肺（15%）、淋巴结（5%～10%），以及不包括垂体的中枢神经系统（2%～4%）。临床表现因病变累及部位、范围和程度而异。

1. 单系统LCH受侵　指病变只侵犯一个部位或器官，包括骨、皮肤和指甲、口腔、淋巴结、垂体、甲状腺及胸腺等。临床表现如下。

（1）骨受侵

1）颅顶骨受侵是儿童最常见的骨受侵部位，伴有疼痛或无症状，往往伴随周围软组织肿块，肿物向内可侵及硬脑膜。

2）股骨、肋骨、肱骨和椎骨是其他常见的骨受侵部位，椎骨受侵可见于任何节段的椎体，颈椎最常见，椎体受侵常伴有其他部位骨受侵，椎骨受侵可导致椎体压缩性骨折，椎骨病变可侵犯邻近软组织，引起疼痛和神经症状，这种情况下MRI检查很重要。

3）其他骨眶骨受侵伴软组织形成可压迫眼球外凸，颧骨、前或中颅窝骨受侵（颞骨、眶骨、蝶骨、筛骨、颧弓等）向颅内侵犯可引起尿崩症，需要积极治疗。

（2）皮肤和指甲：婴儿皮肤受侵可表现为全身皮疹，全身皮疹可以为单系统受侵的唯一表现或多系统受侵表现之一，对于广泛的皮疹、伴有疼痛、溃疡形成或出血的皮疹也需要积极治疗。可表现为腹股沟、腹壁、背部、胸壁等处红色丘疹。头皮的脂溢性皮疹往往被当作大块的头皮屑，耳后溃疡性病变、头皮、乳腺皮肤、外生殖器、肛周等处病变易误诊为真菌或细菌感染，皮肤水疱形成易误认为带状疱疹。

（3）口腔：表现为牙龈过度增生，软硬腭、颊黏膜和舌等处溃疡形成、牙齿松动或脱落，口腔表现可以先于其他部位出现。

（4）淋巴结和胸腺：颈部淋巴结受侵最常见，质软到硬的结节可融合成块，胸腺增大或纵隔淋巴结受侵类似于炎症过程，可引起哮喘，纵隔受侵可出现呼吸困难、上腔静脉压迫综合征，出现咳嗽和气促症状。

（5）垂体：可侵犯垂体后叶和垂体柄引起中枢性尿崩症，垂体前叶受侵出现生长迟缓，青春期提前或延后，下丘脑受侵可引起肥胖。

（6）甲状腺：侵犯甲状腺可引起甲状腺增大，甲状腺功能减退或呼吸道症状。

2. LCH多系统受侵　指病变侵犯多个器官或系统，包括骨、胃肠道系统（肝、脾）、肺、骨髓、内分泌系统、眼、中枢神经系统（CNS）、皮肤和淋巴结等。临床表现如下。

（1）骨和其他器官受侵：LCH可表现为多发骨受侵（定义为单系统多灶受侵）或者骨受侵伴随其他器官或系统累及（定义为包含骨的多系统受侵）。包含骨的多系统LCH易于出现颞骨、乳突骨、岩骨、眼眶、颧弓等处骨受侵，易于出现尿崩症。

（2）消化系统：肝脾是高危器官，肝脾

受侵会影响预后，主要表现为围绕胆道和门脉系统的巨噬细胞激活和淋巴细胞浸润，导致胆管或小血管的硬化闭塞和胆汁淤积，经皮肝穿刺有时难以找到浸润的 LCH 细胞。肝受侵可出现转氨酶升高、碱性磷酸酶升高、低蛋白血症、腹水、胆红素升高、凝血因子缺乏等，超声、CT 或肝 MRI 可见到胆道或门静脉的异常。如果已出现严重的肝功能障碍，肝移植可能是唯一治疗方法。脾受侵引起脾大、脾功能亢进和全血细胞减少，脾脏巨大时可引起呼吸困难。

（3）肺：因为吸烟是肺 LCH 的主要病因，儿童肺 LCH 较成人少见。肺 LCH 表现为肺囊性或结节性改变，可对称性出现在双肺的中上野，肋膈角很少受侵，在高分辨CT 上表现很典型，囊性病变融合可形成肺大疱，自发性气胸有时是肺 LCH 的首要表现，肺弥散受限可引起肺动脉高压。

（4）骨髓：儿童 LCH 骨髓受侵往往伴有弥漫性全身病变，合并肝、脾、淋巴结、皮肤等处侵犯，伴有血小板明显下降、贫血和（或）中性粒细胞减少。骨髓中可见巨噬细胞活化增生。通过敏感性免疫组织化学或流式细胞仪技术可检测到早期骨髓受侵。LCH 的细胞因子微环境引起巨噬细胞活化，导致全血细胞下降和高铁蛋白血症。

（5）内分泌系统：尿崩症是 LCH 常见内分泌失调表现，MRI 扫描表现为垂体结节状改变、垂体柄增厚或 T2 垂体高信号消失。约 4% 的 LCH 病例就诊时伴有尿崩症，约 50% 的尿崩症病例就诊后 10 年内出现垂体前叶功能受损，表现为闭经、垂体功能低下、生长激素缺乏、肾上腺功能减退和促性腺激素异常等。

（6）眼：较少见，可导致失明，往往伴有其他部位受侵，眼 LCH 对常规化疗反应差。

（7）CNS：表现为下丘脑-垂体区域、脉络膜丛、脑灰质或脑白质区域的占位，活检可查见活化的 LCH 病灶（CD1a 阳性的 LCH细胞和 CD8 阳性的淋巴细胞），垂体肿瘤较大时（＞6.5mm）可出现垂体前叶功能受损和视神经退行性变，LCH 相关 CNS 神经变性综合征是一种慢性的中枢神经退行性变，表现为运动性发音障碍、共济失调、辨距困难及偶发精神行为异常。

四、诊断和分期

LCH 的诊断依据临床表现、影像学检查和病理学检查。病理检查是确诊本病最可靠的依据，尤其是免疫组织化学 CD1a 和（或）CD207 阳性是诊断本病的"金标准"，电镜下找到具有 Birbeck 颗粒的组织细胞与CD207 阳性意义相同。*BRAF V600E* 突变有助于 LCH 的诊断。若临床和影像学高度怀疑LCH，但病变位于特殊部位，如垂体、单个椎体及齿突等，为明确诊断行活检术要权衡利弊，若不能明确诊断则需要临床密切观察随诊至少 6 个月，根据病情及时重新评估做活检的必要性以及除外其他恶性肿瘤。

目前在临床上采用较为广泛的分期法为Greenberger 分期（表 30-2）。

表30-2　LCH 的 Greenberger 分期

b	
I	a：单一骨病灶
	b：单纯骨多灶，多骨多灶
II	2 岁时随访，有下列器官侵犯：垂体前叶、牙龈、淋巴结、皮肤、皮肤附件、无症状慢性肺侵犯，骨髓局灶性侵犯
III	a：年龄＜2 岁，包括 II 期的系统侵犯情况
	b：年龄≥2 岁，伴有肝或脾侵犯，横轴上下大块病灶 5cm×5cm×5cm。肺间质广泛侵犯，骨髓腔侵犯
IV	脾脏明显肿大，直径＞6 cm，连续发热 1 个月，伴有或不伴有系统损害
V	外周血特殊的单核细胞计数＞20%，伴有 III 期、IV 期改变

LCH 病变侵犯范围和生物学行为千差万

别，从自发缓解到危及患者生命安全，从数年不变到数月致命，为便于指导临床风险评估和推荐临床治疗策略，国际组织细胞协会制定了指导临床风险评估和治疗的LCH风险分组方案（表30-3）。

表30-3　国际组织细胞协会临床指导风险分组	
分组	国际组织细胞协会临床指导风险
单系统病变（低危）	单灶受侵：单发骨受侵，孤立的皮肤病变或淋巴结肿大，孤立的肺结节 多灶受侵：多发骨受侵或多发淋巴结肿大
多系统病变	低危组：多器官系统受侵，但不伴有造血系统[a]、脾[b]、肝[c]等危及器官受侵 高危组：多器官系统受侵，同时伴有造血系统[a]、脾[b]、肝[c]等危及器官受侵

注：a. 可以伴或不伴BM受累，符合以下3条中的2条及以上。Ⅰ，贫血：Hb＜100 g/L，婴儿Hb＜90 g/L（除外缺铁性贫血）；Ⅱ，白细胞下降：＜4.0×10⁹/L；Ⅲ，血小板下降：＜100×10⁹/L。骨髓受累：骨髓涂片中组织细胞CD1a或Langerin阳性为明确的骨髓受累。骨髓低增生，噬血细胞增多，骨髓病态造血和（或）骨髓纤维化被认为是继发的现象；

b. 脾受累：左锁骨中线肋下＞2 cm；

c. 肝受累：右锁骨中线肋下＞3cm和（或）肝功能不良，其中包括低蛋白（＜55 g/L）、低白蛋白血症（＜25 g/L）和（或）组织病理诊断。

五、临床治疗

额骨、乳突、眶骨区域的LCH由于存在中枢神经系统受侵风险建议6～12个月的长春碱+泼尼松龙治疗。颞骨、乳突、眶骨以外的局限性颅骨破坏可通过手术刮除。下颌骨手术可能影响恒牙生长也不再使用，腹股沟和生殖器部位由于化疗有效也不再使用手术。放疗在儿童LCH治疗中使用越来越少，即使低剂量放疗，也只用于单发椎体受侵或病灶压迫脊髓或压迫视神经化疗无效时使用。

（一）外科治疗

LCH的病例可以在轻微的机械刺激后完全消退。而不可切除的局部骨病灶可用小的研磨针获取组织标本并进入骨髓腔作刮除治疗。在寰椎、枢椎或股骨颈因可能造成骨结构的不稳定，引起严重后果，不能行刮除术，牙槽局部的刮除术可能有效。刮除术的相对禁忌证包括可能产生功能障碍、严重的畸形残缺和毁容。

（二）化疗

对于单发骨（除外CNS危险部位）受累或单纯皮肤受累患者，可先不给予化疗，每3个月评估，根据评估情况酌情给予继续观察或开始化疗。对于脊柱受累（如颈椎、胸椎、腰椎）的单发骨破坏，易出现脊髓损伤，建议佩戴相关支具并限制活动，若合并脊髓受压需要化疗。

（三）放射治疗

LCH发病多为儿童，而儿童正处于生长发育期，射线对其影响较大，因此LCH的放射治疗方案应个体化。射线对患儿的影响不应大于LCH本身对患儿的危害。

目前儿童LCH局部照射的推荐剂量为700～1000cGy，分次剂量依据患儿年龄和生长发育情况选择每次100～200cCy。LCH病灶多较表浅，因此单野电子线或电子线与高能X线混合照射应用较多。深在病灶可考虑适形放疗或调强适形放疗，射野以病灶并外放1～2cm为宜，并可根据病灶所在部位及与重要器官关系作适当调整。Kotecha通过放疗治疗了69例儿童病例，169个病灶，主要为骨受侵病灶，中位放疗剂量为10Gy，中位随访6年，局部控制率为91.4%，症状稳定或缓解率为90.4%。

尽管LCH并不多见，但有关LCH的临床和基础研究却在不断进展，使我们对LCH的认识越来越深入，儿童LCH的治疗也越来越规范，放疗技术在发展，放射损伤风险在下降，放疗在LCH的局部治疗中仍有用武之地，放疗联合其他治疗方法缓解LCH患者的痛苦，提高肿瘤控制率。

六、预后及随访

单一骨病灶的LCH患者的生存率几乎达100%，无器官功能障碍的多系统病变的生存率为82%～96%，有器官功能障碍的多系统病变的生存率为33%～54%。

患儿在化疗第6、12、25、52周、停药后3个月、6个月、1年、2年和3年均需行病情评估，根据评估结果酌情调整治疗方案以及了解疾病复发情况。

未治疗的单一皮肤受累LCH患者应进行特别的密切监测（每次2～4周；所有患者均应定期随访，单一皮肤受累的LCH患者应在完全好转后，每6个月随访一次，持续5年；对于有器官功能障碍的多系统病变的患者，在好转后前两年，应该每3～6个月随访一次，在随访的前2年，最常见的部位是骨、皮肤、中耳和下丘脑，在2年以后每6个月到1年随访1次，随访时间至少大于10年。

（赵艳芳　雷倩倩）

第九篇

放射治疗不良反应

第三十一章 急性期不良反应

第一节 骨髓抑制

一、儿童生长和发育特点

婴儿在出生后不久，活跃的红色骨髓开始转变为脂肪黄色骨髓，首先四肢表现最为明显。这种转换在全身从周围附属骨骼向中央中轴骨架进行，以及在单个长骨中从骨干向干骺端进行。初生时期，骨内充满的全部是红骨髓，具有活跃的造血功能。5岁以后长骨内的红骨髓，逐渐被脂肪组织所代替，成为黄骨髓。至18岁以后，全身长骨骨干几乎充满了黄骨髓。成年后，红骨髓主要存在于一些扁骨、不规则骨和长骨的骨骺内，以椎骨、胸骨和髂骨处最为丰富，造血功能也最为活跃。

二、照射后影响

骨髓存在于骨松质腔隙和长骨骨髓腔内，由多种类型的细胞和网状结缔组织构成，根据其结构不同分为红骨髓和黄骨髓，为柔软富有血液的组织。红骨髓是人体的造血组织，分布于骨髓腔内，哈佛斯管内也含有少量，它主要是由血窦和造血组织构成。血窦是进入红骨髓的动脉毛细血管分支后形成的窦状腔隙，形状不规则，管径大小不一。窦壁衬着内皮细胞，外面有基膜和周细胞附着。造血组织位于血窦之间，它的基质是网状纤维和网状细胞，它们构成网架，网孔中充满各种游离细胞，如不同发育阶段的

各类血细胞和间充质细胞等。黄骨髓含有大量的脂肪组织，虽然没有造血功能，但仍含有少量幼稚的造血细胞团，保持着造血潜能。在某些病理状态下，黄骨髓可重新转化为具有造血功能的红骨髓。

除造血功能之外，红骨髓还有防御、免疫和创伤修复等多种功能。其创伤修复功能主要缘于其中的幼稚间充质细胞，它们保留着向成纤维细胞、成骨细胞分化的潜能。一些学者利用红骨髓培养的骨髓基质细胞植入骨折及骨缺损处，证实它们可促进骨组织形成，有利于骨折的愈合和缺损的修复。

骨髓细胞为骨髓内各种细胞的总称。骨髓为主要造血组织，产生红细胞、粒细胞、单核细胞、淋巴细胞和血小板等，故骨髓细胞包括各种血细胞系的不同发育阶段的细胞，成分较复杂。如粒细胞系，占40%～60%，包括原粒细胞、早幼粒细胞、中幼粒细胞、晚幼粒细胞、杆状粒细胞和分叶核粒细胞；淋巴细胞系约占20%，含原淋巴细胞、幼淋巴细胞和淋巴细胞；红细胞系约占20%，含原红细胞、早幼红细胞、中幼红细胞、晚幼红细胞、网织红细胞和红细胞；单核细胞系约占4%，含原单核细胞、幼单核细胞和单核细胞；巨核细胞系约占4%，包括原巨核细胞、幼巨核细胞和巨核细胞，最后形成血小板；浆细胞系包括原浆细胞、幼浆细胞和浆细胞。除以上外，骨髓内还含有其他一些细胞，如网状细胞、吞噬细胞等。

骨髓对辐射极为敏感，以致任何分次剂

量都会造成一定程度的损伤。受照射的骨髓变得疏松。有精细血管的破坏，继而由脂肪骨髓替代正常的造血骨髓。如果辐射剂量足够高，窦状循环的破坏会阻止造血细胞从远处未受照射的部位迁移。40Gy分割照射后，85%的照射部位在2年内活动恢复，在这些区域中，有55%的区域完全恢复。单次20Gy局部照射可产生永久性发育不全。骨髓的再生能力也取决于照射的体积。照射到少于25%的骨髓后，未照射的部分受到刺激可成功补偿造血需求，而治疗的部分可能永远不会再生。当照射体积超过50%时，未受照射的骨髓就不能满足身体的需要。

造血系统对放射线高度敏感，部分患者在放疗中可出现外周血象下降。骨髓受照射后，干细胞减少，使其对扩增部分的前体细胞的供应减少，同时前体细胞本身也受到了照射的损伤。各种造血细胞的分裂繁殖受到抑制，向周围血中释放的成熟细胞（包括白细胞、红细胞和血小板）减少，3种前体细胞的再生长很快，它们的放射敏感性也一样，但因血小板和白细胞的生命周期很短，因此外周血中的计数很快下降。由于红细胞的生命周期较长，因此贫血出现得较晚，而并非红细胞系对放射有抗拒。

照射的部位和体积对血常规下降程度也有较大影响，如照射较大范围的扁骨、骨髓、脾及大面积放疗，如全肺放疗、全骨盆放疗、全腹放疗。造血系统受影响易导致全血细胞下降，尤其联合化疗时。

白细胞和血小板减少到一定程度就会对人体产生影响并有一定的危害，如患者自觉全身乏力，易导致严重感染甚至败血症，有出血倾向，导致内脏、颅内出血，严重者可致死亡。

当白细胞<$3×10^9$/L，血小板<$70×10^9$/L时应暂停放疗，升血对症治疗，血常规恢复后再开始治疗。不过，当放射野较小且放射野未包括造血系统时，如颈部的放疗、四肢

软组织的放疗，如果白细胞>$2×10^9$/L，血小板>$50×10^9$/L时，仍可继续放疗，但应严密监测血细胞的变化。婴儿出生时的白细胞约为$1.8×10^{10}$/L，12岁时可达成人水平。淋巴细胞婴儿期约占白细胞总数的60%，4岁时占40%，因此可依此值参考认定正常值。儿童则依各年龄阶段数值按相应比例参照执行。

三、处理方案

1. 放疗中应加强饮食营养，促进造血功能，食物宜高维生素、高蛋白。注意有无感染和出血风险。

2. 升高血常规的药物，如升白细胞药物鲨肝醇、利血生、维生素B_4。有感染危险者，白细胞少于$2×10^9$/L可使用粒细胞集落因子使白细胞数量迅速回升。血小板少于$50×10^9$/L可酌情使用重组人血小板生成素、白介素-11及机采血小板成分输血。

3. 白细胞下降明显者注意有无感染，必要时使用抗生素预防感染。

第二节 消化道不良反应

一、儿童生长和发育特点

小肠：小儿肠道相对成人较长，总长度约为其身长的6倍（成人约为4倍）。肠壁薄，黏膜血管丰富，吸收力强，渗透性高，但胃肠道分泌及蠕动功能均易发生紊乱，肠壁薄，有利于营养物质的吸收，不利方面是肠内感染病原和毒素吸收多，感染中毒症状重。小儿对糖和蛋白质的消化吸收较好，但对脂肪则较差，食用含脂较高的食物不易消化，常会导致腹泻。胃的排空常因应激和感染等因素而明显迟延，并可能出现胃扩张、应激性溃疡、呕吐及腹胀。小肠上皮修复时间约110小时，结肠修复3～4天。

二、照射后影响

肠道照射的直接影响是肠内壁再生细胞的损失。隐窝细胞分裂很快（人平均每天分裂大于一次），受照射后丢失也很快，肠绒毛细胞本身是不增殖的，对照射也没有立即的效应，但如不能从隐窝处得到源源不断的更新，而已分化的细胞连续脱落，绒毛就明显变短，照射剂量高时严重的反应是小肠上皮剥落，从而产生严重的胃肠综合征。消化道精细血管的辐射损伤可进展为闭塞性血管炎，最终发展为缺血。急性辐射损伤是由正常增殖细胞耗竭、黏膜脱落、绒毛缩短以及随后的炎症浸润和水肿引起。根据受累部位的不同，患者可能会出现吞咽困难、腹痛或腹泻。

肠道照射也可间接通过神经递质引起呕吐。呕吐是通过位于延髓侧方网状结构内的呕吐中枢所调控的，这个中枢接受5种主要来源的传入性冲动：①化学感受器触发区（chemoreceptor trigger zone，CTZ）；②迷走神经及来自内脏的其他交感神经传入支；③中枢的颅内压受体；④前庭神经通路；⑤较高级的中枢神经系统的结构（如边缘系统）。呕吐中枢、CTZ和胃肠道存在许多神经递质受体，激活这些受体可导致呕吐的发生。目前的研究显示，与放疗所致呕吐密切相关的受体主要是5-羟色胺3（5-hydroxytryptamine 3，5-HT3）受体和多巴胺受体，其他受体还包括乙酰胆碱能受体、组胺受体和神经激肽-1（neurokinin-1，NK-1）受体等。全身放疗和上腹部的放疗最易引起恶心呕吐。另外，放疗总剂量、分次剂量和接受放疗的器官的体积都和恶心呕吐发生相关。

三、处理方案及不良反应

全身放疗属于高度致吐风险，上腹部放疗和全脑全脊髓放疗属于中度致吐风险，均推荐预防性止吐治疗，但儿童放疗相关恶心呕吐药物治疗的高级别循证证据不足，需权衡利弊谨慎使用。

1. 止吐药物　止吐药物通过阻断各类受体以达到止吐作用，可通过口服、静脉、皮下、肌内及肛门等各种途径给予，目前的研究显示，口服止吐药与静脉止吐药疗效相当。联合应用止吐药物可增加止吐效果。常见的止吐药物如下。

（1）5-HT3受体拮抗剂：代表药物为恩丹西酮、格拉司琼和帕洛诺司琼等，该类药物止吐效果好，不良反应轻微。该类药物的疗效与不良反应基本相似，但恩丹西酮和格拉司琼对迟发性呕吐的疗效欠佳，而帕洛诺司琼在该方面具有优势。口服昂丹司琼口溶膜预防中度致吐性化疗引起的恶心呕吐，12岁以上患者，每次8mg，每日2次；4～11岁患儿，每次4mg，每日3次。昂丹司琼也可以用较低静脉注射剂量（0.15mg/kg，每4小时1次，分3次给药），继续用于成人和儿童因化疗引起的恶心和呕吐，但是单剂静脉注射剂量不宜超过16mg。同时应用地塞米松可提高止吐效果。

（2）多巴胺受体拮抗剂：代表药物为甲氧氯普胺，该类药物具有外周（促进肠蠕动）和中枢CTZ的多巴胺受体的拮抗作用。仅适用于1～18岁的少年儿童作为二线治疗药物；推荐剂量为每次0.10～0.15mg/kg，每日3次，静脉注射，最大日剂量0.5mg/kg，每日总剂量不超过30mg。主要不良反应为锥体外系症状。禁忌证为完全性肠梗阻。该药与地塞米松合用，对控制迟发性呕吐疗效较好。

（3）肾上腺皮质激素：研究表明，地塞米松可增强其他止吐药物的疗效。基于长期应用的不良反应，提倡短程使用。剂量（与其他止吐药物配合使用）为<1岁，每次0.25mg，每日3次；1～5岁，每次1～2mg，每日3次；6～12岁，每次2～4mg，每日3

次；＞12岁，每次4mg，每日3次。

（4）NK-1受体拮抗剂：代表药物为阿瑞匹坦，该药物对化疗药物引起的急性和迟发性呕吐均有效，对迟发性呕吐具有优势，但在慢性恶心呕吐中的疗效尚不明确。成年人剂量化疗时125mg/d，化疗后继续连用2天，80mg/d。有研究推荐阿瑞匹坦12～17岁患者剂量同成人；6个月至＜12岁患儿，第1天3.0mg/kg至125mg，第2～3天分别2.0mg/kg至80mg。

2. 小肠放射性损伤的治疗

（1）合理膳食，适当补充益生菌/益生元以改善肠道菌群，避免腹泻或便秘等肠功能紊乱。

（2）止吐、止泻及解痉等对症支持治疗，适当补充液体。

（3）应用抗氧化损伤药物（如Ω-3不饱和脂肪酸、维生素C和维生素E）、稳定细胞膜作用的药物（如小牛血去蛋白提取物）以及清热扶正的中药治疗等。

（4）营养支持，静脉营养，给予高蛋白、富含维生素和微量元素的饮食。

（5）应用抗生素抗感染治疗，以及应用类固醇皮质激素适当冲击治疗以缓解炎症反应。

第三节　皮肤黏膜损伤

一、儿童生长和发育特点

婴儿皮肤的角质层发育不完全，约为15层，厚7.3μm，成人为25层，厚10.5μm。儿童皮肤角质层、表皮很薄、细胞较小，经皮失水较多、吸收率较高。婴儿和儿童皮肤的屏障功能不如成人皮肤良好。皮肤的基本结构是由不同厚度的表皮和真皮所构成。其中表皮由基底层（可持续分裂的干细胞组成）和角质层（由不分裂的、持续分化的角化上皮细胞组成）所组成；真皮比较厚，是由成纤维细胞、毛细血管、淋巴管、神经、腺体、毛囊和蛋白质组成的不规则网状结构。保留了皮肤结构单位所有特征的皮肤最小单位是一个与表皮和真皮有关的微血管群，称为皮肤的功能性单位。通常皮肤功能单位直径约30μm，长约350μm。皮肤的结构模型着重强调皮肤功能单位的剂量反应。表皮基底细胞更新时间为12～48天，总的更新期约为75天。

二、照射后影响

1. 皮肤　基底角质形成细胞，毛囊中的干细胞和黑色素细胞具有高度放射敏感性。在放射治疗期间，辐射可以通过直接作用引起细胞核和线粒体DNA的不可逆的双链断裂，并可以通过间接作用引起细胞水的电离产生自由基引起后续的损伤。辐射诱发炎症的机制尚不完全清楚。电离辐射通过皮肤细胞激发表皮和真皮之间的信号传导。辐射诱发的皮肤损伤的标志是白细胞和其他免疫细胞从循环到受照射的皮肤的跨内皮迁移。这些激活信号产生许多细胞因子和趋化因子，这些信号作用于局部血管的内皮细胞，引起黏附分子如细胞黏附分子1、血管细胞黏附分子1、E-选择素的上调。急性放射性皮肤毒性与各种细胞因子和趋化因子的形成增加有关，特别是白细胞介素（interleukin，IL）-1α、IL-1β、肿瘤坏死因子（tumor necrosis factor，TNF）-α、IL-6、IL-8、趋化因子配体4、半胱氨酸-X-半胱氨酸基序趋化因子配体10和单核细胞趋化蛋白1。辐射性皮肤损伤还涉及抗氧化状态的不平衡。辐射暴露后与氧化应激有关的特定酶包括超氧化物歧化酶、谷胱甘肽过氧化物酶、硫氧还蛋白、血红素加氧酶、热休克蛋白-27和一氧化氮合酶。Th2介导的免疫反应也可能是辐射后伤口愈合延迟的原因。

放射性皮肤损伤早期主要症状是红斑，阈值＞5Gy，于照射后几小时内出现，这是由炎症反应引起的毛细血管扩张、通透性增加和水肿。一般分次照射第2～3周出现红斑、皮肤干燥和脱发。在照射量达20～40Gy后，基底层内的前体细胞分裂增殖减少，成熟的上皮细胞持续丢失，上皮剥落，严重者形成溃疡。皮肤色素沉着消失较慢，需要2个月左右。

2. 黏膜炎　口腔黏膜炎的发病机制复杂，包括放疗对基底上皮细胞的直接损伤以及由于炎症介质和定植微生物群落产物的上调而对组织造成的继发性损伤。所涉及的各种因素可整合成一个五阶段发病机制模型：启动、激活、信号放大、溃疡和修复。启动期：放疗后立即发生，导致直接DNA双链断裂，活性氧物质产生，固有免疫应答激活，相互作用导致基底干细胞凋亡和坏死，此时黏膜功能正常；激活期：活性氧和细胞变性产物激活关键的转录因子（如nuclear factor kappa-B，NF-κB），促进炎症因子TNF-α、IL-6的产生，刺激细胞因子调节剂和内皮细胞，导致细胞凋亡。另外，DNA双链断裂及活性氧均可产生神经酰胺，神经酰胺的蓄积可增加细胞膜通透性，并将最终导致上皮细胞破裂。此阶段对黏膜损伤的进程可能非常重要；信号放大期：TNF-α维持NF-κB的活性，同时启动丝裂原活化蛋白激酶（mitogen activated protein kinase，MAPK）信号的激活，形成正反馈放大效应；另外，细胞的早期破裂将使更多的细胞变性产物溢出到组织中，进而增加NF-κB；紧密连接断裂导致上皮通透性增加，为表面细菌细胞壁产物提供了渠道，进而诱导额外的NF-κB活性，这些机制最终导致恶性循环，使得损害进一步放大。导致黏膜完整性的破坏和崩溃，黏膜炎可能出现临床症状；溃疡期：通常在治疗后1～2周开始出现，在临床上表现为溃疡和萎缩性变化。由于黏膜完整性被破坏，神经末梢暴露，产生疼痛。定植于溃疡处的口腔细菌通过直接刺激浸润的巨噬细胞、中性粒细胞和淋巴细胞分泌额外的促炎性细胞因子，导致炎症风暴加重。在这个阶段，有败血症风险；愈合期：放疗结束后，上皮细胞增殖、移行及组织细胞分化，溃疡自行愈合。口腔黏膜炎一般出现于放疗第2周，可持续至放疗结束后2周，严重者可持续至放疗后7～8周。口腔、咽喉黏膜水肿充血伴疼痛、进食困难、发声嘶哑，放射性食管炎伴进食困难、食管起始部哽噎感，放射性肠炎伴腹痛、腹泻，放射性尿道炎可致尿频、尿痛、尿失禁。

三、处理方案

1. 放射性皮炎

（1）Ⅰ度放射性皮炎可加强皮肤护理，不需要特殊治疗。

（2）Ⅱ～Ⅲ度放射性皮炎可在皮肤脱屑区使用三乙醇胺乳膏，注意预防继发性皮肤感染。

（3）Ⅳ度放射性皮炎必要时可采用外科清创术及皮肤皮瓣移植术。

2. 放射性黏膜炎的治疗

（1）加强口腔护理，据病情选择盐酸卞达明漱口水、氯己定漱口水、生理盐水或碳酸氢钠漱口、康复新液和西吡氯铵含漱液等漱口。

（2）镇痛治疗，口腔凝胶及根据疼痛严重程度选用适当镇痛药物治疗。

（3）促进黏膜溃疡愈合，表皮生长因子气雾剂、成纤维细胞生长因子气雾剂促进黏膜修复。

（4）必要时使用类固醇皮质激素缓解炎症反应。

（王智利　谢　悦）

第三十二章　远期不良反应

第一节　神经系统损伤

一、病理生理学

大脑在人类出生之后到3岁阶段是处于快速发育期，而到了6岁之后其发育则非常缓慢。这种生长发育是通过神经元细胞的体积增大实现的，而并不会有神经元细胞数量的增加。在这一发育期，轴突生长、树突分支和突触形成最为活跃。在2岁时大脑发育就已相当成熟，髓鞘发育程度较高。但直到青春期，大脑才能最终发育完全。所以在儿童期的中枢神经系统放射治疗可能导致比较严重的远期不良反应，影响儿童的生长和发育。中枢神经系统的辐射损伤主要体现在局灶性或弥漫性的白质坏死，以及神经脱髓鞘病变。

放疗导致中枢神经系统损伤的病理机制尚不十分明确，目前主要有以下几种机制解释。血管损伤机制、胶质细胞克隆性死亡机制和过敏性变态反应机制。①血管损伤机制：血管内皮对放射线非常敏感，是放射损伤的靶细胞。放射可造成血管内皮细胞死亡或增生，细小动脉的玻璃样变性和硬化，从而导致相应血供区域脑细胞的完全或不完全坏死。因为内皮细胞代谢更新速度较慢，上述损伤的出现也相对较晚，相应症状可在放疗结束一段时间后才逐步表现出来。髓磷脂是神经元外侧的脂质，对神经元起保护和绝缘的作用，主要依靠少突胶质细胞维持。②胶质细胞克隆性死亡机制：放射可造成缓

慢增殖型少突胶质细胞的复制死亡，进而可导致脱髓鞘损伤发生。在受到放射线照射后的2周就可以通过电子显微镜观察到单个神经纤维的损伤，这种损伤出现在血管损伤之前。因为神经鞘的发育成熟在出生后的1岁以内最为活跃，所以髓磷脂功能的维持对此年龄段患者的神经系统功能保护尤为重要。③过敏性变态反应机制：放射导致血管内皮损伤，造成脑部延迟性放射性坏死灶病理改变。这种延迟性放射性坏死灶可由散在的神经脱髓鞘斑片和中央坏死，以及出血性瘀斑组成。在脑室周围，有残留血管内的淋巴细胞和浆细胞成袖套状聚集。电离辐射和少突胶质细胞分泌的髓磷脂复合作用可产生抗原，这种抗原可刺激炎症细胞聚集。放射导致神经系统的延迟性放射性坏死可能是以上几种机制共同参与的结果。

放射导致中枢神经系统损伤的典型病理学表现是大脑皮质深层白质融合成大片的凝固性坏死、血管的纤维蛋白样坏死或过度纤维化，以及血管管壁增厚、毛细血管扩张、增生等。在患者接受了中枢神经系统肿瘤放射治疗后，需结合放疗靶区、放射性坏死区域，以及CT、MRI、PET/CT等多模态影像检查手段对放射性损伤进行鉴定判断，注意区分放射性损伤坏死和肿瘤残留或复发。

二、临床表现及处理措施

（一）坏死

中枢神经系统放射性坏死的发生率受多

种因素影响，包括放疗部位、放疗方式、分次剂量等。目前对于造成中枢神经系统放射性坏死的放疗剂量及发生率尚无确切数据。据统计，按50～60Gy总剂量，5～6周分割放疗，导致放射性坏死的发生率为0.1%～0.5%。放射性脑坏死大多发生在放疗后1～3年，全脑照射50Gy/5周后，有约5%的患者出现明显脑坏死损伤。脑放射性坏死的症状与病变部位及范围有关，典型临床症状是头痛，程度严重的脑坏死还可能导致脑水肿，造成颅内高压，甚至发生脑疝。脑外科减压手术可作为治疗首选，也可采用皮质类固醇激素治疗缓解症状。有研究表明，采用干扰素或华法林的抗凝治疗对缓解症状有一定作用。血管内皮生长因子（vascular endothelial growth factor，VEGF）抑制剂贝伐珠单抗可抑制内皮细胞增殖和活化，降低脑血管通透性，也可用于改善脑坏死后的毛细血管通透性及脑水肿。

（二）坏死性白质脑病和晕厥性微血管病

坏死性白质脑病是脑部放疗以及静脉化疗及鞘内甲氨蝶呤化疗后，脑白质多灶性破坏所导致的临床病症。白质脑病表现为髓磷脂及少突胶质细胞丢失，在白质内出现低密度坏死区，并可导致大脑萎缩、脑沟增宽和脑室扩大。晕厥性微血管病变患者脑部CT扫描可发现钙化灶。白质脑病会导致患者的精神状态出现相应的改变，出现注意力、记忆力缺陷，有运动、感觉、语言等功能障碍，出现嗜睡、癫痫、运动性共济失调等症状，严重者甚至会出现痴呆、意识缺失、木僵、偏瘫、昏迷等。据德国后期反应研究工作组报道，急性淋巴细胞白血病患者经放疗及甲氨蝶呤鞘内注射化疗后，经CT扫描发现有约50%的患者出现脑萎缩、白质脑病、钙化或灰质改变。治疗上，可使用免疫球蛋

白治疗，或者进行血浆置换改善症状。

（三）嗜睡综合征

脑部放疗可导致患者嗜睡综合征的产生，发生率高于70%。其发生机制与白质脑病类似，与放疗后的微血管破坏和髓鞘功能障碍有关。嗜睡综合征大多发生在放疗后4～8周，在此后4～6周逐步缓解。其常见临床症状是困倦、嗜睡、笨拙、认知功能减退、恶心、易激惹、眩晕等。有研究表明，放疗期间使用皮质类固醇激素可降低嗜睡综合征的发生率，并促进其症状恢复。

（四）脊髓病

脊髓的放疗耐受剂量主要取决于分次剂量的大小、照射总剂量，以及脊髓受照射长度。放射造成的脊髓损伤包括暂时性损伤和不可逆性损伤两类。最常见的临床表现是Lhermitte综合征，最早由法国神经外科医师Lhermitte提出。发生在放疗后数月，可持续1年以上，一般是可逆的。Lhermitte综合征在2Gy分次照射，照射剂量低于35Gy时即可能产生，典型症状是从颈部沿脊柱，向下肢或四肢辐射的电击样感觉，此症状在颈部弯曲时，行走或坐在坚硬物体表面时可突然发作。

（五）慢性进行性放射脊髓炎

临床少见，可能原因包括：脊髓受照射后脱髓鞘改变，进而造成神经胶质细胞核区域缺失、坏死；脊髓毛细血管在照射后出现损伤、出血，毛细血管阻塞导致小动脉血流减慢，造成局部缺血性坏死。慢性进行性放射脊髓炎通常有4～6个月潜伏期，可持续超过1年。常见症状包括肢体感官觉改变，如温度觉异常、肢体感觉下降等。严重的晚期损伤如截瘫，相对较少见，可发生在治疗后6个月至4年。症状可以是进行性加重，也可以是突然发生，典型表现是Brown-

Sequard综合征或迟缓性截瘫，且症状不可逆。常见原因是放射野接野处剂量过高。随着IGRT及TOMO等先进放疗技术的开展，此种情况发生率进一步降低。

（六）神经心理和智力缺陷

患者颅脑放疗可能对智力、学习以及社交和情绪调节产生比较严重不利影响。患有中枢神经系统肿瘤以及急性淋巴细胞白血病的患者最常受到影响。海马和颞叶区域的放射性损伤导致的症状相对较为严重。智力缺陷一般体现在与年龄相符的智力发育、阅读、语言、计算能力以及视觉和知觉运动技能等方面。记忆力和注意力也有不同程度下降。有研究评估了接受放化疗后的髓母细胞瘤患者的智力水平，结果提示，患者全面智商（full scale intelligence quotient，FSIQ）的下降率为4.3分/年，语言智商（verbal intelligence quotient，VIQ）的下降率为4.2分/年，非语言智商（nonverbal intelligence quotient，NVIQ）的下降率为4.0分/年。其中，女童患者的VIQ和年龄小于7岁患者的NVIQ降低较为明显。并且研究发现，基线智商为100分或更高的儿童，其FSIQ、VIQ和NVIQ的下降幅度大于基线低于100分的儿童。

（七）周围神经损伤症状

周围神经受到照射后的损伤主要表现在神经丛和神经根的损伤症状。其发生率高于中枢神经系统损伤。一般认为与放疗后渐进性的血管再生障碍和纤维化有关。神经丛损伤常见症状是混合性的感觉和运动缺失。如颈部或胸部肿瘤放疗导致臂丛神经受到过高剂量照射时，可出现上肢运动及感觉异常。周围神经的放射耐受性高于中枢神经，且损伤后症状进展较为缓慢，进展性潜伏期从放疗后数月至数年，治疗效果欠佳。

（罗　弋）

第二节　内分泌功能损伤

一、甲状腺

（一）病理生理学

甲状腺是人体最大的内分泌腺，其腺体由堆积成球形单位的滤泡组成，其内充满透明的蛋白质胶体。甲状腺在人体生长和发育、能量及物质代谢，以及维持器官功能方面具有重要作用。

放射诱导的甲状腺功能减退的病理生理机制尚不明确。目前普遍观点认为，放射辐照可导致甲状腺的毛细血管进行性闭塞、滤泡细胞变性、间质萎缩，以及部分的淋巴结浸润，从而导致其功能影响。辐射损伤与细胞有丝分裂程度相关，而甲状腺细胞增殖动力学很慢，正常情况下仅有很少比例的细胞分裂。但在生长发育期的儿童，因其甲状腺的发育与身体发育同步进行，因此患者放疗后的甲状腺可能出现与年龄相关的损伤和修复程度。

（二）临床表现

1. 甲状腺功能减退　在接受放射治疗的儿童中，大多数在治疗后的2～5年出现甲状腺功能减退。甲状腺功能减退与放疗剂量、随访时间和诊断所用的检测标准等因素有关。甲状腺损伤通常表现为促甲状腺激素（thyroid stimulating hormone，TSH）升高、甲状腺素T4降低，或者两者兼有。无症状的代偿性甲状腺功能减退可出现TSH升高，T4正常。无代偿的甲状腺功能减退则可出现TSH升高和T4降低。一项关于霍奇金淋巴瘤患者放疗的研究显示，放疗剂量超过26Gy，患者甲状腺功能减退的发生率明显增加，放疗剂量与治疗后20年的甲状腺功能减退有显著的剂量-反应关系。另一项白血病患者放疗的随访研究显示，与单纯化疗相比，接受脑部放疗剂量超过20Gy及脊髓放疗的患者，更容易发生甲状腺功能减退。

2. 甲状腺功能亢进　有研究报道，霍奇金淋巴瘤患者接受颈部放疗后，游离T4升高，TSH降低，出现弥漫性甲状腺肿，甲状腺功能亢进，产生Graves病症状。剂量研究显示，垂体受照射剂量超过20Gy，以及甲状腺受照射剂量超过15Gy，与甲状腺功能亢进发生相关。

（三）诊断

对无症状患者的实验室检查应包括血清TSH浓度和甲状腺浓度（一般为游离T4）试验。对有临床症状或实验室检查提示甲状腺功能减退的患者，放射性碘吸收试验可帮助鉴别Graves病和甲状腺炎。对无明显症状的患者，血清抗微粒体、抗甲状腺球蛋白和甲状腺刺激抗体浓度检测有助于Graves病的诊断。因为放射损伤潜伏期的存在，放疗后甲状腺功能异常出现的时间间隔可能较长，故应尽早进行临床和实验室评估，并随访至少1年以上。

（四）处理

无代偿甲状腺功能减退症（血清甲状腺素浓度低）的患者需要进行甲状腺素替代治疗。因为亚临床甲状腺功能减退症有可能演变为典型的甲状腺功能减退症，所以，有血清TSH浓度升高，但甲状腺素正常的患者也可接受甲状腺素替代治疗。受照射的甲状腺因长期TSH过度刺激，有可能会增加患肿瘤的风险。使用甲状腺激素替代治疗能降低肿瘤复发概率。

二、下丘脑－垂体

（一）对生长激素分泌的影响

生长激素（growth hormone，GH）由垂体前叶分泌，可诱导细胞产生类似胰岛素的生长因子，促进细胞增殖和蛋白合成。

GH受由下丘脑生成的生长激素释放激素（growth hormone releasing hormone，GHRH）调节，故下丘脑-垂体照射可导致患者GH生成和释放障碍。

放射导致的下丘脑损伤可能是GH水平下降的主要原因。有研究显示，在头部接受了30Gy照射剂量后，有60%～80%的患者出现GH分泌下降，量效关系阈值18～20Gy，且头部放疗剂量越高，GH分泌水平下降出现越早。

有一项关于118例接受脑部肿瘤放疗患者的峰值生长激素（peak GH）水平与放疗后出现GH降低时间的研究提示，接受照射剂量60Gy及以上患者，可能在治疗后1年内出现GH功能障碍；照射剂量在25～30Gy的患者可能在治疗后3年内出现GH功能障碍；而照射剂量在15～20Gy的患者，出现GH功能障碍的时间则可能在治疗后5年左右。下丘脑的TD50/5剂量为16.1Gy。接受中枢神经系统照射的白血病患者也有更高的GH缺乏风险。有研究评估了接受急性淋巴细胞白血病治疗的患者，结果显示，增加头部放疗剂量和身材矮小之间存在量效关系，头部和脊髓照射是这类患者成年后身材矮小的重要因素。接受骨髓移植和全身照射的患者也有明确的GH缺乏风险。相较于分次放疗、骨髓移植前的头部放疗等因素，单次大剂量放疗对GH影响更大，且男性较女性有更明显的激素水平下降。

对放疗导致的GH降低可采用外源性激素替代治疗，能一定程度维持患者的生长和发育水平，但仍基本会落后于正常发育速度。目前针对使用外源性激素替代治疗导致肿瘤复发和第二原发肿瘤发生的研究仍属于小样本报道，对此需谨慎对待。

（二）对其他激素分泌的影响

下丘脑-垂体轴受到过高剂量照射后，

还可能引起除 GH 外的其他激素水平异常。若颅脑放疗剂量超过 35Gy，可能因下丘脑-垂体的放射损伤导致卵巢或睾丸提前分泌性激素，造成性早熟，5～10 年的累积发生率为 10%～20%。尤其对女孩而言，更存在性早熟的风险。Shalet 等报道青春期发病年龄与头颅接受放疗时的年龄呈正相关。放疗相关性生长激素缺乏对青春期早期患者的影响更为显著。

Constine 等报道了 20 例接受脑肿瘤放疗患者的非生长激素异常，包括由慢性病或垂体损伤引起的游离 T4 水平降低，以及促黄体生成素和雌二醇降低伴月经过少。下丘脑-垂体轴受到照射后导致中枢性甲状腺功能减退的发生率与下丘脑-垂体轴所接受的放射剂量有关，有研究报道，剂量超过 40Gy 时发生甲状腺功能减退的可能性更大。

Samaan 等发现，在接受了超过 60Gy 照射剂量的鼻咽癌或鼻窦癌患者中，有 83% 的患者存在下丘脑-垂体分泌功能异常。其中有 27% 的患者有甲状腺功能异常，其中有 1/3 的患者是由下丘脑损伤导致，其余 2/3 的患者是由垂体损伤所致。有 27% 的患者也因为下丘脑损伤而出现皮质醇缺乏症。分别有 39% 和 30% 的患者出现催乳素和促黄体生成素分泌异常。而促肾上腺皮质激素缺乏症和高催乳素血症在儿童中相对少见，因为一般认为这需要超过 50Gy 的照射剂量。

（罗 弋）

第三节　生长和发育的影响

一、生长和发育的特点

儿童生长和发育指儿童从胎儿期到成年期的身体生长和器官发育过程。在出生后时期，细胞增殖和分化为不同的器官系统，为肿瘤发生提供了优越的环境。在快速生长的组织和器官中，特别是在青春期，突变可能很容易被放大。在这些阶段，驱动肿瘤发生的其他因素包括毒性和环境损伤的积累，这些损伤在保持最大增殖潜力的组织中表现得更为显著。这可能在一定程度上解释了为什么血液肿瘤和淋巴瘤在儿童期最为常见。

由于在发育过程中发现的可塑性通常会驱动器官发生和器官发育，但也可以促进癌症形成，因此普遍认为儿童癌症在本质上不同于成人恶性肿瘤。器官发生和组织成熟反映了从多能干细胞到终末分化细胞的细胞增殖。儿童的生长和发育有 3 个主要的发展时期：婴幼儿期、儿童晚期和青春期。婴幼儿期（1～6 岁）是大多数组织快速分裂的时期。儿童晚期（6 岁到青春期）是一些组织以增殖为主，另一些以肥大为主，还有一些以静止为主的时期，直到青春期开始出现激素水平的变化。青春期包括童年后期和成年之前的几年，此时由于激素的激增，促使组织的生长加速。

在这些时间段内，器官系统可以分为 5 类，以不同的生长模式/速度为代表（血液、淋巴组织、中枢神经系统、肌肉骨骼和性腺生殖细胞）。

1. 在发育的早期，造血系统（血细胞形成和骨髓）继续扩张，从子宫内开始直至出生，并在 5～10 岁时达到顶峰。

2. 淋巴组织在多个器官或组织（脾脏、淋巴结、胸腺、阑尾、骨髓和派尔集合淋巴结）中扩张，并在 6～12 岁达到生长高峰。

3. 中枢神经系统在出生前就开始生长，但最活跃的髓鞘形成和突触发生在 1～5 岁，并在接下来的 20 年或 30 年持续生长。

4. 肌肉骨骼的生长是双峰的，前 5 年表现出快速增长，第二次生长突增发生在青春期。骨骼肌肉具有一定的再生能力；例如，平滑肌是高度再生的，而心肌细胞会肥大而不是再生。具有双峰生长的类似组织是皮肤和胃肠系统。

5. 性腺生殖细胞在出生时和10岁前处于静止状态，但由于青春期发生的激素刺激而变得活跃，通常在12～18岁。

重要的是，正常组织和器官系统的生长阶段与源自这些组织的恶性肿瘤的高发年龄相吻合。快速分裂的细胞更容易受到电离辐射的损害，这对放射治疗的疗效至关重要，但在不同的发育阶段，这也可能导致这些器官系统受损的风险增加。

二、放疗对生长和发育的影响

放疗对生长和发育的远期影响的类型取决于照射部位、照射体积以及治疗总剂量。同时，治疗时年龄的不同，也会导致治疗后的不良反应发生风险和严重程度不同。而放疗对生长和发育影响主要通过影响生长激素和骨骼系统。

1. 生长激素　放疗可以影响下丘脑-垂体部位的神经内分泌系统，其中对生长激素（growth hormone，GH）的生成和释放影响最为明显。GH是由垂体前叶分泌的，而生长激素释放素（growth hormone releasing hormone，GHRH）则是由下丘脑生成，调节GH的释放。放疗可能通过影响下丘脑的GHRH分泌，导致GH水平下降。已有多项研究评估了放疗对GH产生的影响，这些研究表明，40%～70%接受脑肿瘤放疗的儿童生长发育迟缓或身材矮小，生理性GH分泌低于正常水平。

有学者对放疗后发生GH水平下降的患儿的下丘脑-垂体系激素分泌情况进行了检查，发现在给予GHRH后GH水平上升，这提示放疗后GH水平下降可能是由GHRH的分泌减少所致。关于患儿下丘脑-垂体部受照后的临床表现、剂量和治疗与发病的间隔，目前报道不多，但有研究报道指出：

60%～80%接受头部放疗的患儿最终均会有GH分泌的下降，18～25Gy的剂量有正向的量效关系，即头部照射剂量越高，GH下降越早。Mulder等对3项研究的汇总分析中发现，先前接受过32～55Gy剂量颅骨放疗的患者的GH缺乏患病率为35.6%。

然而，颅脑照射后出现GH缺乏并非仅是放疗的总剂量所致。放疗分次剂量、患者年龄以及放疗后的时间间隔都是决定GH缺乏的重要因素。Shalet等研究发现在16天内接受25 Gy/10次治疗的17名儿童中，有14名对胰岛素刺激的GH反应低于正常水平，而在4周内接受24Gy/20次治疗的9名儿童中，仅1名儿童GH反应低于正常水平。因此，与在较长时间内以较小的分次剂量相比，在短时间内给予较大分次的放疗剂量更易导致GH缺乏。此外，对于年幼的儿童，相同剂量的放疗更有可能导致生长激素缺乏。

随着放疗后时间间隔的增加，GH缺乏的发生率呈上升趋势。Duffner等对接受脑肿瘤放疗的儿童进行了连续观察，发现7名儿童在放疗开始时接受GH测试，反应正常。然而，治疗后3个月，28%的GH测试失败；6个月时，82%失败；治疗后1年，87.5%的患者未通过GH测试。多项研究表明，80%～85%接受高剂量辐射治疗的儿童在治疗后2年内未能通过激发性GH测试。然而，即使GH激发试验失败，儿童仍可能正常生长。有关下丘脑-视交叉神经胶质瘤患儿的一项最新研究表明，尽管治疗后出现GH缺乏，但仍有许多儿童能够正常生长。费城儿童医院评估了50名患有下丘脑-视交叉神经胶质瘤的儿童的生长结果。在接受放疗的31名儿童中，有15名患有GH缺乏症。然而，中位随访时间为4.6年发现，接受大于45Gy治疗的16名儿童继续正常生长。且这些儿童在放疗时平均年龄为5.0岁。这些患者中有

4名（3名在3岁之前接受过45Gy的颅脑辐射）接受了7年以上的观察，并继续在正常范围内生长。在随访期间，8名儿童的生长因子水平继续保持正常，这表明GH功能可能正常。目前尚不清楚为什么尽管下丘脑和视交叉接受了大剂量的放疗后，仍有如此多的儿童继续生长良好。总的来说，生长发育受限和GH缺乏并不是放疗后的普遍结果。

2. 骨骼系统　放射治疗可以通过对周围组织（包括骨组织）的损伤来影响生长。对于某些癌症如髓母细胞瘤，需要进行全中枢放射治疗来预防或治疗脊髓转移。计划接受骨髓移植的儿童通常需要进行全身放疗。尽管辐射引起的骨组织损伤的机制多种多样，但大多数涉及改变软骨细胞的活性。骨骺损伤会阻止软骨形成，而骨干损伤则会通过改变骨膜活动导致错误的骨骼建模。干骺端损伤会降低骨吸收过程并导致管道失效。供应骨骼的血管也可能因放射治疗而受损，同时肌肉和邻近的软组织也可能遭受损伤。因此，原发性骨损伤可能因缺乏用于愈合或代偿性生长的营养性血液支持而加重。脊柱侧凸由脊柱生长减弱或相邻组织纤维化引起，可进一步加重生长障碍。直接辐射关节会导致退化和活动能力受损，从而进一步促进肌肉和骨骼萎缩。影响身高的因素包括放疗部位、剂量、治疗时的年龄和遗传。

Schriock等分析了在115例接受头颅或颅脊柱放疗的患者中，74%的患者最终身高低于或等于1个标准差（SD），37%的儿童最终身高低于或等于2个SD。Brauner等进行了一项随机分组研究，研究了27名因髓母细胞瘤、室管膜瘤和头颈部肉瘤而接受放疗的儿童的GH水平。这些儿童接受的下丘脑-垂体剂量范围为31～55Gy。其中16名患儿接受化疗和放疗后2年的随访，其中有16名

患儿GH功能下降。接受脑脊髓放疗的患儿的GH水平比正常儿童低（1.46±0.4）SD，而只接受脑部放疗的患儿的平均身高比正常儿童低（0.15±0.18）SD。这表明生长迟缓主要是由脊柱生长受限引起。

身高不足是放疗潜在的远期不良反应，多发生于放疗剂量＞20Gy，且在青春期前的儿童最为严重。Willman等回顾性分析了1965—1986年在斯坦福大学医学中心接受过放射治疗的霍奇金病儿童的身高测量结果，发现在青春期前接受过整个脊柱高剂量辐射的儿童中，身高损伤最为严重。

此外，放疗还可能导致脊柱畸形，如脊柱侧凸、脊柱后凸等。总体来说，年幼患儿较年长患儿更易发生晚期放射损伤。Debra等发现不对称椎体照射导致侧屈曲线或向原发灶侧凹畸形或旋转性脊柱侧凸。华盛顿大学的一系列研究显示，接受30Gy的中位放疗剂量的患者，脊柱侧凸的发生率较高（54%），然而发生功能障碍者极少。另一项研究报道指出，10～12Gy、12.1～23.9Gy、24～40Gy放疗所致的脊柱侧凸发生率分别为8%、46%、63%。

三、生长和发育受限的应对策略

放射治疗是儿童肿瘤治疗的重要组成部分。然而，长期存活者出现后遗症的风险也较高。近年来，随着放射治疗的发展，包括靶区勾画的改进，以及新技术和新的治疗方法（比如质子）的应用等，为治疗获益的同时，我们也在致力减轻放疗所致的远期不良反应。

GH替代疗法已被证明是一种减少儿童癌症幸存者生长障碍的有效治疗方法。但开始生长激素治疗的最合适和最安全时间仍然存在争议，这主要是因为缺乏充分的数据和对照试验。根据内分泌学会和儿科内分泌学会指南，建议在完成癌症治疗后至少等待12

个月，才开始生长激素治疗。对于有残留肿瘤且疾病稳定的儿童，比如视神经通路肿瘤和低级别胶质瘤常见的情况，应与肿瘤学专家讨论开始生长激素治疗的安全性和时机。对于被认为是良性肿瘤的颅咽管瘤患儿，在诊断后8个月就可以安全地开始生长激素治疗。但是需要在治疗过程中密切监测患儿的肿瘤进展情况和治疗反应，以确保治疗的安全性和有效性。

脊柱后凸和脊柱侧凸的治疗通常分阶段进行。第一阶段通常是"观察"。在这一阶段，需密切观察脊柱弯曲曲线，尤其是在快速生长的时期，比如青春期。若曲线无进一步加重，则仅观察即可。若曲线完全程度加重，则需要进行支撑来矫正（如颈托、胸托、腰托等）。若曲线完全程度严重，且通过支撑无法改善时，则需要外科手术矫正。

放疗可能导致骨骺过早闭合，从而导致身高不足和肢体缩短。由于大腿生长的65%依赖于股骨远端（37%）到胫骨近端（28%）的骨骺，因此常规膝关节放疗可能导致14岁以下男孩和12岁以下女孩出现严重的肢体长度不足，需要治疗。对于2～6cm的长度不足，可以通过鞋垫的增厚来进行补偿。对于更大的长度不足，则需要进行手术治疗。

此外，改进放疗技术、在安全的前提下缩小放疗靶区照射量、使用新的放疗方法、必要时使用小分割或超分割放疗方案亦可有效改善对生长发育的影响。

总之，放疗是一种儿童肿瘤重要的治疗方法，但对儿童生长发育的远期影响也需要引起足够的重视和注意。这需要医师和患者家长共同努力，采取合适的措施来最大限度地减轻这些影响，并确保儿童能够得到安全和有效的治疗。

（王智利　唐　敏）

第四节　生育功能的影响

抗肿瘤治疗会对生殖细胞造成永久性损伤，从而导致生育力损害或绝育。治疗期间的年龄、肿瘤类型、辐射剂量和治疗区域等因素有影响不孕不育的风险。全身治疗和放疗都会对生育力造成损害，而二者的联合治疗会产生累加效应。同时，放疗也可能引起垂体功能障碍，间接导致卵巢功能受损，或直接导致无法受孕和足月妊娠。

（一）生育功能特点

1. 男性生殖系统　男性生殖系统由脑垂体控制，包含睾丸、附睾、输精管、前列腺、尿道等结构。睾丸位于阴囊内，由睾丸间质细胞和生殖细胞组成，前者产生睾丸素等雄性激素，后者产生精子。在男孩进入青春期时，下垂体释放FSH和LH等激素，刺激睾丸开始产生精子和睾丸素，这两种激素调节男性生殖系统的发育和功能。青春期的发展导致睾酮水平升高，进而导致阴茎和睾丸的增大，面部和身体毛发的生长，以及身体肌肉的发育。此外，精液的成分也随着青春期的发展而发生变化，从最初只含有精子到最终成熟精液中包含有精子、前列腺液和其他成分。

2. 女性生殖系统　卵巢在出生时就含有所有卵子。当女性进入青春期时，垂体释放FSH和LH激素向卵巢发出信号。卵巢分泌雌激素和孕酮这两种生殖激素，这对于生殖功能至关重要。在正常情况下，每个月经周期中，一个卵子会成熟并从卵巢中释放。如果卵子未被受精，就会开始月经周期，这个周期约每28天重复一次。

（二）放疗对生育功能的影响

放疗可能对需要接受头颈部、骨盆和脊柱区域的生育能力产生影响。头颈部放疗可能对中枢神经系统[包括下丘脑和（或）垂体]造成损伤，导致高催乳素血症、促性腺激素缺乏和性早熟，从而直接或间接地影响卵巢功能。盆腔、脊柱或睾丸的放疗则直接作用于性腺，导致不孕和类固醇激素生成障碍。此外，不同器官和组织对辐射的生物学反应存在差异，患者所接受的总剂量和单次剂量也是一个重要因素。

1. 男性　睾丸是对辐射最敏感的组织之一，0.15Gy的照射即可导致精液量明显下降，0.3～0.5Gy引起暂时性少精。放疗后，可能导致间质细胞和支持细胞增殖能力丧失。分裂的精原细胞对放疗也极为敏感，低于1Gy的剂量可显著降低精原细胞和子细胞数量。而精母细胞的耐受剂量高于精原细胞减少的情况（2～3Gy），而精子细胞在接受4～6Gy的剂量后也可出现数量减少的情况。精母细胞和精子细胞的寿命约为46天，而精子从曲细精管到射精所需的时间为4～12天。因此，在前50～60天，精子计数可能降低至50%（在1.5～2.0Gy剂量下），之后会显著降低，甚至导致无精子症。最严重的放射后精子细胞损伤通常发生在放疗完成后4～6个月。更高的辐射剂量可导致更快、更持久的少精子症和无精子症。生育力的恢复取决于存活干细胞增殖和再生。单次低于1Gy的照射剂量可在9～18个月恢复正常的精液量和精子数量，而1～3Gy的剂量需要30个月，3Gy以上的剂量则需要5年或更长时间。

2. 女性　放疗会对卵巢细胞的DNA造成损伤，导致卵巢体积缩小和储备功能下降，进而影响激素水平和子宫功能。放疗极度敏感的卵母细胞在辐射暴露期间会被吞噬和修复或消除。卵原细胞的分化阶段在暴露期间决定了辐射是否会导致其死亡。辐射剂量、年龄和辐射区域的大小是影响卵巢生育力损害的几个主要因素。Wallace等研究发现2Gy的剂量即可导致50%的卵母细胞被破坏。有效不孕剂量（ESD）是导致97.5%的患者在治疗后出现即刻卵巢功能障碍的剂量。ESD随年龄增长而减少，在新生儿、10岁女孩、20岁女性和30岁女性分别为20.3Gy、18.4Gy、16.5Gy和14.3Gy。然而，卵巢储备功能在同龄女性中存在广泛的变异性。

（三）生育力的保存

生育力的保存方案因性别和年龄而异。对于尚未进入青春期的男性，一些中心正在研究睾丸组织的冷冻保存方法，但该方法仍处于实验阶段。未来的选择包括将精原细胞进行体外成熟为精子或将生殖细胞移植回天然睾丸组织。对于已经进入青春期的男性，精子冷冻保存是一种有效的生育力保存方法。精液标本可以通过手淫或睾丸活检获得，并建议进行3次采集，两次采集之间间隔48小时，以使精子再蓄积。标本可以保存数年，然后用于宫腔内人工授精或体外受精。

女性则可选择通过冷冻保存胚胎、卵子或卵巢组织来保存生育力。青春期后，女性可以进行卵巢促性腺激素刺激，并进行卵子或胚胎的冷冻保存。在刺激过程中，通过超声检查测量雌二醇水平和卵泡大小观察卵泡发育。在麻醉下，通过阴道超声引导抽吸，从卵巢中取出成熟卵子，治疗通常在第二天开始。卵子可以与精子结合形成胚胎，也可以在未受精状态下进行冷冻保存。胚胎冷冻保存是目前最成熟的技术，也是迄今最有效的策略。

卵巢组织冷冻保存也可用于儿童，但由于回收和使用未成熟卵母细胞的困难，该技术被认为是实验性的。为了进行卵巢组织保存，需要进行腹腔镜检查，活检或切除整个卵巢。卵巢组织切割成薄片后，可以通过缓慢冷冻或玻璃化冷冻技术进行保存。该组织的未来潜在用途包括自体移植到骨盆或异位部位，自然排卵或在促性腺激素刺激后采集卵母细胞进行体外受精。然而，将天然组织返回给患者可能会引起恶性肿瘤细胞。

卵巢移位是保存女性生育力的另一种策略，即在治疗前将卵巢移出放射线的照射区域。这种手术首次引入是在20世纪50年代，并被用于宫颈癌、直肠癌、霍奇金和非霍奇金淋巴瘤以及儿童肉瘤的放疗治疗中。该手术包括尽可能将卵巢和部分输卵管固定到$L_4 \sim L_5$节段外侧，最常见的固定位置是骨盆上方。在接受盆腔放疗和倒"Y"形放疗的霍奇金病患者中，卵巢朝向内部转移的情况较为常见。

保留肿瘤患者生育力的最佳方法取决于年龄、患者意愿和抗肿瘤治疗时间。应考虑保留生育力的所有可能性，如卵巢移位术、卵母细胞和卵巢组织保存、胚胎冷冻保存（根据国家规定）或通过建立血管吻合将卵巢自体移植到上肢。应强调的是，在开始抗肿瘤治疗前，医师应就生育力的损伤和保护策略与患者家属进行讨论，在确保治疗疗效的前提下，最大限度减轻放疗对生育力的影响。

（王智利　唐　敏）

附表1　RTOG急性放射损伤分级标准					
器官组织	0	1级	2级	3级	4级
皮肤	无	滤泡样暗红色斑、脱发、干性脱皮、出汗减少	触痛性或鲜色红斑、片状湿性脱皮、中度水肿	皮肤皱褶以外部位的融合的湿性脱皮，凹陷性水肿	溃疡，出血，坏死
黏膜	无	充血，可有轻度疼痛，无须镇痛药	片状黏膜炎，或有炎性性分泌物，或有中度疼痛，需镇痛药	融合的纤维性黏膜炎，可伴重度疼痛，需麻醉药	溃疡，出血，坏死
眼	无	轻度黏膜炎，有或无巩膜出血/泪液增多	轻度黏膜炎或不伴角膜炎，需激素和（或）抗生素治疗/干眼，需用人工泪液/虹膜炎，畏光	严重角膜炎伴角膜溃疡/视敏度或视野有客观性的减退、急性青光眼、全眼球炎	失明（同侧或对侧的）
耳	无	轻度外耳炎伴红斑、瘙痒、继发干性脱皮，无须药物治疗，听力图与疗前比无变化	中度外耳炎（需外用药物治疗）/浆液性中耳炎/仅测试时出现听觉减退	严重外耳炎，伴溢液或湿性脱皮/有症状的听觉减退，与药物无关	耳聋
唾液腺	无	轻度口干、唾液稍稠、可有味觉的轻度变化但这些变化不会引起进食行为的改变	轻度到完全口干、唾液变黏变稠、味觉发生明显改变	完全口干	急性唾液腺坏死
咽喉	无	轻度吞咽困难或吞咽疼痛，需麻醉性镇痛药，需进流食	持续的声嘶但能发声/牵涉性耳痛、咽喉痛、片装纤维性渗出或轻度喉水肿，无须麻醉剂/咳嗽，需镇咳药	讲话声音低微/牵涉性耳痛、咽喉痛，需麻醉药/融合的纤维性渗出，明显的喉水肿	明显的呼吸困难、喘鸣、咯血，气管切开或需要插管
食管	无变	轻度吞咽困难，需麻醉性镇痛药或软质	中度吞咽困难，需要麻醉药或者流食	重度吞咽困难，或者脱水，或者体重减轻＞15%，需要鼻饲饮食	完全梗阻、溃疡或者穿孔
上消化道	无	厌食伴体重比放疗前下降≤5%；恶心，无须止吐药；腹部不适，无须抗副交感神经药或镇痛药	厌食伴体重比放疗前下降≤5%；恶心和（或）呕吐，需要止吐药；腹部不适，需镇痛药	厌食伴体重比放疗前下降≥5%，需鼻胃管或肠外支持，恶心和（或）呕吐需插管或肠胃外支持；腹痛，用药后仍较重；呕吐或黑粪；腹部膨胀，腹立卧位X线片示肠管扩张	肠梗阻，亚急性或急性梗阻，胃肠道出血需输血/腹痛需置管减压或肠扭转

续表

器官组织	0	1级	2级	3级	4级
下消化道包括盆腔	无	大便次数增多或大便习惯改变，无须用药/直肠不适，无须镇痛治疗	腹泻，需要抗副交感神经药/黏液分泌增多，无须卫生垫/直肠或腹部疼痛，需镇痛药	腹泻，需肠胃外支持/重度黏液或血性分泌物增多，需卫生垫/腹部膨胀X线片示肠管扩张	急性或亚急性肠梗阻，瘘或穿孔；胃肠道出血需输血；腹痛或里急后重，需置管减压，或肠扭转
肺	无	轻度干咳或劳累时呼吸困难	持续咳嗽需麻醉性止咳药/稍活动即呼吸困难，但休息时无呼吸困难	重度咳嗽，对麻醉性止咳药无效，或休息时呼吸困难，临床或影像有急性放射性肺炎的证据/间断吸氧或有可能需要类固醇治疗	严重呼吸功能不全，持续吸氧或辅助通气治疗
生殖泌尿道	无	排尿频率或夜尿为疗前的2倍/排尿困难、尿急，无须用药	排尿困难或夜尿少于每小时1次，排尿困难、尿急、膀胱痉挛，需局部用麻醉药（如非那吡啶）	尿频伴尿急和夜尿，每小时1次或更频，排尿困难，盆腔或膀胱痉挛，需定时、频繁地给予麻醉药/肉眼血尿伴或不伴血块	血尿需输血/急性膀胱梗阻，非继发于血块、溃疡或坏死
心脏	无	无症状但有客观的心电图变化证据；或心包异常，无其他心脏病证据	有症状，伴心电图改变和影像学上充血性心力衰竭的表现，或心包疾病，无须特殊治疗	充血性心力衰竭，心绞痛，心包疾病，可能需抗癫痫的药物	充血性心力衰竭，心绞痛，心包疾病，心律失常，对非手术治疗无效
中枢神经系统	无	功能完全正常（如能工作），有轻微的神经体征，无须用药	出现神经体征，需家庭照顾，可能需护士帮助，包括类固醇的用药，可能需抗癫痫的药物	有神经体征，需住院治疗	严重的神经损害，包括瘫痪、昏迷或癫痫发作，即使用药仍每周>3次/需住院治疗
白细胞（×10⁹/L）	≥4.0	3.0～4.0	2.0～3.0	1.0～2.0	<1.0
血小板（×10⁹/L）	>100	75～100	50～75	25～50	<25或自发性出血
中性粒细胞（×10⁹/L）	≥1.9	1.5～1.9	1.0～1.5	0.5～1.0	<0.5或败血症
血红蛋白（g/L）	>110	95～110	75～95	50～75	<50

附表2　RTOG/EORTC晚期放射损伤分级方案

组织器官	0	1	2	3	4
皮肤	无	轻微的萎缩，色素沉着/些许脱发	片装萎缩，中度毛细血管扩张，全部头发脱落	显著的萎缩/显著毛细管扩张	溃疡
皮下组织	无	轻微的硬化（纤维化）和皮下脂肪减少	中度纤维化，但无症状；轻度野挛缩；<10%线性减少	重度硬化和皮下脂肪减少，重度萎缩＞10%线性单位	坏死
黏膜	无	轻度萎缩和干燥	中度萎缩或毛细管扩张，无黏液	重度萎缩伴随完全干燥，重度毛细管扩张	溃疡

组织器官	0	1	2	3	4
唾液腺	无	轻度口干、对刺激有反应	中度口干、对刺激反应差	完全口干、对刺激无反应	纤维化
脊髓	无	轻度L' Hermite综合征	重度L' Hermite综合征	在或低于治疗脊髓水平有客观的神经体征	同侧, 对侧象限性瘫痪
大脑	无	轻度头痛/轻度嗜睡	中度头痛/中度嗜睡	重度头痛: 严重中枢神经失调 (行动能力部分丧失或运动障碍)	癫痫发作或瘫痪/昏迷
眼	无	无症状的白内障、轻微的角膜溃疡或角膜炎	有症状的白内障、中度角膜溃疡/轻微的视网膜病或青光眼	严重的角膜溃疡、严重的视网膜病或视网膜剥落	全眼球炎/失明
喉	无	声音嘶哑、轻度喉水肿	中度喉水肿/软骨炎	重度水肿/重度软骨炎	坏死
肺	无	无症状或轻微症状 (干咳), 轻微影像学表现	中度有症状的纤维化或肺炎 (重度咳嗽); 低热, 影像学片样改变	重度有症状的纤维化或肺炎, 影像学致密性改变	严重呼吸功能不全/持续吸氧, 辅助吸氧
心脏	无	无症状或轻微症状一过性T波倒置和ST改变, 窦性心动过速>110次/分 (静息时)	轻微劳动时心绞痛, 轻度心包炎, 心脏大小正常, 持续不正常T波和ST改变, QRS低	严重心绞痛, 心包积液, 缩窄性心包炎, 中度心力衰竭, 心脏扩大, 心电图正常	心脏压塞/严重心力衰竭/重度缩窄性心包炎
食管	无	轻度纤维化/轻度吞咽固体食物困难, 无吞咽疼痛	不能正常进固体食物/可进半固体食物/可能有扩张指征	重度纤维化/仅能进流食/可有吞咽疼痛/需扩张	坏死/穿孔/瘘
小肠/大肠	无	轻度腹泻, 轻度痉挛, 轻度直肠分泌物增多或出血	中度腹泻和肠绞痛, 大便>5次/日, 多量直肠黏液或间断出血	梗阻或出血, 需手术	坏死/穿孔/瘘
肝	无	轻度无力; 恶心, 消化不良; 轻度肝功能不正常	中度症状, 肝功能检测有些不正常, 血清白蛋白正常	肝功能不全; 肝功能检测不正常; 低白蛋白, 水肿或腹泻	坏死/肝昏迷或性脑病
肾	无	一过性白蛋白尿; 无高血压; 轻度肾功能损害, 尿素25~35mg/100ml, 肌酐1.5~2.0mg/100ml, 肌酐清除率>75%	持续中度蛋白尿 (++); 中度高血压; 无相关贫血; 中度肾功能损害, 尿素>36~60mg/100ml, 肌酐清除率50%~74%	重度蛋白尿; 重度高血压; 持续贫血 (<100g/L) 重度肾功能损害, 尿素>60mg/100ml, 肌酐>4.0mg/100ml, 肌酐清除率<50%	恶性高血压; 尿毒症昏迷, 尿素>100ml
膀胱	无变化	轻度上皮萎缩; 轻度毛细血管扩张 (镜下血尿)	中度尿频; 广泛毛细血管扩张, 间断性肉眼血尿	重度尿频和排尿困难, 重度毛细血管扩张 (常伴瘀斑), 频繁血尿, 膀胱容量减少 (<150ml)	坏死/膀胱挛缩 (容量<100ml), 重度出血性膀胱炎
骨	无症状	无症状, 无生长停滞; 骨密度降低	中度疼痛或触痛, 生长停滞, 不规则骨硬化	重度疼痛或触痛, 骨生长完全停滞, 致密骨硬化	坏死自发性骨折
关节	无症状	轻度关节强直, 轻度运动受限	中度关节强直, 间断性或中度关节疼痛, 中度运动受限	重度关节强直, 疼痛伴严重运动受限	坏死/完全固定

附表3　儿童放疗正常组织剂量限值推荐表

组织器官	评估体积	终点事件	剂量体积	危险%	年龄	评论
脑	全脑包括脑干	症状性放射性脑坏死	任何部分59Gy	5	未评估	再程放疗另外阐述
			任何部分67Gy	10		
			脑再程放疗EQD2和达到112Gy	5		
			脑干再程放疗EQD2和达到112Gy	7		
	全脑	IQ＜85%	10%脑达到36Gy	5	年龄较小是放疗后智商下降的独立预测因素	甲氨蝶呤是脑部放疗后智商下降的独立预后因素
			10%脑达到51Gy	20		
			20%脑达到29Gy	5		
			20%脑达到42Gy	20		
			50%脑达到22Gy	5		
			50%脑达到32Gy	20		
			100%脑达到18Gy	5		
			100%脑达到26Gy	20		
脑血管	Willis环，大脑大动脉及其分支血管	35岁发生卒中风险	D100% 30Gy	＜1		风险较低，但比一般人群增加
			D100% 45Gy	2～3		
			D100% 54Gy	3～4		
		45岁发生卒中风险	D100% 30Gy	2～4		
			D100% 45Gy	4～9		
			D100% 54Gy	7～13		
		17岁时出现脑血管病变	D100% 30Gy	＜0.2		
			D100%45Gy	＜1		
			D100%54Gy	＜5		
视力和眼	视网膜	视网膜病	D_{max} 42Gy	5	儿童年龄似乎不会影响风险；儿童可能比成年人有更大的风险（或接受更好的筛查）	单次剂量越大，视网膜病变和视神经病变的风险就越大
			D_{max} 62Gy	50		
	视神经和视交叉	视神经和视交叉病变	D_{max} 57Gy	5		
			D_{max} 64Gy	50		
	晶状体	自我报告白内障	D_{mean} 12Gy	5		一些化疗药物与白内障的形成独立相关
		眼科医师诊断的白内障	无照射	＞5		
			D_{mean} 9Gy	50		
神经内分泌	下丘脑和垂体	生长激素缺乏	D100% 12Gy	2.3	无法量化或建模年龄对风险的潜在影响，尽管年龄较小的队列有更大的粗风险	
			D100% 15Gy	5.1		
			D100% 18Gy	11		
			D100% 24Gy	39		
			D100% 36Gy	95		
		中枢性甲状腺功能减退	D100% 22Gy	20		
		肾上腺皮质功能减退	D100% 34Gy	20		

续表

组织器官	评估体积	终点事件	剂量体积	危险%	年龄	评论
脊髓	脊髓	脊髓病	不加化疗：D0.03cc＜54Gy D1cc＜50.4Gy 化疗时：D0.03cc＜50.4Gy；D1 cc＜45Gy	极低	数据不足，无法分析	NTCP建模不可行；化疗的使用（特别是鞘内化疗）似乎降低了毒性的阈值
耳	耳蜗	听力损失：如果在任何频率下的阈值超过20dB	不加化疗：平均＜35Gy	＜5	儿童＜5岁的最大风险，尽管剂量和年龄的独立影响尚未阐明	更高频率的听力损失更为常见；基于铂的化疗增加了风险；300 mg/m² 使剂量-反应曲线变化了7Gy
			平均50Gy	30		
唾液腺	双侧腮腺	长期腮腺功能下降	平均≤26Gy		未分析	建议平均＜26Gy
		急性＞2级口干症	平均35～40Gy	32		
		慢性＞2级口干症	平均35～40Gy	13～32		
	下颌下腺		建议平均≤26Gy，适度放宽至＜30Gy			
牙齿	乳牙和恒压	牙齿发育异常	数据未汇总或建模；基于1项研究，建议避免使用＞20Gy，特别是对于＜4岁的年龄		年龄较小和牙齿发育阶段较早与风险增加有关	烷基化剂增加风险
甲状腺	甲状腺	甲状腺功能减退症（＜14岁）	平均10Gy	女性10	14～30岁：风险比年轻患者高1.3倍	女性：风险是男性的1.7倍
				男性6		
			平均20Gy	女性22		
				男性13		
			平均30Gy	女性39		
				男性23		
			平均40Gy	女性59		
				男性35		
		甲状腺功能减退症（＞15岁）	平均10Gy	女性14		
				男性8		
			平均20Gy	女性29		
				男性17		
			平均30Gy	女性53		
				男性31		
			平均40Gy	女性79		
				男性47		

组织器官	评估体积	终点事件	剂量体积	危险%	年龄	评论
肺	全肺	有症状的（2级）肺炎	V20＜30%，平均＜12Gy	＜5	不分析；从已发表的研究来看，年龄一般不会影响肺炎的风险	晚期毒性，包括亚临床或无症状的肺功能受损，更常见，但没有建模
		有症状的（2级）晚期肺炎	V27＜20%	＜5		
	全肺暴露与全身放疗	特发性肺炎综合征	处方剂量11Gy（EQD2/2.3）	3.6		TBI肺剂量指标可能是由于实际肺剂量的不确定性
			处方剂量12Gy（EQD2/2.3）	47.5		
心血管	心脏	心力衰竭	平均20Gy	1.1	在早期的研究中没有进行分析和报道，并不显著	辐射后30年的风险
		冠心病	平均20Gy	2.1		
		瓣膜病	平均20Gy	0.5		
		任何心脏病	平均20Gy	3.8		
			平均10Gy＋＜250mg/m² 累积蒽环类药物	3.4		
			平均10Gy＋＞250mg/m² 累积蒽环类药物	4.8		
肝脏	全肝	肝窦梗阻综合征	D100% 10Gy	6.1	儿童（＜20岁）比成人更容易出现	全肝放疗后的非肿瘤烷基化疗增加了毒性风险
			D100% 20Gy	14.5		
肾	肾	高血压	全肾9.6Gy	5		全肾是TBI的双肾，是肾母细胞瘤的全腹照射；或肾切除术后的单肾。＋顺铂的风险比单独顺铂高1%，＋异环磷酰胺的风险比单独异环磷酰胺高5%；EQD2/3.4
		2级CKD	全肾10.2Gy	5		
		3～5级CKD	全肾14.5Gy	5		
			RT＋顺铂V10＞25%	5		
			RT＋异环磷酰胺V10＞40%	10		
		2级CKD	肾母细胞瘤全腹（1.5Gy×7Fx）	4		
		3～5级CKD	肾母细胞瘤全腹（1.5Gy×7Fx）	1		
		2级CKD	TBI 1.5Gy×8Fx，Bid	6		
		3～5级CKD	TBI 1.5Gy×8Fx，Bid	2		
		2级CKD	TBI 2Gy×6Fx，Bid	8		
		3～5级CKD	TBI 2Gy×6Fx，Bid	3		
睾丸	睾丸	1年后少精症	平均＞1Gy	＞90		睾丸剂量历来是根据预期的内部散射或固态皮肤剂量计估计的；黄体生成素的增加而增加，但没有观察到明确的关系
		低睾酮水平	平均0.2～12Gy	25		
			平均12～19Gy	40		
			平均＞20Gy	68		

组织器官	评估体积	终点事件	剂量体积	危险%	年龄	评论
胸部	乳腺小叶	在<4岁治疗的患者中感知到的乳房发育不全	0 Gy	15		
			0~0.34Gy	38		
			0.34~0.97Gy	61		
			≥0.97Gy	97		
			≥6.27Gy	95		
		在14~40岁接受治疗的患者中，母乳喂养失败	27~46Gy	39		
子宫卵巢	卵巢	急性卵巢衰竭（AOF）	无化疗		随着年龄的增长，发生AOF和POI的风险也会增加	AOF的风险随着环磷酰胺暴露量的增加而增加；没有足够的数据来模拟子宫生长或纤维化，或阴道纤维化、狭窄、干燥和黏膜变薄
			2Gy	1~5		
			24Gy 1年后出现			
			20Gy 2年后出现			
			烷化剂中等剂量			
			2Gy	4~7		
			22.5Gy 1年后出现			
			17Gy 2年后出现			
			烷化剂高剂量	6~13		
			17Gy 1年后出现			
			13Gy 2年后出现			
		卵巢早衰（POI）	没有化疗或RT	<5		
			没有化疗			
			<10Gy，20岁时	12		
			<10Gy，30岁时	17		
			<10Gy，40岁时	50		
			>10Gy，20岁时	71		
			>10Gy，30岁时	83		
			>10Gy，40岁时	100		
			中等剂量烷化剂			
			<10Gy，20岁时	41		
			<10Gy，30岁时	53		
			<10Gy，40岁时	94		
			>10Gy	100		
肌肉骨骼	脊柱	临床上显著的脊柱侧凸和生长和发育迟缓	<2岁的>10Gy	有风险	放疗时较年轻的年龄可以高度预测脊柱侧凸和脊柱生长的不良结局	
			2~6岁的>20Gy			
			>6岁的>30Gy			

续表

组织器官	评估体积	终点事件	剂量体积	危险%	年龄	评论
第二肿瘤		中枢神经系统肿瘤			年龄对风险没有明显的影响	性别并不影响恶性中枢神经系统肿瘤的风险
		超过20Gy暴露	50岁时	1.6		
			75岁时	4.5		
		超过50Gy暴露	50岁时	3.9		
			75岁时	11		
		肉瘤			放疗时的年龄较小与肉瘤风险增加有关	放疗时的年龄较小与肉瘤风险增加有关
		超过20Gy暴露	50岁时	0.2		
			75岁时	0.9		
		超过50Gy暴露	50岁时	0.3		
			75岁时	1.2		
		肺癌			关于年龄的数据不足以评估肺癌的风险	性别对继发性肺癌的风险无影响
		超过20Gy暴露	50岁时	0.3		
			75岁时	6		
		超过50Gy暴露	50岁时	0.7		
			75岁时	0.15